ISBN: 978-0-646-52420-7
Title: Case Studies in Practice: Medication Review: A Process Guide for Pharmacists – Second Edition

Authors: Timothy Chen, Rebekah Moles, Prasad Nishtala and Ben Basger
Managing Editor: Andrew Daniels
Typesetting: Black Swan
Cover Design: Leah Harris
Date of Publication: March 2010
Publisher: Pharmaceutical Society of Australia

© Pharmaceutical Society of Australia, March 2010. Apart from any use permitted under the *Copyright Act 1968*, this publication may only be reproduced with permission of the Society.
JN2388

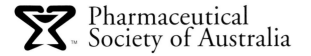

実践的ケーススタディ

薬剤レビュー
Medication Review

薬剤師のためのプロセスガイド

第2版

日本語版

Timothy Chen, Rebekah Moles, Prasad Nishtala and Ben Basger　著

一般社団法人上田薬剤師会　訳

著者紹介

Timothy F Chen
B Pharm, DipHPharm, PhD, MPS, MSHP

シドニー大学薬学部薬局実務講座上級講師。10年以上にわたり薬学生や薬剤師に薬剤レビュー（薬物治療レビュー）を指導。活動的かつ生産的な研究チームを率いて、薬剤レビューや向精神薬の使用に関する科学論文を多数発表。内外の多くの会議でゲストスピーカーを務める。家庭薬レビュー（HMR:Home Medication Review）＊に関する研究教育により、オーストラリア薬剤師会から最優秀若手薬剤師賞（2001年）が授与された。

Rebekah J Moles
B Pharm, DipHPharm, PhD, G Cert Ed Stud (Higher Ed), MPS, FSHP

シドニー大学薬局実務講座講師。地域薬局および病院薬局で幅広く経験を積み、地域や私立病院だけではなく、大学でも実務を続けている。
専門は服薬教育。オーストラリア病院薬剤会の連邦評議員のほか、国際薬局連盟病院部門の副会長（オーストラレーシア）を務める。2003年、オーストラリア薬剤師会から最優秀若手薬剤師賞が授与された。

Prasad Nishtala
M Pharm, Grad Dip Clin Pharm, AACPA, MPS

家庭薬レビューおよび施設投薬管理レビュー（RMMR:Residential Medication Management Review）＊＊の実施に関して幅広く経験を積んできた臨床薬剤師。シドニー大学薬学部の兼任スタッフを務める。向精神薬の使用や高齢者のメンタルヘルスを専門とする。定期的にオーストラリア薬剤師会のゲストスピーカーを務め、Australian Pharmacist誌に寄稿するほか、薬学部の学部生や大学院生を対象にメンタルヘルスに関する講義を行っている。

Ben Basger
M Sc, B Pharm, DipHPharm, FPS, AACPA

ノースボンダイで地域薬剤師を務める。シドニー東部郊外で私立病院薬局サービスの提供にも従事。1981年からシドニー大学薬局実務講座で非常勤講師を務める。1997年に薬剤レビュー実施資格を取得。1999年、薬局実務の業績によりHoeschst Marion Roussel Medalを授与される。2003年にはオーストラリア薬剤師会から最優秀薬剤師に選ばれる。現在、博士課程のパートタイム学生としてオーストラリア人高齢者の不適切な医薬品使用について研究している。

ご協力くださった方々

Vicky Kritikos B Pharm, M Pharm (Clinical), PhD, Grad Cert Ed Studies (Higher Education), AACPA, MPS
シドニー大学喘息講座専門実務家講師

Natasa Gisev B Pharm (Hons), MPS, MSHP
地域薬剤師、博士候補者

Claire O' Reilly B Pharm (Hons), MPS
地域薬剤師、博士候補者

J Simon Bell B Pharm (Hons), PhD, MPS, MRPharmS, MCPA
クオピオ大学（フィンランド）クオピオ高齢者医療研究センター研究ディレクター
ヘルシンキ大学（フィンランド）薬学部上級講師（2010年12月まで休職）
シドニー大学（オーストラリア、ニューサウスウェールズ州）薬学部名誉学士

＊患者宅における薬剤レビュー。
＊＊施設における薬剤レビュー。

巻頭言

薬剤レビュー（薬物治療レビュー）の有用性を理解するのに最善の方法は実際の症例を検証することである。Tim Chen（シドニー大学薬学部）は長年にわたり、薬剤レビューを実施する仕組みの構築に関して革新的な仕事をしてきており、2000年には学部課程に薬剤レビューを導入することとなった。

Timのチームは薬剤師が投薬に関わる複雑な問題を理解するのを助けるべく、きわめて多様な症例を集めている。薬剤師は症例について学ぶことで、医薬品使用に対する見方が変わるであろう。本書は、医薬品の作用、用途、ならびにどうすれば患者にとって最高の転帰が得られるか等々、医薬品について多くのことを教えてくれる。薬剤レビューは医薬品使用に関して別の見方を示すものである。薬剤師は調査して問題解決する力を発揮することにより、その医薬品が必要とされる理由や服用されてきた期間、有害作用を裏づけるエビデンスの有無について幅広い視点から検証することができる。

本書に取り上げられた症例は、薬剤レビューが医師の役に立つ理由を示し、薬剤師がどのようにして患者の投薬レジメンの検証を開始すべきか説明するものでもある。

Timは学習者の意欲を引き出す双方向的な学習環境を常に作り上げてきた。多くの薬剤師がTimの講座から刺激を受け、自らの実務を見直してきた。

本書は薬剤レビューに関する薬剤師の学習ツールに極めて有用なものとなるであろう。

Carlene Smith (BPharm MPS AACPA)
2010年2月

薬剤師が単なる供給をはるかに超えたサービスを提供していることは一般に認識されている。完全に明確化されているわけではなく、おそらくは十分に報いられていないとしても、地域薬局の幅広い役割は今や広く知られている。

現在、体系的な薬剤師の介入が健康に関して好ましい転帰をもたらすだけではなく、費用対効果にも優れていることを裏づけるエビデンスがあることは意味深い。

地域薬局にとって、現に期待されているように、調剤時のカウンセリングから正式な病状管理プロセスに及ぶ、いわゆる認知サービスをコア・コンピテンシーの一部とすることが重要である。薬剤師のほとんどがこのようなサービスを提供する必要性を認める一方で、いざ実現となると、必要な専門知識を身につけているにもかかわらず、その多くが弱気になってしまうのである。

本書は薬剤レビューサービス拡大における大きな障害、具体的に言えば、必要なプロセスへのわかりやすい手引きがないことに対処するものである。

『薬剤レビュー──薬剤師のためのプロセスガイド』は、このようにますます重要になりつつある分野において技能を身につけ、維持したいと考える学部生や新卒者、経験豊富な薬剤師に必須の教材である。

本書では、幅広い治療分野を網羅した25のケーススタディのひとつひとつが、情報収集、情報処理および情報伝達という3つの主要ステップに区分されたレビュープロセスにより、体系的に取り上げられる。推奨事項には参考文献が十分に示されており、各症例に関連「セルフケア」カードが添付されている。

1995年に施設投薬管理レビュー、2001年に家庭薬レビューのための連邦政府予算が組まれたことにより、「医薬品の適正使用」の最前線に立つオーストラリアの地位が確立された。オーストラリアはそれ以前から薬剤レビューに関する研究および情報伝達をリードする国として評価されていた。その名声はTim Chen氏らの功績によるところが大きい。

最新刊『薬剤レビュー──薬剤師のためのプロセスガイド』により、薬剤師はきわめて実践的な方法で、医療チームに不可欠なメンバーとしての地位を維持することができるであろう。

John Bell
2010年2月

目次

はじめに

日本語版の発刊にあたって

薬物治療レビューと本書の使い方 ………………………………………………………… 1

本書で使用する用法・用量の略語 ………………………………………………………… 8

症例 1　筋骨格系 ………………………………………………………………………… 9

症例 2　内分泌系 ………………………………………………………………………… 15

症例 3　筋骨格系 ………………………………………………………………………… 21

症例 4　抗感染症薬・心血管系 ………………………………………………………… 27

症例 5　ADR・転倒 ……………………………………………………………………… 33

症例 6　抗感染症薬・心血管系 ………………………………………………………… 38

症例 7　抗感染症薬・心血管系・筋骨格系 …………………………………………… 46

症例 8　消化管・呼吸器 ………………………………………………………………… 53

症例 9　皮膚・筋骨格系・血液と電解質 ……………………………………………… 61

症例 10　ADR・鎮痛薬・内分泌系 …………………………………………………… 67

症例 11　神経系・心血管系・向精神薬 ………………………………………………… 74

症例 12　ADR・筋骨格系・心血管系 ………………………………………………… 82

症例 13　筋骨格系・心血管系・消化管・鎮痛薬 ……………………………………… 91

症例 14　心血管系・消化管・内分泌系 ………………………………………………… 100

症例 15　心血管系・内分泌系・消化管 ………………………………………………… 108

症例 16　血液と電解質・筋骨格系・向精神薬・消化管・内分泌系 ………………… 117

症例 17　抗感染症薬・内分泌系・心血管系 …………………………………………… 126

症例 18　泌尿生殖器・鎮痛薬・心血管系・呼吸器 …………………………………… 136

症例 19　呼吸器・神経系・消化管・心血管系・皮膚 ………………………………… 148

症例 20　泌尿生殖器・筋骨格系・消化管 ……………………………………………… 162

症例 21　向精神薬・心血管系・内分泌系 ……………………………………………… 174

症例 22　消化管・呼吸器・筋骨格系・内分泌系 ……………………………………… 184

症例 23　向精神薬・心血管系 …………………………………………………………… 199

症例 24　神経系・向精神薬 ……………………………………………………………… 207

症例 25　向精神薬・心血管系・内分泌系・呼吸器・消化管・神経系 ……………… 215

日本において参考となる文献・ガイドライン等 ………………………………………… 231

索引 …………………………………………………………………………………………… 236

はじめに

オーストラリアの「国家医薬品政策」には以下に挙げる主な4つの要素がある。

時宜を得た医薬品確保

医薬品に関する適切な基準—品質・安全性・有効性

医薬品の適正使用 (QUM)

責任を果たし、成長しうる医薬品産業

「医薬品の適正使用 (Quality Use of Medicines)」とは医薬品の賢明、適切、安全かつ効果的な使用を指す。重要なのは、「投薬チーム」アプローチを採ることがQUM達成の鍵となる戦略と認識されてきたことである。オーストラリアの人口が高齢化し、それに呼応して医薬品の使用が増加するなかで(複数の併存疾患管理を用途とすることも多い)、そのようなアプローチがますます重要になってきている。

オーストラリアは10年以上にわたり、家庭薬レビューや施設投薬管理レビューなど、患者の転帰を改善するために計画された共同専門薬局サービスの開発、実施および評価の最前線に立ってきた。本書は、この分野における幅広い研究・教育経験を生かしたものであり、薬剤レビューを実施するプロセスを学ぼうとする薬剤師や薬学生、その他の人々のためにデザインされた。症例は(概ね)その複雑さに応じて整理されている。適宜、「薬局セルフケアファクトカード」を文中に挿入した。

本書が読者にとって実践的なものになるよう、比較的入手しやすい参考文献や補助資料を選んだ。また、取り上げる薬物療法の内容が最新の正確なものとなるように努めた。ただし、治療学は動的な分野であり、新しいエビデンスが出てくれば、異なる推奨事項を示すこともありうる点に留意されたい。また、実際的な理由により、各症例についてあらゆる問題を考察するのではなく、各症例の鍵となる問題を優先させることとした。

プロセスに基礎を置く本書により、読者が薬剤レビューの実施に関する知見を深め、患者のためにさらに多く、さらに優れた適正な薬剤レビューの実施につなげてくださることを願ってやまない。

本書の内容や構成に関するご意見・ご感想をお待ちいたします。

Timothy F Chen
Rebekah J Moles
Prasad Nishtala
Ben Basger

2010年2月

日本語版の発刊にあたって

　一般社団法人上田薬剤師会は、長野県にある地域薬剤師会ですが、オーストラリア薬剤師会と戦略的提携 (Strategic Alliance) を結び、毎年、オーストラリア薬剤師会から講師を招聘してワークショップを開催しています。これまで開催したワークショップは、一般用医薬品供給のための消費者の軽度の身体不調へのアドバイスや、薬局機能評価、高齢者や在宅患者への指導など多岐に渡っています。これらワークショップには、当会会員はもとより、全国各地から多くの薬剤師が参加しており、高い評価を得ています。

　近年のワークショップは、薬物治療レビュー (Medication Review)＊を中心に実施しています。薬物治療レビューについては、「薬物治療レビューと本書の使い方」に詳しく書かれていますが、高度な薬剤師サービスの一つであり、地域薬剤師の業務として世界的に広まっています。上田薬剤師会では、オーストラリア薬剤師会との提携のもとで、オーストラリアにおける薬物治療レビューの方法を学んできています。

　日本においても、高齢化が進み、ポリファーマシー対策や、薬物療法における有害事象の回避など、薬剤師に求められる業務は多様化しています。それらも含め、個々の患者状況を踏まえた薬物治療に対する提案も求められており、これからの薬剤師にとって、薬物治療レビューのスキルを身につけることは非常に重要といえます。

　薬物治療レビューについて学ぶためには、その学習方法として、実際の薬物治療上の問題事例について分析するケースメソッドが有用と考えられ、世界各国の薬剤師会でも取り入れられています。上田薬剤師会で実施しているワークショップでも、同様にケースディスカッションが行われています。

　本書は、オーストラリア薬剤師会が作成した薬物治療レビュー学習のためのケースブックである、Case Studies in Practice「Medication Review：A Process Guide for Pharmacists」(Second Edition) を日本の医療環境等も考慮し翻訳したものです（医薬品の一般名については原本に従い、国際一般名での表記［例：「アセトアミノフェン」であれば「パラセタモール」］としました）。本書には、薬物治療レビューのための事例が提示されており、グループディスカッションの流れが示されています。日本とオーストラリアでは薬事制度や保険制度等の違い、あるいは診療ガイドライン等を踏まえた薬剤選択の違い（日本では未承認のもの、適応のないもの、用法・用量が異なるもの等）＊＊はありますが、本書をもとに、基本的な薬物治療レビューについて理解していただき、今後の薬剤師業務に役立てて欲しいと願っています。なお、疾患解説等については、日本の状況を踏まえ、症例ごとに診療ガイドラインをはじめとした参考となる文献を巻末で紹介していますが、適宜最新の資料の確認をお願いいたします。

　本書の翻訳には、これまでに薬物治療レビューのワークショップにご参加頂きました全国の薬剤師、薬科大学・薬学部の先生方にご協力をいただきました。監訳者の諸先生と併せ、心から感謝申し上げます。

2019年10月

一般社団法人上田薬剤師会
会長　飯島　康典

＊本書では「薬剤レビュー」と表記。
＊＊サプリメント等については、基本的に原文表記のままとした。

薬物治療レビューと本書の使い方

神奈川県立保健福祉大学大学院ヘルスイノベーションスクール教授
坂巻　弘之

1　薬物治療レビューMedication Reviewとは

　薬物治療レビュー (Medication Review、以下「MR」と略) とは、薬剤師による包括的かつ高度な専門的業務プロセスである。MRの定義については、各国の医療制度によりいくつかのものがあるが、Shawによれば「薬物治療に関連する問題を評価し、患者固有の情報を収集する体系的なプロセスであり、薬物治療の効果を最大化し、リスクを最小限におさえ、無駄を減らすことを目指すもの」[1]とされている。

　もともとreviewには批判や吟味の意味があり、MRは第三者による薬物治療の評価であり、処方医師への提案や患者等へのアドバイスを目的としている。薬物治療の評価と提案のためには、後述するように、薬物治療に関わる問題について情報を収集し、その情報について分析・特定 (意思決定) を行って、それを対象者に情報提供するという手順を踏む。

　MRは、1980年代後半に、英国の国民医療サービス (National Health Service: NHS) において初期の取り組みが開始され、2004年に地域薬局の薬剤師による一般医療サービスに含まれた[2]。現在、英国以外でも、オーストラリアや、カナダ[3]、米国[4]のほか、2014年の調査では25カ国でなんらかの形でのMRが実施されている[5]。著者の調査では、英国、カナダ、オーストラリア、デンマークなどにおいて、高度な薬剤師業務としてMRに対する報酬も設定されている。

　わが国でも、「かかりつけ薬剤師」に対する報酬が設定されているが、業務内容は減薬や相互作用チェックにとどまり、必ずしも高度で包括的な業務が求められているわけではない。薬剤師が患者と薬物治療の問題を分析し、アウトカム向上に貢献することが、今後求められるべき薬剤師の役割と考える。そのためには、諸外国で取り組まれているMRの概念を導入し、MRに関わる薬剤師のスキル向上が重要である。

2　オーストラリアにおける薬物治療レビュー

　本書が執筆されたオーストラリアでも、MRの歴史は古い。もともと、オーストラリアでは、長期療養 (介護) のための「施設における薬物治療レビュー (Residential Medication Management Review: RMMR)」からスタートしたが、2001年から「患者宅における薬物治療レビュー (Home Medication Review: HMR)」として正式に薬剤師サービスとして制度に取り込まれた。

　オーストラリアでは、通常の薬剤師業務 (dispensing) に対する報酬は薬価に組み込まれている。つまり、医薬品1包装ごとに薬局マージンが公定で定められており、それが一般的な薬剤師業務へのフィーである。これに対して高度な薬剤師業務については、通常業務とは別に報酬が定められており、糖尿病や喘息などの疾病管理や、MRなどが高度な薬剤師業務に含まれる。表1は、MRと通常業務との違いをまとめたものであるが、MRは、包括的な臨床サービスであり、薬剤および治療を臨床的に吟味し、患者が抱える複数の問題に対処するため、時間もかかることになる。そしてレビューの結果は、処方者と患者 (必要に応じ、家族や介護サービス提供者などのcare-giver、以下「介護者」という) に文書の形で情報提供される。

表1　薬物治療レビューと日常業務との違い

薬物治療レビュー (Medication Review)	調剤 (Dispensing)
包括的業務、臨床サービス	ルーティン業務、供給サービス
患者の自宅でFace-to-faceでの実施	薬局での実施

患者主体	医薬品主体
治療および薬剤のレビュー	処方箋鑑査 (処方箋レビュー)
治療計画全般に着目	個々の処方箋に着目
医薬品販売とは独立	通常、医薬品販売に関与

出所：リリー・チョン, 薬物治療レビューワークショップテキスト (上田薬剤師会)

3 薬物治療レビューの目的

MRの具体的方法は各国ごとに異なっているが、ここでは、オーストラリア薬剤師会 (Pharmaceutical Society of Australia：PSA) のものを示す (ガイドラインはwebで入手することができる[6])。

MRは、患者志向で、横断的な医療関係者 (場合によっては介護職も) 間の協調による質の高い薬物治療の実現である。これは、薬剤師業務だけでなく、オーストラリア政府の医薬品政策の方針の一つであり、具体的には、以下を目的としている。

① 安全で効果的かつ適切な医薬品使用を実現する。
② 患者の抱える問題や懸念を特定し、対処する。
③ 患者の医薬品に対する知識を向上させ、行動を変容する。
④ 患者の薬物療法に関連する便益を最大限に高める。
⑤ 患者の薬物療法に関連するリスクを最小限に抑え、安全性をコントロールする。

4 薬物治療レビューの方法・プロセス

MRのプロセスは、以下の3つステージ (3つのA) から構成される。

① ASK：情報収集
② ASSESS：問題の分析と特定
③ ADVISE：治療を記録し、患者・介護者と医師に情報を伝える

(1) ASK：情報収集プロセス

情報収集は、患者の薬物治療に関連する問題を特定するための最初のステップである。いうまでもなく、情報を正しく収集するためには、薬剤師自身に薬剤、病態と治療ガイドライン、臨床検査などの正しい知識が求められる。また、情報源は複数あることもあり、できる限り多くの情報源を利用することが重要である。情報源として、例えば、薬局の記録に加え、患者および介護者 (面接と観察)、医師・他の医療従事者、病院や介護施設の文書記録などがある。

患者に対する面接においては、あらかじめ記録から得られる情報を整理し、質問事項も整理しておくことが望ましい。具体的な質問の方法は、本書の事例 (Case) を議論することにより学ぶことになるが、問題特定のための以下のような項目が網羅されるべきであろう。

① 服用している薬、サプリメント、それらに関する患者の知識 (管理方法も含む)
② 治療目標、コントロール状況、アドヒアランスに影響を与える項目
③ 環境および生活習慣：家庭環境、日常生活の活動／食事、飲酒、喫煙／身体および社会活動
④ 患者の懸念事項と患者自身の現在の対処方法、患者からの質問
⑤ その他、疾病特異的な事項

得られた情報は、包括的な記録として整理することが必要である。また、次のステージである「問題の

分析と特定」プロセスにおける仮説に沿って、必要に応じ、追加的な情報収集を行うこともありうる。

(2) ASSESS：問題の分析と特定

問題分析と特定のプロセスは、図に示すステップ1〜5のサイクルをたどる。なお、当然のことだが、ステップ5は終わりではなく、継続してサイクルを回し、患者や薬物治療を評価していくことが必要である。

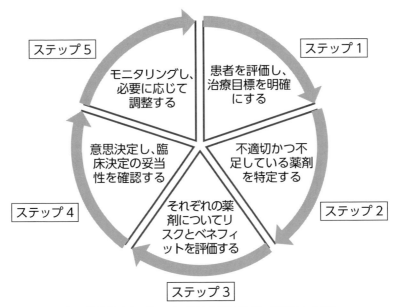

図　薬物治療レビューにおける問題分析・特定サイクル
出典：リリー・チョン，薬物治療レビューワークショップテキスト（上田薬剤師会）

ステップ1は、患者を評価し、治療目標を明確にすることから始まる。治療目標は、そもそも何を目標とするかに加え、並存疾患、患者の選好、価値観、身体機能、精神状況、認知機能等に加え、日常生活機能、家族状況も含む社会的状況などが影響する。

例えば、慢性心不全を有する患者のβ遮断薬の使用について、どのような治療目標を設定すべきであろうか。余命、社会生活機能、QOLなど、そこでは患者が何を望んでいるのか、必要に応じ、さらなる情報収集が必要になることもある。また、判断のためのエビデンス収集も必要である。

ステップ2は、不適切かつ不足している薬剤情報の特定である。一般的なアプローチとしては、薬剤をグループに分けて整理することである。オーストラリア薬剤師会のリリー・チョン氏は「問題特定マトリックス」を作成することを推奨している。マトリックスに病状と薬剤を対応させ、それぞれの病状と薬剤について、知るべきこと、考えることのメモを記入していき、そのメモを使いながら問題の分析を行っていく。

表2は、ケースディスカッションで作成された問題特定マトリックスの例である。なお、本書の使い方の理解を深めるため、必要事項の一部を抜粋して作成した。患者情報を考慮しつつ、薬物療法選択、服用回数や方法、利便性、費用対効果、有害事象、相互作用、モニタリングなどのメモが示されている。同時に、それぞれの症状についても検討するためのメモが記入されている。それについては、ガイドラインに

沿った適切な薬物治療であるか、適切な治療目標は何か、処方された薬剤の有害作用に「対処する」ために新たな薬剤が処方されていないか（処方カスケード）などが考えられる。それぞれの症状・薬剤について問題を分析・特定するためには、診療ガイドライン、最新のエビデンス、問題特定のためのツール（例えば、高齢者薬物投与に関するガイドラインやベアーズ基準 [Beers Criteria] など）が参考になる。

表2　問題特定マトリックス（例）

患者情報	メモ
・男性、85歳 ・引退した牧師、妻とシニアタウンに居住 ・喫煙経験なし、アルコールはたしなむ程度（週2回） ・アレルギーなし、ワクチン接種状況：スケジュール通り ・体重94 kg（太り気味？）、血圧 120/70 mmHg（昨日）	・妻帯者、自身の世話には問題なし ・若干太り気味－健康にあまり影響なければ問題なし ・家族の履歴（病歴）、社交、体力、生活動作 ・人生の目標？

病状・薬剤	疾病に関するメモ －疾患による負担、日常生活への影響	薬剤に関するメモ －必須薬剤、服用期間、副作用、認識できる効能
虚血性心疾患（IHD） －ニトロールスプレー －クロピドグレル －シンバスタチン	・目標－狭心症のない状態 ・心筋梗塞の既往歴、狭心症の症状（頻度、時間）、冠動脈バイパス術（CABG）、心臓カテーテル治療（PCI＝冠動脈血管形成術：通常バルーン＋ステント） ・ステントのタイプ、いつ挿入したか？ ・脂質レベル、食事、運動	・ニトロールスプレーの保管、プライミング、使用期限 ・心血管系リスク軽減にクロピドグレルおよびシンバスタチン？ステント挿入後1年以上経過 - 抗血小板薬をアスピリンに変更可能 ・シンバスタチン副作用による筋肉痛、冠動脈疾患には高効力スタチンが必要。ワルファリンとの相互作用（？臨床的優位性） ・β遮断薬－心筋梗塞、心不全既往歴のない高齢者にはPCI後のベネフィットはあまりない。必要な場合には、心臓選択性薬剤を使用
心房細動（AF） －ワルファリン －ジゴキシン	目標－脳卒中の予防、心拍数の制御 カテーテルアブレーション歴、抗不整脈薬を試す？ 症状－動悸、心拍数 CHA2DS2-VAScスコアとHAS-BLEDスコアを使い、脳卒中、出血リスクを評価 他の検査：甲状腺機能	ワルファリン－服用を理解、食事とOTC薬に関する指導相談、用量／プロトロンビン時間（INR）安定、頻度のモニタリング。薬剤／用量を変更した後はINRのモニタリング回数を増やす シンバスタチン、アセトアミノフェンとの相互作用、副作用は出血リスク ・低用量ジゴキシンの心拍数制御の効果は？腎機能のチェック、副作用の確認
軽度の心弁膜漏	・どの弁（大動脈、僧房）、逆流？ ・弁交換手術？いつ？ ・症状－目眩、疲労、重度の息切れ、足の浮腫	・ワルファリンが必要、新規抗凝固薬（NOAC）エビデンス不足 ・機械弁はさらに高いINR目標が必要、2.5から3.5

本態性振戦 －プロプラノロール	・重症度と振戦タイプを評価 ・日常生活動作への影響	・同じく心拍数制御薬だが、非選択性β遮断薬（$β_1+β_2$）、副作用：睡眠障害、冠動脈疾患（CAD）エビデンスは少ない ・振戦への効能を評価（代替案は？）
逆流性疾患	・過去の症状、頻度 ・検査履歴、例：内視鏡	・？新しい薬剤の必要性、市販薬の使用 ・薬剤以外の管理方法の相談（香辛料の入った食事、量）
背部痛 －アセトアミノフェン	・重度、位置、痛みの説明 ・移動への影響、日常生活動作への影響	・アセトアミノフェンの服用頻度と効能 ・市販薬NSAIDs、局所薬、湿布などの使用
－フロセミド	・服用理由 － ？浮腫 ・血圧検査	・リスク：脱水、目眩、頻尿、電解質平衡障害
－プレガバリン	・服用理由	・副作用 － 目眩 ・腎障害の場合は用量削減
軽度の甲状腺機能亢進症	・先月のTSH下限値は甲状腺機能亢進症を示唆。再検査？ FT_4を追加して確認 ・臨床的影響 － 体重減、動悸、手の振戦、気分変動、皮膚の乾燥、睡眠障害 ※虚血性心疾患／狭心症を悪化させる可能性	・薬剤関連原因 － ヨード過剰（ケルプ）？、過去のアミオダロンの服用歴？ ・コレステロール値を下げることがある（甲状腺機能亢進症→コレステロールを制御しにくい）TSHは甲状腺レベルに関係なく脂質レベルに影響する可能性あり ・治療の必要性（虚血性心疾患）？

　ステップ3は、それぞれの薬剤についてのリスクとベネフィットの評価である。しかしながら、リスクとベネフィットのそれぞれをどのように評価するか、また、それぞれのバランスをどのように考慮するかには困難さを伴う。例えば、認知症治療のベネフィットは何か、認知症スコアは患者の観点からどのような意味があるのか、ベネフィットが得られる相対リスク、得られるまでの期間、治療費（費用対効果）、それらは高齢者ではどのように変化するのかなどがあり、同様にリスクについても、治療が不適切であることによるリスクの深刻さ、頻度、薬物治療を変更することでリスクはどのように変化するかなどを検討する必要がある。

　ステップ4は、意思決定と臨床決定の妥当性の確認である。複数の症状と薬物に関わる問題の存在は一般的であり、特定された問題の優先順位をつけることが求められる。新たな薬物治療の提案の理由を明確にし、患者中心の薬物治療計画を立案する。患者にとって最も重要な問題は何であったか、その判断を患者は受け入れられるのか、患者の年齢やベネフィットとリスクの変化が生ずる期間など、時間的要素も考慮する必要がある。

　ステップ5は、モニタリングと調整である。症状と薬物のどの問題に対して、どのようなモニタリングを行うのかを検討するとともに、モニタリングの対象者（例えば、患者/介護者）がモニタリングについて必要な知識をもっているかどうかも確認する必要がある。なお、担当医や施設と共に実施する必要がある緊急対策についても決めておくべきである。

⑶ **ADVISE：治療を記録し、患者・介護者と医師に情報を伝える**

　薬物治療に関わる問題に対し、どのように対応するかの意思決定を行い、それを文書にまとめあげ、MRの対象者に伝える。文書は、明確かつ簡潔で、読みやすく、偏った判断によらない患者中心のものであって、臨床的に意味のある内容が求められるので、構造化されたフォーマットを用いることが一般的である。そのフォーマットとしては、以下に示すものなどが考えられる。

SOAP －主観的事項 (subjective)、客観的事項 (objective)、評価 (assessment)、計画 (plan)
FARM －所見 (findings)、評価 (assessment)、提案もしくは決議 (recommendations or resolutions)、マネジメント (management)

　例えば、**SOAP**では以下のような事項を記載する。

① **主観的事項 (subjective)**：面接で特定した関連性のある患者情報／示された懸念や愁訴／問題の履歴／（患者からの）病歴および薬剤服用歴／社会的背景および家族歴／など
② **客観的事項 (objective)**：臨床的事実…観察、身体検査所見／服用薬リストと診断／薬物療法の実態／検査結果／評価および予測
③ **評価 (assessment)**：患者の薬剤関連問題 (Drug Related Problems: DRP)…対応すべき薬剤関連問題の記載／特定の問題に対応する必要性を裏付ける簡潔な理由／特定の薬剤関連問題に対する治療目標／各代替薬の長所と短所も含めた適切な代替治療案
④ **計画 (plan)**：具体的な問題解決策－勧告と行動段階、提案された行動またはすでに遂行された行動を含む。必要なモニタリングと追跡調査を加える…カウンセリングおよび提供される教育、すでに取られた行動の簡単な説明／勧告および医師に対するアクションポイント／薬物療法勧告の個別の詳細／治療目標を達成しなかった場合の簡潔な危機管理計画／要素のモニタリング（どのようなモニタリングか、責任［誰が負うか］、期間［いつ行うか］）

　このように**SOAP**で作成された文書構成を、提案する対象者に合わせて文書化する。

5　本書の使い方

　本書は、オーストラリア薬剤師会が作成したMRのスキルを高めるためのケースディスカッションのためのテキストである。MRだけでなく、意思決定、臨床判断能力を高めるためには、ケースメソッドが有用である。ケースメソッドとは、ケース（症例、事例）について、小グループで議論し、意思決定の体験を積むことで意思決定能力を高める教育手法である。

　本書は、MRを学ぶために臓器別に事例が提示されており、MRの手順に沿った情報が示されている。本書を用いてどのように情報を収集し、問題分析とその特定、そして情報伝達すべきかをグループディスカッション（あるいは個人）で考えて欲しい。

　グループディスカッションを行う場合は、最初の「症例情報」の項だけから、患者についてどのような情報を収集すべきかを議論する。本書では、「A．情報収集」の項にどのような質問をするか、質問例が示されている。もちろん、本書に示されている質問例だけが正解というわけではない。質問例に続き、患者に関する情報、薬局や医療機関から提供された情報として、服薬歴、検査値も示されている。

　これらの情報をもとに「B．情報処理」の項で、当該患者の疾患と薬剤について、関連する情報も示されている。この項では、実際にはどのような問題がありうるか、より深い議論ができるよう、実際に問題特定マトリックスを作成し、問題に対する意思決定を試みて欲しい。

　情報提供は、SOAPで構造化することが望ましいが、本書では文書例（「C．情報伝達」の項参照）を示す

形としたので、自らが行った問題特定と意思決定に沿って、改めてSOAP作成を試みることが望ましい。

　オーストラリア薬剤師会では、患者の自己管理のためのセルフケアファクトカードを作成している。なお、日本語版にはセルフケアファクトカードは含まれていないので（見本として実物の写真を掲載）、薬物治療における患者のセルフケアに関し、指示すべき事項もあわせて検討して欲しい。

　なお、「薬物治療レビューと本書の使い方」の執筆に当たり、オーストラリア薬剤師会のリリー・チョン氏作成による資料等を参考にさせていただいた。

参考資料

1) Shaw J, Seal R, Pilling M on behalf of the Task Force on Medicines Partnership and The National Collaborative Medicines Management Services Programme (2002). Room for review. A guide to medication review: the agenda for patients, practitioners and managers. National Prescribing Centre.
2) Blenkinsopp A., Bond C., Raynor DK.: Medication reviews. British Journal of Clinical Pharmacology, 74:4 / 573-580, 2012
3) Canadian Pharmacists Association: Medication Assessment and Management.
https://www.pharmacists.ca/education-practice-resources/professional-development/medication-reviews/
4) American Pharmacists Association : Medication Therapy Management Services
https://www.pharmacist.com/payment
5) Bulajeva A., Labberton L., Leikola S., Pohjanoksa-Mäntylä M., Geurts MM., de Gier JJ., Airaksinen M.: Medication review practices in European countries. Res Social Adm Pharm. 10 (5) :731-40. 2014
6) Pharmaceutical Society of Australia: Guidelines for pharmacists providing Home Medicines Review (HMR) services
http://www.psa.org.au/downloads/practice-guidelines/home-medicines-review-services.pdf

本書で使用する用法・用量の略語

BD	1日2回
BE	両眼
CC	食物とともに
D	1日に
LE	左眼
M	朝に
MDU	指示どおり使用すること
N	夜に
PRN	必要に応じて
Q4H	4時間に1回
QID	1日4回
TDS	1日3回

医学略語の網羅的な一覧は次の文献に掲載されている。Sansom LN, ed. Australian pharmaceutical formulary and handbook 21st Edn. Canberra: Pharmaceutical Society of Australia 2009. Page 23.

本書で取り上げたファクトカードはオーストラリア薬剤師会による薬局セルフケアプログラムによって作成されたものである。薬局セルフケアに関する情報はウェブサイトwww.psa.org.au/selfcareに掲載されている。

オーストラリア薬剤師会ウェブサイト：www.psa.org.au

筋骨格系

症例 1

症例情報

患者は52歳男性。最近、関節リウマチの管理のため、かかりつけの医師を受診した。今日、薬局に来店し、メトブラスチン10 mg（指示どおり使用）、サラゾピリン500 mg（1日）およびプラケニル200 mg（1日3錠）の3つの処方項目を示した。関節リウマチにひどく悩まされており、医師からは重症と言われたという。体型は中肉中背（体重82 kg、身長170 cm）。

A. 情報収集

◆患者から得る情報

質問例

- 以前にメトブラスチンを使用したことがありますか。
- 関節リウマチにどのくらい効果がありましたか。
- 関節リウマチに他の薬を試したことがありますか。新しい薬について医師から何か言われましたか。
- ご使用の薬の効果をみるために、血液検査を受けたことがありますか。
- どのような症状がありますか。
- 関節炎財団など、患者支援グループのことを知っていますか。
- 処方箋薬やOTC薬、サプリメントを全部含めて、ほかに使用している薬はありますか。
- ほかに病気はありませんか。どのような病気ですか。
- アレルギーはありますか。どのようなアレルギーですか。
- 煙草を吸いますか。お酒を飲みますか。量はどのくらいですか。

患者は非常勤の自営業者で、自宅オフィスで仕事をしている。妻と20年以上一緒に暮らしている。夫妻には成人した子が2人おり、同居している。

患者は2ヵ月前に医師を受診し、初めてメトトレキサートを処方されたという。しかし、ようやくメトトレキサートの服用を開始したのは、1〜2週間前とのことである。メトトレキサートをどのくらい服用しているか尋ねると、1日1錠ということであった。患者にメトトレキサートは毎日ではなく「毎週」服用する必要があることを説明した。また、患者があとで参照できるよう、そのことを説明する書面の情報を提供した。さらに、患者が必要以上にメトトレキサートを服用していたため、医師に連絡し、状況を説明する旨を伝えた。

咽喉痛など、感染症の症状および徴候について伝え、そのような症状や徴候がみられる場合はただちに医師の診察を受けるよう助言。ほかに医師の受診が必要なメトトレキサートの副作用に呼吸困難や乾性咳、発熱が挙げられる。患者はこの1週間、毎日メトトレキサートを服用していたが、このような症状はないとのことである。

関節リウマチについては、全身に著しい痛みや疼きがあるという。この3〜6ヵ月の間に手足の腫脹が増大してきている。

症例1　筋骨格系

　とりわけ、手指にきわめて重度の関節硬直、発赤および腫脹があり、それが身体をひどく衰弱させているという。特に朝に悪化し、悪化すると長時間、座位で／身体を動かさずに過ごしている。これが「一番つらい」「落ち込んでしまう」とのことである。

　新しい処方箋については、他の薬との併用に関して医師から何を言われたかはっきり思い出せないという。患者はその時、治療が効いていないのではないかと不安を打ち明け、相当の痛みがあることを訴えていた。モービックは少ししか効いていない。

　糖尿病はまあまあうまくコントロールされているという。もっと運動する必要があることはわかっており、実際に水泳をしているが、最近は意欲を失っている。適切な食事の維持が重要であることも理解している。

　患者にアレルギーはないが、G6PD欠損症があるとのことである。医師にはこのことを伝えていない。ソラマメが食べられず、硫黄系の抗生物質やマラリア治療用の錠剤が服用できないことは知っている。

　患者は大学時代に喫煙していたが、この30年間は喫煙していない。夕食時に赤ワインを嗜んでいるが、メトトレキサートを服用している間は、肝臓への副作用のおそれがあるため、アルコールを減らすか、控えた方がよいと医師から言われている。

薬局記録から得られた情報

メトブラスチン10 mg	メトトレキサート	MDU	2ヵ月前に調剤
ダイアベックス850 mg	メトホルミン	BD	1年前に開始
モービック7.5 mg	メロキシカム	1〜2 D	1年前に開始

患者から最近の検査結果を見せられた。2週間前のものである。

		基準値
血圧	130/80 mmHg	
クレアチニン	90	60〜120 μmol/L
全血球数	正常範囲内	
肝機能検査 (LFT)	正常範囲内	
アルブミン	35	32〜45 g/L

- アレルギーの既往なし。

B. 情報処理

グルコース-6-リン酸脱水素酵素欠損症 (G6PD欠損症)

　G6PD欠損症は最もよくみられるヒト酵素欠損症で、全世界で推定4億人が罹患している。この疾患は新生児黄疸や急性溶血性貧血、慢性溶血として出現することが最も多い。一次的な管理は酸化ストレス因子を避けることである[1]。

筋骨格系　症例 1

G6PD欠損症患者にみられる重大な溶血と関連性がある薬剤および化学物質[1*]

	確実に関連性あり	関連性がある可能性あり	関連性は疑わしい
抗マラリア薬	プリマキン パマキン	クロロキン	メパクリン キニーネ
スルホンアミド	スルファニルアミド スルファセタミド スルファピリジン スルファメトキサゾール	スルファジミジン スルファサラジン グリベンクラミド	アルデスルホン スルファジアジン スルファフラゾール
スルホン	ダプソン		
ニトロフラントイン	ニトロフラントイン		
解熱鎮痛薬	アセトアニリド	アスピリン	パラセタモール フェナセチン
その他の薬剤	ナリジクス酸 ニリダゾール メチルチオニニウム フェナゾピリジン コトリモキサゾール	シプロフロキサシン クロラムフェニコール ビタミンK類似体 アスコルビン酸 メサラジン	アミノサリチル酸 ドキソルビシン プロベネシド ジメルカプロール
その他の化学物質	ナフタレン 2,4,6-トリニトロトルエン	キダチアミガサソウ抽出物	

* 出典：参考文献 1。上に挙げた薬剤や化学物質の全部がオーストラリアで市販されているわけではない。

関節リウマチ

　関節リウマチは末梢関節や関節周囲組織の慢性痛および腫脹を特徴とする慢性全身性炎症性疾患である。関節リウマチの生涯有病率は約 1 ％で、男性よりも女性に多い[2,3]。関節リウマチを示唆する関節炎の初期の特徴を下の表に示す[2]。

関節リウマチを示唆する特徴[2]

- 6週間以上の症状持続
- 1時間以上の早朝硬直
- 3ヵ所以上の関節炎
- 中足指節関節の両側圧痛
- 患部の対称性
- リウマチ因子陽性
- 抗環状シトルリン化ペプチド（抗CCP）抗体陽性
- CRP、赤沈のいずれかが異常
- 手または足のX線像で骨びらんが明白（初期の疾患ではまれ）

中足指節＝中足骨および指節骨に関連
中足骨＝足の前部を形成する長い骨
指節骨＝手足の指の主な骨

症例1 筋骨格系

薬剤レビューの所見および推奨事項

所見	推奨事項
メトトレキサート	
関節リウマチの管理に用いるメトトレキサートの常用量は当初は週5〜10 mgで、臨床反応に応じて最大週25 mgまで増量する。患者はメトブラスチン10 mg（指示どおり使用）の処方箋を持って薬局に来店した。面談ではメトブラスチンを毎日服用しているとのことであった。毎日の投与はメトトレキサート毒性の発現につながるおそれがある[2,4,5]。	全血球数の結果により、メトブラスチンの服用を続けても安全であることが確認されるまで、同剤の服用を中止するよう助言した。メトブラスチンの用量を毎日から毎週に変えなければならない。患者にはこのことを念押しする必要がある。患者はメトブラスチンによる副作用はないと言っている。全血球数のほか、腎および肝の機能検査、さらに、電解質を測定する必要がある。これらの検査を月1回、6ヵ月間実施する必要がある[2,4,5]。
メトブラスチンとモービックの薬物相互作用の可能性があり、メトトレキサートの薬物動態の変化によってメトトレキサート毒性を発現するおそれがある。Cockroft-Gault式と2週間前の血清クレアチニン値を用いて推定した患者のクレアチニンクリアランスは79 mL/分である。	低用量メトトレキサートを投与されており、腎機能が正常（79 mL/分）な患者では、この相互作用のリスクは比較的低いが、メトトレキサート毒性のモニタリングが推奨される。さらに、メトトレキサート毒性を避けるため、非ステロイド性抗炎症薬（NSAIDs）のOTC薬使用について患者に助言する必要がある。
疾患修飾性抗リウマチ薬（DMARD）が効果を発揮するまでに長い時間（最大12週間）がかかることもある。それまでは鎮痛薬の使用が妥当である。	NSAIDs使用は若干のリスクを伴うと考えられるため、パラセタモールの開始が推奨される。患者には急性の重症疾患があるため、短いクールのグルココルチコイドが必要と思われる[2]。
葉酸（欠けている治療）	
メトトレキサートは骨髄毒性や悪心、口腔内潰瘍、肝毒性、肺浸潤、発疹など、種々の重大な副作用を引き起こすおそれがある[4]。	メトトレキサートの効果を著しく減少させることなく消化管への副作用（口内炎、悪心、下痢など）を軽減するため、週1回ないし週2回の葉酸5 mgの追加[2]、または、葉酸1 mg/日[4]の追加が推奨される。
G6PD欠損症と単剤／併用DMARD	
患者は2週間前にメトトレキサートによる単剤療法を開始した。効果の発現には1〜2ヵ月を要する[4]。	メトトレキサートなどのDMARDに対する反応を評価するため、12週間の期間を取ることが推奨される[2]。
患者はメトブラスチン（一般名メトトレキサート）、サラゾピリン（一般名スルファサラジン）およびプラケニル（一般名ヒドロキシクロロキン）から成るDMARD三剤併用療法を示した。このレジメンの有用性を裏づけるエビデンスはあるが、患者はメトトレキサート単剤療法を十分に試しておらず、2週間前に開始したところである[2,3]。さらに、三剤併用療法は患者に、G6PD欠損症に起因する溶血性貧血のリスクをもたらすおそれがある。スルファサラジン（およびヒドロキシクロロキン）はG6PD欠損症患者に溶血を	患者にはメトブラスチン単剤療法を継続し、サラゾピリンおよびプラケニルと併せた三剤併用療法は開始しないことが推奨される。メトトレキサートを十分に試しても至適な反応が得られない場合に併用DMARDを考慮することが考えられる。選択肢にはメトトレキサート＋レフルノミド、メトトレキサート＋シクロスポリンおよびメトトレキサート＋生物学的DMARDが挙げられる[2,3]。

筋骨格系　症例 1

引き起こす可能性がある[1]。

ワクチン接種

肺炎球菌ワクチンおよび(毎年の)インフルエンザワクチン接種に関して、患者の状況は記録されていない。関節リウマチ患者には必ずこれらのワクチン接種を受けることが推奨される[4]。

患者には肺炎球菌ワクチンおよび(毎年の)インフルエンザワクチンの接種が推奨される。

C. 情報伝達

◆患者との話し合い

以下のポイントについて患者と話し合う必要がある。可能であれば書面による医薬品情報を活用する。

- 特にメトトレキサートの投与スケジュールに関して、服薬遵守の重要性
- メトトレキサートに関する血液検査モニタリングの重要性
- 患者支援グループの有用性(関節炎財団など)
- 関節リウマチの非薬理学的管理

◆医師への連絡

患者のかかりつけの医師に宛てた手紙の見本

薬剤師の住所

医師の住所
日付
○○先生
△△様につきまして
△△さんは当薬局によく来られる患者です。今日、メトブラスチン10 mg(指示どおり使用)、サラゾピリン500 mg(1日)およびプラケニル200 mg(1日3錠)の処方箋を持って来店されました。カウンセリングの結果、メトブラスチン錠を毎週ではなく毎日服用していることがわかりました。当分の間メトブラスチンを中止するよう助言し、ただちに血液検査を受けていただくため、受診を勧奨しました。検査結果と併せて使用薬剤をレビューしました。私の所見および推奨事項を記載した報告書をお送りいたしますので、ご考慮くださいますようお願い申し上げます。
患者に実施されている治療につきまして先生とお話しできれば幸いです。
敬具
薬剤師の氏名

症例 1　筋骨格系

◆関連性のあるセルフケアファクトカード
関節リウマチ

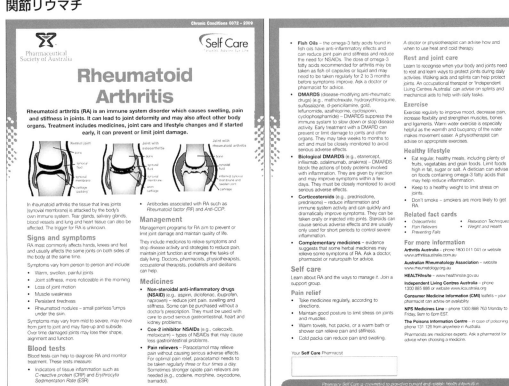

参考文献

1. Cappellini M, Fiorelii G. Glucose-6-phosphate dehydrogebnase deficiency. Lancet. 2008;371:64-74.
2. Writing Group for Therapeutic Guidelines: Rheumatology. Therapeutic Guidelines: Rheumatology. 1st ed. North Melbourne: Therapeutic Guidelines Limited; 2007.
3. Walker-Bone K, Fallow S. Rheumatoid arthritis. BMJ Clinical Evidence, 2007;12:1-43.
4. Australian Medicines Handbook. Adelaide: Australian Medicines Handbook Pty Ltd; 2009.
5. MIMS Online. Sydney: MIMS Australia Pty Ltd; 2008.

内分泌系

症例 2

> **症例情報**
>
> 患者は65歳女性。よく来店する患者で、2型糖尿病および高血圧の病歴がある。今日はメトホルミン850 mg 1日2回の処方箋を持って来店した。患者がメトホルミンを服用していたことはわかっているが、この用量ではなかった。体型は中肉中背（体重65 kg、身長165 cm）。

A. 情報収集

◆患者から得る情報

質問例

- 糖尿病コントロールはどのような状況ですか。ご自分で血糖値を管理していますか。糖化ヘモグロビン値はどうなっていますか。
- 処方されたとおりに薬を服用してきましたか。
- メトホルミンの用量の変更について医師と話し合われましたか。変更の理由を知っていますか。
- 食事と運動のプログラムはどのような状況ですか。
- 処方箋薬やOTC薬、サプリメントを全部含めて、現在どのような薬を使用していますか。
- 血圧に関する治療はどのような状況ですか。ほかに病気はありませんか。どのような病気ですか。
- アレルギーはありますか。どのようなアレルギーですか。
- お酒を飲んだり、煙草を吸ったりしますか。量はどのくらいですか。

　患者が直近で医師を受診したときは、かかりつけの医師の都合がつかなかったため、別の医師であったとのことである。患者はいつもとは違う強度のメトホルミンが処方されたことに気づいていなかった。医師は検査結果から糖尿病コントロールの状況が悪化している旨を患者に伝えていたが、具体的な検査結果には言及していない。

　患者は糖化ヘモグロビンモニタリングのことはよく知っているが、最近の検査の結果は知らない。約6ヵ月前は結果が7.8％であった。以前この薬局で購入した血糖測定器をもっているが、使うのが好きではないという。測定器のバッテリーを交換する必要があるとも考えている。

　普段の薬剤は処方されたとおりに服用しているとのことである（ダイアベックス、ノルバスク、ソルプリン）。ほかに使用している薬剤はない。

　医師は患者の血圧はおおよそ140/90 mmHgと言っている。

　患者は適切な食事と定期的な運動の重要性をよく理解している。10年以上前にフルタイムの仕事を辞めたが、余暇はあまりない。運動したり、「果物と野菜」を買いに青果店に行ったりする時間がとれていないことは確かである。孫の世話をすることが多く、疲労がたまりがちである。

　アレルギーの既往はなく、喫煙者ではない。普段は夕食時にワインを1〜2杯飲んでいる。

症例2　内分泌系

薬局記録から得られた情報

患者の調剤歴を簡単にレビューし、以下の薬剤を服用していることを確認した。

商品名	一般名	用法・用量	備考
ダイアベックス	メトホルミン	500 mg BD	過去3年間
ノルバスク	アムロジピン	10 mg D	過去5年間
ソルプリン	アスピリン300 mg	1/2 D	

メトホルミン用量が今回から500 mg（1日2回）から850 mg（1日2回）に変わったことを確認。

◆患者のかかりつけの医師から得る情報

患者がメトホルミンの強度の変更を知らなかったため、医師に問い合わせた。以下に挙げる最近の検査結果についても話し合う機会を得た。いずれも数日前のものである。

		基準値
血圧	140/90 mmHg	糖尿病患者については130/80 mmHg未満
血清クレアチニン	130	50～120 μmol/L
血清尿素	7.5	3.0～8.0 mmol/L
アルブミン尿	45	15 mg/24 h未満
カリウム	4.0	3.8～4.9 mmol/L
空腹時血糖	6.5	3.0～5.4 mmol/L
HbA1c	8.4	7.0%未満

B. 情報処理

2型糖尿病

2型糖尿病は環境的影響によって誘発される代謝性疾患であり、遺伝に左右されると考えられる。膵臓によるインスリン分泌の異常、肝グルコース産生の抑制不全、標的組織（筋肉など）でのインスリンの作用に対する抵抗性という主に3つの異常が認められる。糖尿病は冠動脈性心疾患、脳血管疾患および末梢血管疾患による罹病および死亡の大きな危険因子である。そのため、喫煙や脂質異常症、高血圧などの危険因子を積極的に管理する必要がある[1]。

2型糖尿病の危険因子には以下のものが挙げられる[1]。

- 耐糖能障害または空腹時血糖異常
- 妊娠糖尿病の既往歴
- 年齢45歳以上で、以下の危険因子の少なくとも1つに該当
    - 肥満（BMI [Body Mass Index] 30 kg/m² 以上）
    - 2型糖尿病のある一親等の親族
    - 高血圧
- ほかに危険因子がない場合は年齢55歳以上

内分泌系　症例2

- 35歳以上（過体重の場合はそれより低年齢）のアボリジニとトレス海峡諸島民
- 高リスクの一定の民族集団で年齢35歳以上（太平洋諸島民、インド亜大陸から来た人々、中国系の人々が挙げられる）
- 心血管疾患が確認されている人
- 多嚢胞性卵巣症候群のある肥満女性

高血圧

高血圧は動脈圧の上昇のほか、脳卒中や心筋梗塞、腎不全、心不全、その他の血管合併症のリスク増大を特徴とする。安静時血圧120/80 mmHg未満が正常とされ、血圧120〜139/80〜89 mmHgが正常高値とされる[2]。成人の治療目標血圧は以下のとおり。

患者集団	目標 (mmHg)
1 g/日以上の蛋白尿がある人（糖尿病の有無は問わない）	125/75未満
随伴疾患または末端器官損傷のある人（冠動脈性心疾患や糖尿病、慢性腎疾患、脳卒中、一過性脳虚血発作 [TIA]、300 mg/日以上の蛋白尿など）	130/80未満
冠動脈性心疾患、糖尿病、腎不全、0.25 g/日以上の蛋白尿、脳卒中およびTIAのいずれにも該当しない人	140/90未満（許容される場合はさらに低い数値）

薬剤レビューの所見および推奨事項

所見	推奨事項
メトホルミンと乳酸アシドーシス	
患者はメトホルミン850 mg（1日2回）とする新しい処方箋を提示している。この用量は患者の調剤歴の記録（500 mg [1日2回]）よりも高い。腎障害のある患者ではメトホルミンの用量を調整する必要がある。血清クレアチニン、体重および年齢に基づき、Cockroft-Gault式を用いると、推定クレアチニンクリアランスは39 mL/分となる。クレアチニンクリアランスが30〜60 mL/分の人への推奨用量は1日1 gである。腎障害は、まれではあるが重篤な（死に至ることも多い）副作用、乳酸アシドーシスの危険因子であるため、このことは重要である。乳酸アシドーシスの初期の症状は食欲不振、悪心嘔吐、腹痛、痙攣および体重減少である。乳酸アシドーシスのその他の危険因子に心不全（中等症〜重症）と肝障害がある。	乳酸アシドーシスのリスクを最小限に抑えるため、患者のメトホルミンの用量を推定クレアチニンクリアランス39 mL/分に基づいて500 mg（1日2回）に減量することが推奨される。ただし、メトホルミン使用の禁忌がある患者を対象とするいくつかの試験では乳酸アシドーシスの発症率が増大しなかったことが認識されている[3]。ほかにも薬物療法が必要である。メトホルミンにスルホニルウレアを併用することが考えられる。低血糖のリスクが低〜中のスルホニルウレアにグリクラジドやグリピジドがある[4]。患者のクレアチニンクリアランスが30 mL/分未満になれば、メトホルミンをインスリンに置き換えることも選択肢となる。
ACE阻害薬と蛋白尿	
患者はアルブミン尿が上昇している（45 mg/日）。アルブミン排泄量の増大（30 mg/日以上）は糖尿病性腎症の初期の徴候である。「微量アルブミン尿」とい	ラミプリルなどのACE阻害薬（またはアンジオテンシンII受容体拮抗薬）の開始が推奨される。ラミプリルは、糖尿病のほか、危険因子（高血圧、喫煙、微量ア

症例 2　内分泌系

う用語は尿試験紙では検出できない30〜300 mg/日のアルブミン尿を指す。アルブミンは正常な分子量であるため、この用語はやや誤解を招きやすい[5]。

ルブミン尿、総コレステロール高値、HDLコレステロール低値、血管疾患の既往歴など）がひとつないしふたつ以上ある55歳以上の人の心血管事象（心筋梗塞など）の予防に適応となる[4,6]。

ACE阻害薬は電解質異常や腎機能障害、咳嗽を引き起こすことが多いため、患者を綿密にモニタリングし、このような副作用の有無を確認する必要がある。ACE阻害療法の開始後1〜2週間、尿素、電解質およびクレアチニン（UECs）を測定する必要がある[4]。

血圧コントロール

数日前に測定された患者の血圧は140/90 mmHgであった。糖尿病または腎障害のある成人の治療目標血圧は130/85 mmHg未満である。1 g/日以上の蛋白尿がある場合、目標はさらに低くなる（125/75 mmHg未満）。

前述のように、ACE阻害薬またはアンジオテンシンⅡ受容体拮抗薬の追加が推奨される。

自己モニタリング

患者は血糖測定器を定期的には使用していないほか、運動したり、新鮮な果物と野菜を買いに行ったりする時間を作るのが難しい旨を報告している。

定期的な運動と適切な食事の維持の有益性、血糖値モニタリングの重要性について助言する。関連性のあるセルフケアファクトカードなど、書面による情報のほか、患者支援組織の連絡先情報を提供する必要がある。

C. 情報伝達

◆患者との話し合い

メトホルミンの正しい用量のほか、乳酸アシドーシスの初期症状（食欲不振、悪心嘔吐、腹痛、痙攣および体重減少）について患者に助言する必要がある。患者が所持している血糖測定器の使用法を実演することも必要である。血糖検査のミスの原因によくあるのが手の湿りや汚れ、試験紙の使用期限切れ、試験紙の間違った保存法、血糖測定器の間違ったコード化やキャリブレーション、血糖測定器の過度の発熱である。体系的に血糖検査の結果を記録するよう促す必要がある。

薬剤の定期的レビューの重要性について患者と話し合う必要がある。健康な生活習慣の維持の重要性に関する口頭の助言だけではなく、メトホルミンの患者向け医薬品情報リーフレットや糖尿病および高血圧に関するセルフケアファクトカードなど、書面による情報を提供する必要がある。

患者はこのような問題の説明と医師への連絡（電話および書面）に対し、お礼を言ってくれた。

内分泌系　症例2

◆医師への連絡
患者のかかりつけの医師に宛てた手紙の見本

薬剤師の住所

医師の住所
日付
○○先生
△△様につきまして
△△さん（65歳）は当薬局によく来られる患者で、2型糖尿病と高血圧の治療を受けておられます。下記の薬剤を定期的に使用されています。

商品名	一般名	用法・用量	コメント
ダイアベックス	メトホルミン	500 mg BD	過去3年間
ノルバスク	アムロジピン	10 mg D	過去5年間
ソルプリン	アスピリン 300 mg	1/2 D	

患者の検査結果をお知らせくださり、どうもありがとうございました。
お話ししたとおり、患者さんは今日、メトホルミンの新しい処方箋を持って来店されました。推定クレアチニンクリアランスが39 mL/分であることを踏まえると、乳酸アシドーシスのリスクを最小限に抑えるためメトホルミンの用量を1日1 gに制限することが推奨されます。
微量アルブミン尿が認められることから、高血圧と糖尿病の管理のため、ラミプリルなどのACE阻害薬（またはアンジオテンシンⅡ受容体拮抗薬）が推奨されます。
患者さんはお持ちの血糖測定器をめったに使用していないとおっしゃっています。測定器の使い方を実演し、定期的に血糖値をモニタリングするよう勧めておきました。
ほかに何かお手伝いできることがありましたら、また、上記の事柄についてお話しする必要がありましたら、ご連絡ください。ご一緒にお仕事ができて嬉しく思います。
敬具
薬剤師の氏名

症例2　内分泌系

◆関連性のあるセルフケアファクトカード

2型糖尿病

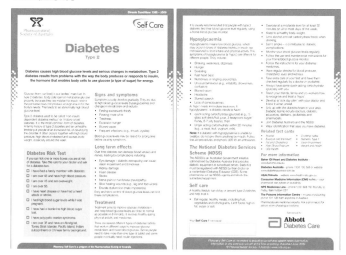

高血圧

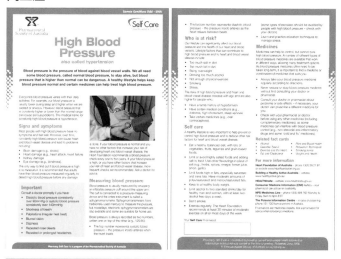

参考文献

1. Writing Group for Therapeutic Guidelines; Endocrinology, Therapeutic Guidelines: Endocrinology, North Melbourne: Therapeutic Guidelines Limited: 2004.
2. Writing Group for Therapeutic Guidelines: Cardiovascular. Therapeutic Guidelines: Cardiovascular. 5th Edition ed, North Melbourne: Therapeutic Guidelines Limited; 2008.
3. Tahrani A, Varughese G, Scarpello J, Hanna F. Metformin, heart failure, and lactic acidosis: is metformin absolutely contraindicated? British Medical Journal. 2007;335:508-512.
4. Australian Medicines Handbook. Adelaide: Australian Medicines Handbook Pty Ltd; 2009.
5. Royal College of Pathologists of Australasia. RCPA Manual, 4th ed. Surry Hills: The Royal College of Pathologists of Australasia; 2004.
6. MIMS Online, Sydney: MIMS Australia Pty Ltd; 2008.

筋骨格系

症例 3

> **症例情報**
>
> 患者は59歳男性。よく来店する患者で、関節リウマチおよび高血圧の病歴がある。今日は悪心嘔吐、倦怠感および口腔内潰瘍の症状を訴えて来店した。2週間前にショッピングセンターで転倒し、腕に負傷（骨折）したことがわかっている。体型は中肉中背（体重74 kg、身長172 cm）。

A. 情報収集

◆患者から得る情報

質問例

- 症状（悪心、嘔吐、倦怠感、口腔内潰瘍）が初めて出たのはいつですか。悪化してきていますか。
- 悪心、嘔吐、倦怠感、口腔内潰瘍のほかに症状はありませんか。ほかに症状があれば、どのようなものか説明していただけますか。
- これらの症状やその悪化の原因について思い当たることはありますか。
- 以前にこのような症状が出たことはありますか。それはいつですか。原因は何でしたか、何と関係がありましたか。
- 医師はこのような症状が出ていることをご存じですか。最近、血液検査（またはその他の検査）を受けましたか。
- 怪我した腕は今でも痛みますか。
- 処方箋薬やOTC薬、サプリメントを全部含めて、現在どのような薬を使用していますか。
- 血圧と関節炎の治療はどのような状況ですか。ほかに病気はありませんか。どのような病気ですか。
- アレルギーはありますか。どのようなアレルギーですか。
- お酒を飲んだり、煙草を吸ったりしますか。量はどのくらいですか。

患者は1週間ぐらい前からこのような症状があり、悪化している気がするとのことである。これまでにこのような症状を経験したことはなく、なぜ症状が現れたのかわからないという。ほかに症状はない。かかりつけの医師は受診しておらず、最後に血液検査やその他の検査を受けたのは約6週間前で、定期受診によるものである。

患者は常用薬を処方されたとおりに服用しているという（メトトレキサートおよびレニテック・プラス）。2週間前に転倒して腕に負傷した時に出された鎮痛薬（セレブレックス）を除き、ほかに使用している処方薬はない。セレブレックスは効果を発揮し、痛みが治まっても使用を続けている。セレブレックスは「時間外営業」の医療センターで医師によって処方され、同じ医療センター内の薬局で調剤されたものである。OTC薬やその他のサプリメントは使用していない。患者は関節炎の治療のため、さまざまなことを試してきたが、効いていない。

患者はメトトレキサートは効果を発揮しており、同剤を使用することにしてよかったと言っている。

なお、医師は患者の血圧の数値について問題はないとしている。

症例3　筋骨格系

患者には2種類の抗生物質にアレルギーがあるが、名称は思い出せないという。調剤記録を点検し、それがペニシリンとレスプリムであることを確認した。両剤を使用した時にどうなったか、詳しいことは思い出せないとのことである。

喫煙しておらず、アルコールは社交の場で飲むだけである。

薬局記録から得られた情報

患者の調剤歴を簡単にレビューし、以下の薬剤を服用していることを確認した。

商品名	一般名	用法・用量	コメント
メトブラスチン10 mg	メトトレキサート	毎週日曜に20 mg	過去4ヵ月間
レニテック・プラス20/6	エナラプリル／ヒドロクロロチアジド	1 D	過去3年間

調剤歴にセレブレックスの記録はなく、患者が転倒して腕に負傷した2週間前から同剤を使用していることを確認した。

◆患者のかかりつけの医師から得る情報

患者の症状は薬剤に関わるものではないかと考え、医師に問い合わせることにした。以下の検査結果がわかった。6週間前のものである。

		基準値
血圧	130/85 mmHg	
血清クレアチニン	130	50〜120 μmol/L
血清尿素	7.5	3.0〜8.0 mmol/L
ヘモグロビン	125	130〜180 g/L
白血球	3.8	4.0〜11.0×10^9/L
好中球	1.8	2.0〜7.0×10^9/L

B. 情報処理

関節リウマチ

関節リウマチは末梢関節や関節周囲組織の慢性痛および腫脹を特徴とする慢性全身性炎症性疾患である。関節リウマチの有病率は約1％で、男性よりも女性に多い1,2。関節リウマチを示唆する関節炎の初期の特徴を下の表に示す[1]。

関節リウマチを示唆する特徴[1]

・6週間以上の症状持続
・1時間以上の早朝硬直
・3ヵ所以上の関節炎
・中足指節関節の両側圧痛

- 患部の対称性
- リウマチ因子陽性
- 抗環状シトルリン化ペプチド（抗CCP）抗体陽性
- 手または足のX線像で骨びらんが明白（初期の疾患ではまれ）

中足指節＝中足骨および指節骨に関連
中足骨＝足の前部を形成する長い骨
指節骨＝手足の指の主な骨

高血圧

高血圧は動脈圧の上昇のほか、脳卒中や心筋梗塞、腎不全、心不全、その他の血管合併症のリスク増大を特徴とする。安静時血圧120/80 mmHg未満が正常とされ、血圧120～139/80～89 mmHgが正常高値とされる[3]。成人の治療目標血圧は以下のとおり。

患者集団	目標（mmHg）
1 g/日以上の蛋白尿がある人（糖尿病の有無は問わない）	125/75未満
随伴疾患または末端器官損傷のある人（冠動脈性心疾患や糖尿病、慢性腎疾患、脳卒中、一過性脳虚血発作［TIA］、300 mg/日以上の蛋白尿など）	130/80未満
冠動脈性心疾患、糖尿病、腎不全、0.25 g/日以上の蛋白尿、脳卒中およびTIAのいずれにも該当しない人	140/90未満（許容される場合はさらに低い数値）

薬剤レビューの所見および推奨事項

所見	推奨事項
メトトレキサート毒性の疑い	
患者は多数の症状（悪心嘔吐、倦怠感および口腔内潰瘍）を呈している。症状は特異的ではないものの、メトブラスチン（一般名メトトレキサート）毒性に一致する。1週間ぐらい前からこれらの症状があり、悪化してきているという。症状は2週間前のセレブレックス開始と同じ時期に発現している。NSAIDs誘発性の腎機能低下により、メトトレキサートの腎排泄が減少し、毒性リスクが増大する可能性がある。これはメトトレキサート用量が週20 mg未満であれば考えにくいが[4]、患者の現在の用量は週20 mgである。最近の血液検査の結果は6週間前のものである。血清クレアチニン値、体重74 kg、年齢59歳に基づき、Cockroft-Gault式を用いると、患者のクレアチニンクリアランスは56 mL/分と推定される。さらに、患者の血球数はヘモグロビン、白血球および好中球数の微減を示しており、メトトレキサート誘発性の骨髄抑制を示している可能性もある。	症状がメトトレキサート毒性に一致しているため、メトブラスチンを一時的に中止するほか、全血球数（FBC）を測定することが推奨される。FBCは治療開始から6ヵ月間、毎月測定する必要がある[4]。さらに、白血球減少および好中球減少が骨髄抑制を示していることも考えられる。定期的なFBC測定のほかにも、腎および肝の機能検査の結果を定期的に評価する必要がある。 FBCが正常値に回復すれば、メトトレキサート投与を3回に分け（0時間、12時間および24時間）、消化管への有害作用を最小限に抑えることが考えられる[4]。メトトレキサートが消化管に及ぼす作用（口内炎、悪心、下痢など）を軽減する別の方法として葉酸の追加が挙げられる。推奨レジメンは1日1 mg[4]から5 mg×週1～2回[1]までまちまちである。さらに、クレアチニンクリアランスが10～50 mL/分の人ではメトトレキサートの用量を50%減量する必要がある[5]。患者の

症例3　筋骨格系

患者は現在セレブレックスを使用している。同剤はメトトレキサート毒性のリスクを増大させるおそれがある。

クレアチニンクリアランスは56 mL/分（6週間前）であったため、腎機能の綿密なモニタリングが必要である。通常の維持用量は週5～25 mgである[4]。

腎機能

2週間前にセレブレックスを患者のレジメンに追加したために腎機能がさらに低下したことも考えられる（6週間前は56 mL/分）。さらに、NSAIDs（セレコキシブなど）、ACE阻害薬（エナラプリルなど）および利尿薬（ヒドロクロロチアジドなど）の三者間の薬物相互作用の可能性がある。「三段攻撃（triple whammy）」という用語はこの併用を形容して創られた。セレコキシブは血圧を悪化させるおそれもある[5]。最近の血圧測定値130/85 mmHgは6週間前のものである。

患者は腕の負傷による痛みはもうないと言っている。そのため、腕を負傷した2週間前に開始したセレブレックスが現在も必要かどうかレビューすべきである。血圧、腎機能および電解質（カリウムなど）の定期的モニタリングが推奨される。セレブレックスに代わる鎮痛薬が必要な場合は、パラセタモールを検討することが考えられる。

スルホンアミドへのアレルギー

患者にはレスプリム（トリメトプリム＋スルファメトキサゾール）へのアレルギーがある。セレコキシブの製品情報には、スルホンアミドへのアレルギーがある患者には禁忌となる旨が記載されている[6]。別の参考文献には、スルホンアミドアレルギーによってセレコキシブへのアレルギーのリスクが増大する旨が記載されている[4]。また別の論文では、スルホンアミド系抗生物質（スルファメトキサゾールなど）へのアレルギーは非抗生物質スルホンアミドとの交差反応性を意味するものではないとされている[7]。レスプリムに対する患者のアレルギーの性質は不明である。

スルホンアミド系抗生物質（レスプリム）に報告されているアレルギーのある人へのセレコキシブ使用に関してはデータが曖昧である。患者は腕の負傷による痛みがなくなっているため、セレコキシブを中止することが推奨される。さらに、降圧薬との薬物相互作用の可能性があり、腎機能の低下と血圧の悪化を引き起こすおそれがある。

C. 情報伝達

◆患者との話し合い

　　持病に対するメトトレキサートの正しい使用のほか、モニタリング要件について患者に助言する必要がある。メトトレキサートにより、骨髄抑制をはじめとする重大な有害作用が引き起こされる可能性を伝えなければならない。症状が骨髄抑制に一致しており、ただちに医師を受診する必要があることを説明する。患者は説明に感謝し、電話と書面で医師に懸念を伝えたことにお礼を言ってくれた。

　　薬剤のほか、メトトレキサートとの薬物相互作用の可能性に関する定期的レビューの重要性について患者と話し合う必要がある。口頭の助言だけではなく、メトトレキサートの患者向け医薬品情報リーフレットや関節リウマチおよび高血圧に関する薬局セルフケアファクトカードなど、書面による情報を提供する必要がある。

筋骨格系　症例3

◆**医師への連絡**

患者のかかりつけの医師に宛てた手紙の見本

薬剤師の住所

医師の住所
日付
○○先生
△△様につきまして（メトトレキサート毒性の疑い）

当薬局の患者の△△さんについて検査結果をお知らせくださり、どうもありがとうございました。

患者（59歳）は関節リウマチと高血圧の治療を受けておられ、下記の薬剤を定期的に使用されています。

商品名	一般名	用法・用量	コメント
メトブラスチン10 mg	メトトレキサート	毎週日曜に20 mg	過去4ヵ月間
レニテック・プラス20/6	エナラプリル／ヒドロクロロチアジド	1D	過去3年間

このほか、腕の負傷（2週間前）による疼痛の緩和のため、2週間前からセレコキシブを使用されています。

お話ししたとおり、患者は今日、悪心嘔吐、倦怠感および口腔内潰瘍を訴えて来店されました。これらの症状はメトトレキサート毒性（骨髄抑制）に一致します。2週間前にセレコキシブをレジメンに追加したことや、レニテック・プラスとセレコキシブの薬物相互作用など、多くの因子が腎機能の低下に関与していると思われ、そのことによって毒性が増強しているのではないかと考えられます。

そこで、メトトレキサートを一時的に中止するほか、可及的速やかにFBC、腎機能検査および肝機能検査のモニタリングを開始し、その後も定期的（月1回）に継続することを推奨したいと思います。メトトレキサートを再開する場合は、分割投与（0時間、12時間および24時間）とすれば、消化管への有害作用を最小限に抑えられると考えられます。腎機能に基づくメトトレキサート減量とともに、葉酸の追加を検討することも考えられます。クレアチニンクリアランスが10〜50 mL/分の人ではメトトレキサートの用量を50%減量することが推奨されます。6週間前の推定クレアチニンクリアランス値は56 mL/分です。

患者が2週間前にショッピングセンターで転倒した時に負傷（骨折）した腕にはもう痛みがないとのことですので、セレブレックスを中止することも提案したいと思います。

ほかにお手伝いできることがありましたら、また、上記の事柄についてお話しする必要がありましたらご連絡ください。

ご一緒にお仕事ができて嬉しく思います。

敬具
薬剤師の氏名

◆**関連性のあるセルフケアファクトカード**

・関節リウマチ（14頁参照）
・高血圧（20頁参照）

症例 3　筋骨格系

参考文献

1. Writing Group for Therapeutic Guidelines: Rheumatology. Therapeutic Guidelines: Rheumatology. 1st ed. North Melbourne: Therapeutic Guidelines Limited: 2007.
2. Walker-Bone K, Fallow S. Rheumatoid arthritis. BMJ Clinical Evidence. 2007;12:1-43.
3. Writing Group for Therapeutic Guidelines: Cardiovascular. Therapeutic Guidelines: Cardiovascular. 5th ed. North Melbourne: Therapeutic Guidelines Limited; 2008.
4. Australian Medicines Handbook. Adelaide: Australian Medicines Handbook Pty Ltd; 2009.
5. MICROMEDEX Healthcare Series (electronic version), www.thomsonhc.com, 2009.
6. MIMS Online. Sydney: MIMS Australia Pty Ltd; 2008.
7. Smith W. 'Sulfur allergy' label is misleading. Australian Prescriber 2008;31:8-10.

抗感染症薬・心血管系

症例 4

> **症例情報**
>
> 患者は55歳男性。よく来店する患者で、今日はジクロキシシグ500 mg（1日4回）の新しい処方箋を持って来店した。高血圧および痛風の病歴がある。体型は大柄（体重105 kg、身長180 cm）。

A. 情報収集

◆患者から得る情報

質問例

- なぜジクロキシシグを処方されたのですか。
- 以前にジクロキシシグを使用したことはありますか。
- どのような症状がありますか。
- この病気のため、ほかに試した薬はありますか。
- 血圧の治療はどのような状況ですか。
- 痛風の治療はどのような状況ですか。
- 処方箋薬やOTC薬、サプリメントを全部含めて、ほかに使用している薬はありますか。
- ほかに病気はありませんか。どのような病気ですか。
- アレルギーはありますか。どのようなアレルギーですか。
- お酒を飲んだり、煙草を吸ったりしますか。量はどのくらいですか

　患者は左脚（腓腹筋（ふくらはぎ））に発症した皮膚感染症のため、ジクロキシシグを処方されたという。真っ赤に腫れており、触ると痛みがある。医師からは蜂巣炎と言われたが、今のところ比較的軽症で、抗生物質を使用すれば感染症を治療し、悪化と拡大を防ぐことができると言われている。ほかに皮膚感染症に使用している薬剤はない。

　患者はペニシリンにアレルギーがあると思われることを医師には伝えていない。10代の頃、ペニシリンに著しい反応を示したことがあるが、詳しいことは思い出せないという。患者は、何十年も前のことなので、この間に抗生物質も変化しているのではないかと考えている。ジクロキシシグを使用したことはない。この2年間にその他の抗生物質（ケフレックスなど）を使用したことがあり、有害作用や副作用はみられなかった。

　頭痛へのパナドール以外にOTC薬やサプリメントは使用していない。痛風のある時に他の鎮痛錠を使用している。

　高血圧のため、アダラート・オロスおよびレニテック・プラスを使用している。血圧が至適な状態にならないため、約1ヵ月前にレニテック・プラスを追加した。常に服薬を遵守しているわけではないという。

　そのほか、痛風予防のため、ザイロプリムを1日1回服用している。この3ヵ月間服用してきた錠剤、ザイロプリム100 mgを見せてくれた。6～12ヵ月間、痛風の発作はみられていない。

　患者は元喫煙者である。社交的に飲酒しており、通常はビールを1日1～2杯飲む程度である。

症例 4 　抗感染症薬・心血管系

きわめて社交的な人物で、外食を楽しんでいる。ピザやフライドポテトなどのファストフードが特に好きである。食事に改善の余地があり、めったに運動しないことを認めている。

薬局記録から得られた情報

商品名	一般名	用法・用量	コメント
アダラート・オロス60 mg	ニフェジピン	1 D	何年も前から使用
レニテック・プラス20/6 mg	エナラプリル／ヒドロクロロチアジド	1 D	1ヵ月前に開始
ソルプリン300 mg	アスピリン	1/2 D	何年も前から使用
ザイロプリム 300 mg	アロプリノール	1 D	何年も前から使用
ザイロプリム 100 mg	アロプリノール	1 D	何年も前から使用
アイビレックス500 mg	セファレキシン	1 QID	2年前
バイアキシシグ300 mg	ロキシスロマイシン	1 D	6ヵ月前

アレルギー

ペニシリンアレルギー：小児期に報告されているが、反応の性質は不明である。

◆患者のかかりつけの医師から得る情報

患者のかかりつけの医師に連絡し、患者のペニシリンへのアレルギーについて話した。医師からすぐにファックスが届き、薬剤レビューの実施を依頼された。

そのほか、以下の検査結果がわかった（6週間前のものである）。

		基準値
血圧	140/85 mmHg	
血清クレアチニン	135	50〜120 μmol/L
血清尿素	7.0	3.0〜8.0 mmol/L
血清尿酸	0.40	0.20〜0.45 mmol/L

B. 情報処理

蜂巣炎

蜂巣炎は圧痛を伴う紅斑として出現し、拡大することもある皮膚感染症である。最もよくみられる原因菌に化膿性連鎖球菌と黄色ブドウ球菌が挙げられる。『抗生物質療法ガイドライン』では軽症かつ初期の蜂巣炎に関して、化膿性連鎖球菌と黄色ブドウ球菌に対処するためにジクロキサシリン500 mg（1日4回）7〜10日間が推奨されている。別の抗生物質、セファレキシン500 mg（6時間に1回）7〜10日間はペニシリンへの過敏症のある患者に適応となる（即時型過敏症を除く）。即時型ペニシリン過敏症のある患者では、クリンダマイシン450 mg（8時間に1回）7〜10日間が推奨される[1]。

抗感染症薬・心血管系　症例4

痛風
痛風は尿酸結晶（痛風結節）が関節に沈着すると発症する臨床症候群であり、炎症および疼痛を引き起こす。血清が尿酸で飽和状態になると尿酸結晶が沈着する。最もよく罹患する関節は足の母趾、足、足首、膝、手首、手指、肘である。痛風の危険因子は制御可能なものと制御不可能なものとに分類することができる。制御可能な因子には血清尿酸値、食事、アルコール摂取量、尿酸値を増大させる薬剤、高血圧、腎疾患、移植、肥満、メタボリックシンドロームが挙げられる。また、制御不可能な因子には年齢および性別が挙げられる（65歳未満では男性が女性の4倍）[2,3]。

高血圧
高血圧は動脈圧の上昇のほか、脳卒中や心筋梗塞、腎不全、心不全、その他の血管合併症のリスク増大を特徴とする。安静時血圧120/80 mmHg未満が正常とされ、血圧120〜139/80〜89 mmHgが正常高値とされる[4]。成人の治療目標血圧は以下のとおり。

患者集団	目標（mmHg）
1 g/日以上の蛋白尿がある人（糖尿病の有無は問わない）	125/75未満
随伴疾患または末端器官損傷のある人（冠動脈性心疾患や糖尿病、慢性腎疾患、脳卒中、一過性脳虚血発作[TIA]、300 mg/日以上の蛋白尿など）	130/80未満
冠動脈性心疾患、糖尿病、腎不全、0.25 g/日以上の蛋白尿、脳卒中およびTIAのいずれにも該当しない人	140/90未満（許容される場合はさらに低い数値）

薬剤レビューの所見および推奨事項

所見	推奨事項
蜂巣炎	
患者には軽症蜂巣炎の管理のため、ペニシリン系抗生物質ジクロキシシグ（一般名ジクロキサシリン）が処方された。患者からペニシリンへのアレルギーが報告されたが、アレルギーの程度と性質はわからない。ジクロキサシリンが第一選択薬となるが、化膿性連鎖球菌が確認された場合はフェノキシメチルペニシリンが使用される[1,5]。	ペニシリン過敏症のある患者の蜂巣炎の治療に推奨される抗生物質はセファレキシン500 mg（6時間に1回）7〜10日間またはクリンダマイシン450 mg（8時間に1回）7〜10日間である[1,5]。患者は以前セファレキシンを使用したことがあるが、副作用は認められなかったため、ジクロキサシリンをセファレキシンに変更することが推奨される。また、ペニシリンやセファロスポリンへのアレルギーがある人にはマクロライドを使用することが考えられる[6]。
高血圧および痛風	
患者はザイロプリム100 mg錠を1日1錠服用しているという。 薬歴では、これまで2通りの強度のザイロプリムが調剤されていることが確認できる。6週間前の血清尿酸値0.40（0.20〜0.45 mmol/L）であった。患者の血清クレアチニン値135 mmol/Lを用いてCockroft-Gault式から算出された推定クレアチニンクリアラン	ザイロプリム300 mgではなくザイロプリム100 mgの継続が推奨される。アロプリノールおよびその代謝産物が腎から排泄されることを考慮すると、患者の血清尿酸が満足できない数値の場合に限ってアロプリノールを増量すべきである[7]。

症例 4　抗感染症薬・心血管系

ス値は 64 mL/分である。

患者の血圧はコントロール不十分である。1ヵ月前にレジメンに追加されたレニテック・プラスはエナラプリルおよびヒドロクロロチアジドを含有する。	ACE阻害薬の開始から1〜2週間後に腎機能および電解質を測定することが推奨される[6]。
多くの薬剤に血清尿酸値を増大させる可能性がある。そのなかにはチアジド（サイアザイド）系利尿薬と低用量サリチル酸塩が含まれる[2,3]。患者は現在、低用量アスピリンとヒドロクロロチアジドを使用している。	患者のレジメンに最近レニテック・プラスが追加されたことを考慮すると、血清尿酸値の測定が推奨される。
患者は服薬遵守が不良であることを認めている。ほとんど運動しておらず、ビール（プリン体が多い）をほぼ毎日飲んでおり、食事が好ましくないことを認めている。	服薬遵守の改善だけではなく、生活習慣の改善による血圧と痛風の管理が推奨される。

C. 情報伝達

◆患者との話し合い

以下のポイントについて患者と話し合う必要がある。可能であれば書面による医薬品情報を活用する。

- 特に抗生物質、降圧薬および抗痛風薬の投与スケジュールおよび治療期間に関する、服薬遵守の重要性
- 高血圧および痛風の非薬理学的管理

◆医師への連絡

患者のかかりつけの医師に宛てた手紙の見本

薬剤師の住所

医師の住所
日付
○○先生
△△様につきまして（ペニシリンアレルギー）
今朝お電話でお話ししたのち、△△さんに関する薬剤レビューをご依頼くださり、ありがとうございました。△△さんは当薬局の患者です。年齢は55歳で高血圧と痛風の病歴があります。現在、左ふくらはぎに有痛性の皮膚感染症があります。
患者にはペニシリンへのアレルギーがあります。重症度はわかりません。何十年も前の10代の頃のものです。
患者の薬歴は以下のとおりです。

抗感染症薬・心血管系　症例 4

商品名	一般名	用法・用量	コメント
アダラート・オロス 60 mg	ニフェジピン	1 D	何年も前から使用
レニテック・プラス 20/6 mg	エナラプリル／ヒドロクロロチアジド	1 D	1ヵ月前に開始
ソルプリン 300 mg	アスピリン	1/2 D	何年も前から使用
ザイロプリム 300 mg	アロプリノール	1 D	何年も前から使用
ザイロプリム 100 mg	アロプリノール	1 D	何年も前から使用
アイビレックス 500 mg	セファレキシン	1 QID	2年前
バイアキシシグ 300 mg	ロキシスロマイシン	1 D	6ヵ月前

患者がペニシリンへのアレルギーを報告されていることを考慮すると、蜂巣炎の治療にはジクロキシシグに代わる抗生物質の使用が推奨されます。選択肢のひとつにセファレキシン（500 mg [1日4回] 7〜10日間）が挙げられます。患者は以前この抗生物質を使用したことがありますが、有害な作用は認められませんでした。同剤は『抗生物質療法ガイドライン』でも推奨されています。

患者は1ヵ月前にレニテック・プラスを開始しました。腎機能および電解質の追跡が推奨されます。6週間前の血清クレアチニン値135 μmol/Lに基づく推定クレアチニンクリアランスは64 mL/分です。

患者にはこれまで異なる強度のザイロプリムが調剤されていますが、この3ヵ月間は100 mg錠を服用しています。推定腎機能を考慮すると、治療への反応が不十分でないかぎり、100 mg錠の継続が推奨されます。

高血圧および痛風の非薬理学的管理の重要性について患者に助言し、書面による情報を提供しました。

ほかにお手伝いできることがありましたら、また、添付する報告書に記載した問題についてお話しする必要がありましたら、ご連絡ください。他の臨床データが報告書に記載した私の推奨内容の妥当性に影響を及ぼす可能性があることは承知しております。ご一緒にお仕事ができて嬉しく思います。△△さんの投薬管理計画書をお待ちしております。

敬具
薬剤師の氏名

症例4　抗感染症薬・心血管系

◆関連性のあるセルフケアファクトカード
- 高血圧（20頁参照）

痛風

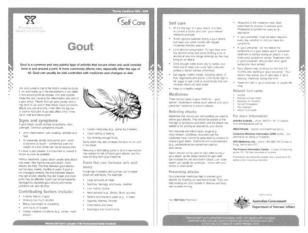

抗生物質

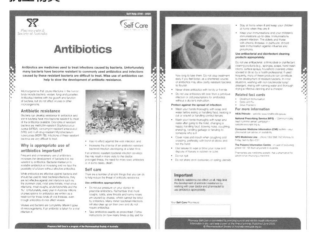

参考文献

1. Writing Group for Therapeutic Guidelines: Antibiotic. Therapeutic Guidelines: Antibiotic. 13th ed. North Melbourne: Therapeutic Guidelines Limited; 2006.
2. Weaver A. Acute gout – risk factors and inappropriate therapy. The American Journal of Medicine. 2006;119:S9-S12.
3. Underwood M. Diagnosis and management of gout. British Medical Journal 2006;332:1315-9.
4. Writing Group for Therapeutic Guidelines: Cardiovascular. Therapeutic Guidelines: Cardiovascular. 5th ed. North Melbourne: Therapeutic Guidelines Limited; 2008.
5. Writing Group for Therapeutic Guidelines: Dermatology. Therapeutic Guidelines: Dermatology. 2nd ed. North Melbourne: Therapeutic Guidelines Limited; 2004.
6. Australian Medicines Handbook. Adelaide: Australian Medicines Handbook Pty Ltd; 2009.
7. MIMS Online. Sydney: MIMS Australia Pty Ltd; 2008.

ADR・転倒

症例 5

> **症例情報**
> 患者は70歳女性。施設内薬剤レビューのため照会があった。最近転倒するまで、自宅でなんとか自立して生活し、点眼薬をさしていた。看護師によると、尿失禁および意識障害が悪化しているという。

A. 情報収集

◆薬剤レビュー照会時に得られた情報の抜粋

患者（70歳）には以下の症状がある。

- 緑内障
- 右眼の視力低下
- 胸骨骨折（1997年）
- 認知症
- 高血圧

体重52 kg、身長160 cm。最近の座位血圧は132/78 mmHgであったが、立位血圧は102/75 mmHgであった。最近の血圧検査ではクレアチニン120（55～110 μmol/L）であった。ナトリウム値は129（135～145 mmol/L）であった。

現在使用している薬剤

商品名	用法・用量
ダイアモックス 250 mg	1 BD
テノプト点眼剤 0.5%	1 BD
マイナックス 50 mg	1 BD
アリセプト 10 mg	1 D

- アレルギーの既往なし。

◆薬局記録から得られた情報

患者の調剤歴をレビューし、以下の薬剤を使用していることを確認した。

商品名	一般名	用法・用量	コメント
ダイアモックス 250 mg	アセタゾラミド	1 BD	他の数種類の緑内障治療薬の不成功により、眼科医が新たに追加した薬剤
テノプト点眼剤 0.5%	チモロール	1 BD	最近DからBDに増量
マイナックス 50 mg	メトプロロール	1 BD	何年も前に開始
アリセプト 10 mg	ドネペジル	1 D	4ヵ月前に開始。1ヵ月前に10 mgに増量

看護師によると患者が施設に入居したのはつい1ヵ月前のことである。自宅で転倒し、もはや自分のことを自分でできないと子供たちが判断したという。きわめてひどい転倒で、顔面と頭皮の挫傷を負ったとのことである。

症例 5　ADR・転倒

看護師の説明では、患者は意識障害がひどく、足元がきわめて不安定である。足元が不安定でトイレに間に合わないため、失禁のある患者に区分されている。この1ヵ月間、薬剤の変更はない。

入居時ノートに座位から立位に移ると収縮期血圧が30 mmHg低下する著明な体位性低血圧が記録されていることを確認した。

B. 情報処理

腎機能

腎機能はクレアチニンクリアランス (CrCl [単位：mL/分]) を推定するCockroft-Gault式を用いて推定することができる。この式には患者の年齢（歳）、性別、体重（単位：kg、実体重と理想体重のうち軽い値）および血清クレアチニン（単位：µmol/Lまたはmmol/L）が必要である。男性患者の式は以下のとおり。

$$\text{CrCl (mL/分)} = \frac{(140 - \text{年齢}) \times \text{理想体重 (kg)}}{0.814 \times \text{血清クレアチニン (µmol/L)}}$$

女性患者の場合は上の式で得られた結果に0.85を掛ける。

腎機能も筋肉量も加齢とともに低下するため、高齢者では血清クレアチニン値が基準範囲内に収まることも考えられるが、クレアチニンクリアランスが減少している可能性が考えられる。腎障害がある場合に用量調整が必要となる薬剤を処方する前には腎機能を評価する必要がある[1,2]。

理想体重

理想体重は以下の式を用いて計算することができる。

女性　45.5 kg + （身長が152 cmを上回る分を1 cmにつき）0.9 kg/cm
男性　50.0 kg + （身長が152 cmを上回る分を1 cmにつき）0.9 kg/cm

大柄な場合は10%プラス、小柄な場合は10%マイナス。

腎障害

腎障害は投薬量を決定する目的では以下のように分類することができる。

- 重度の障害　クレアチニンクリアランス10 mL/分未満
- 中等度の障害　クレアチニンクリアランス10〜25 mL/分
- 軽度の障害　クレアチニンクリアランス25〜50 mL/分

計算例　患者の腎機能の推定

$$\text{CrCl} = \frac{(140 - 70) \times 52}{0.814 \times 120} \times 0.85$$
$$= 31 \text{ mL/分}$$

尿失禁

尿失禁は主な排尿機能、すなわち、蓄尿および排尿が妨げられた時に起こる。腹圧性尿失禁は骨盤底筋の衰弱または尿道括約筋の緊張低下によって尿道の支えが損なわれた時に起こる。切迫性尿失禁は排尿筋不安定に起因する。溢流性尿失禁は膀胱出口閉塞または排尿筋収縮不能が原因である。機能性尿失禁は、通常は移動能力の障害により、トイレに間に合わないことが起因している[1]。

ADR・転倒　症例5

開放隅角緑内障
　開放隅角緑内障は最も多い形態の緑内障である。緑内障とは特定のパターンの視神経乳頭および視野欠損を特徴とする一群の視神経症を指す。現在の治療では眼圧上昇の抑制に重点を置く[1]。

認知症
　初期の認知症は新しい情報を学習し、記憶する能力の障害を特徴とする。高度な精神機能の障害が数ヵ月から数年にわたって進行し、多重の認知、情動および行動の異常をみる疾患として顕在化する。このような障害によって重大な機能低下が引き起こされた場合、認知症と診断される[3]。

薬剤レビューの所見および推奨事項

所見	推奨事項
体位性低血圧	
患者が転倒する前、投与されていたテノプトの量が増大していた。 テノプトには内因性交感神経刺激作用のない非選択的βアドレナリン遮断薬チモロールが含有されている。投与された液滴の80％以上が鼻涙管を通して排出され、鼻涙管では鼻粘膜によって吸収されることが報告されている。同剤は全身的に吸収されるが、肝初回通過効果がないとすれば、吸収された投与分は静脈内投与されたものと同じような挙動を示す。このような点眼薬が体位性低血圧の一因であることも考えられる[4]。 さらに、すでにβアドレナリン遮断薬を経口投与されている患者にテノプトを投与した場合は、眼圧への相加作用やβ遮断薬で確認されている全身作用への相加作用を観察する必要がある。 患者はすでにマイナックスを使用している。このような相加作用も体位性低血圧の一因となる可能性がある[5]。 ほかに考慮すべき因子にダイアモックスの利尿作用による脱水症状の可能性やアリセプトとβ遮断薬の相加作用が挙げられ、低血圧のリスクを増大させるおそれがある[1]。	テノプトを患者の転倒の潜在的な危険因子とみなすことが推奨され、治療法を見直すため、眼科医とともに経過観察することが必要である。緑内障に対する代替の非β遮断薬としてプロスタグランジン類似体が挙げられる[1]。また、患者の血圧が依然として低い場合はマイナックスを減量することが推奨される。 ※ダイアモックスに関する推奨事項を参照。
低ナトリウム血症	
ダイアモックスは電解質異常、低カリウム血症および低ナトリウム血症の一因となるおそれがある。患者の最大50％はダイアモックスに耐容性を示さない[1]。患者は現在、ナトリウム値が基準範囲を下回っている。ドルゾラミドなどの局所用炭酸脱水酵素阻害薬は全	ダイアモックスを中止し、必要に応じて局所用炭酸脱水酵素阻害薬に置き換えることが推奨される。

身性の副作用があるとは考えにくく、考慮してもよい。点眼薬は看護スタッフが投与するため、その局所投与が問題となることはなくなるはずである。

尿失禁

患者は移動能力が低下しており、トイレに間に合わせるのが難しくなっている。体位性低血圧などの因子が機能性尿失禁を増加させるおそれもある。さらに、ダイアモックスには利尿性があるため、尿量を増大させることが考えられる[1]。

アリセプトはその末梢コリン作動性により、切迫性尿失禁を悪化させるおそれがある[1]。

すでに考察したように、β遮断薬を減らすために、場合によってはプロスタグランジン類似体や局所用炭酸脱水酵素阻害薬などの点眼薬を使用して緑内障治療を見直すことが推奨される。

有害作用が持続する場合は以前の耐容性良好な用量まで減量することが推奨される[1]。信頼できる反応予測因子がないため、最大耐容量で3ヵ月間治療したのちにベネフィットを慎重に評価することが推奨される。

転倒

転倒予防策には、可能であれば視力改善、特に向精神薬をはじめとする薬剤のレビュー、歩行や体位性低血圧の評価、日常生活への必要な支援の手配（適切な歩行補助具、手すり、環境危険要因の除去など）、移動能力を維持し、四頭筋を強化する運動、内科的／外科的目的での固定時間の抑制、ビタミンD欠乏症の予防・補正が挙げられる[6]。

傾眠やめまい、振戦などの副作用[1]があるアリセプトがβ遮断薬とアセタゾラミドによる低血圧[1]と相俟って患者の転倒の一因になったのではないかと考えられる。

転倒予防策を考案し、実行することが推奨される。カルシウムおよびビタミンDの補助剤の使用を考慮する必要がある。

C. 情報伝達

◆医師への連絡

患者のかかりつけの医師に宛てた手紙の見本

```
                                              薬剤師の住所
    医師の住所
    日付
    ○○先生
    △△様につきまして
    施設内薬剤レビューのため△△さん（70歳）についてご照会いただき、ありがとうございます。
    私の所見および推奨事項を記載した報告書を添付しておりますので、ご確認ください。報告書
    は私が入手できた情報に基づくものであり、新たな臨床情報が私の推奨内容の妥当性に影響を
    及ぼす可能性があることは承知しております。
```

ADR・転倒　症例5

ほかにお手伝いできることがありましたら、また、報告書の所見についてお話しする必要がありましたら、ご連絡ください。ご一緒にお仕事ができて嬉しく思います。△△さんの投薬管理計画書をお待ちしております。
敬具
薬剤師の氏名

参考文献
1. Australian Medicines Handbook. Adelaide: Australian Medicines Handbook Pty Ltd; 2009.
2. Writing Group for Therapeutic Guidelines: Antibiotic. Therapeutic Guidelines: Antibiotic. 13th ed. North Melbourne: Therapeutic Guidelines Limited; 2006.
3. Writing Group for Therapeutic Guidelines: Psychotropic. Therapeutic Guidelines: Psychotropic. North Melbourne: Therapeutic Guidelines Limited; 2008.
4. Muller ME, van der Velde N, Krulder JWM, van der Cammen TJM. Syncope and falls due to timolol eye drops. BMJ. April 22, 2006 2006;332(7547): 960-1,
5. MIMS Online. Sydney: MIMS Australia Pty Ltd; 2008,
6. Writing Group for Therapeutic Guidelines: Endocrinology. Therapeutic Guidelines: Endocrinology. North Melbourne: Therapeutic Guidelines Limited; 2004.
7. Finh S. Clinical Practice. Acute uncomplicated urinary tract infection in women. New England Journal of Medicine, 2003;349(3):259-266.

症例 6 　抗感染症薬・心血管系

> **症例情報**
> 患者は58歳女性。薬剤レビューのため照会があった。よく来店する患者である。この6ヵ月間、反復性尿路感染症が認められる。体型は大柄（体重78 kg、身長168 cm）。

A. 情報収集

◆**薬剤レビュー照会時に得られた情報の抜粋**

患者（58歳）には以下の症状がある。
- 反復性尿路感染症（RUTI）
- 変形性関節症
- 骨粗鬆症（?）
- 高血圧
- 2型糖尿病

患者は以下の処方箋薬を使用している。

トリテース 2.5 mg	D
セレブレックス 100 mg	D
マクロダンチン 50 mg	D
アバンディア 4 mg	BD
ダイアホルミン 500 mg	BD
カルトレイト	2D

関連性のある臨床化学検査の結果

		基準値
クレアチニン	88	50〜110 μmol/L
カリウム	4.6	3.8〜4.9 mmol/L
HbA1c	8.4	3.5〜7.0%
空腹時血糖	7.6	3.0〜5.4 mmol/L

- アレルギーの既往なし。

◆**その他の情報**

かかりつけ医は、患者が今年、尿路感染症に3回罹患した旨を報告している。医師はさらに、服薬コンプライアンス不良ではないかと考えている。医師からは薬物相互作用に関して患者のレジメンを調べることも依頼されている。最近の血圧は140/90 mmHgであった。

抗感染症薬・心血管系　症例6

◆**薬局記録から得られた情報**

患者の調剤歴を印刷し、以下の薬剤を服用していることを確認した。

商品名	一般名	用法・用量	コメント
ノロキシン 400 mg（6錠）	ノルフロキサシン	1 BD	昨日調剤
トリテース 2.5 mg	ラミプリル	D	数ヵ月前から
セレブレックス 100 mg	セレコキシブ	D	数ヵ月前から
マクロダンチン 50 mg	ニトロフラントイン	D	数ヵ月前から
アバンディア 4 mg	ロシグリタゾン	BD	1年前から
ダイアホルミン 500 mg	メトホルミン	BD	1年前から
カルトレイト	炭酸カルシウム	2D	数ヵ月前から

◆**患者から得る情報**

質問例

- どのような症状がありますか。以前にこのような症状はありましたか。
- 最初に症状が始まったのはいつですか。悪化してきていますか。
- 症状を引き起こしたり、悪化させたりした原因について心当たりはありますか。
- 最近、血液検査や尿検査（またはその他の検査）を受けましたか。
- 処方箋薬やOTC薬、サプリメントを全部含めて、現在どのような薬を使用していますか。
- 高血圧と糖尿病の治療はどのような状況ですか。ほかに病気はありませんか。
- アレルギーはありますか。どのようなアレルギーですか。
- お酒を飲んだり、煙草を吸ったりしますか。量はどのくらいですか。

　患者はこの1年間に3回、尿路感染症に罹患したとのことである。なぜ何度も罹患したのかわからないが、マクロダンチンが感染症を予防するものであることは理解している。ここ2日間、排尿痛があり、頻度および尿意切迫が増大している。そのほか、強い圧痛（恥骨上部）を感じている。おりものや膣刺激感はない。著しい疲れを感じており、微熱がある。

　かかりつけの医師は血圧については問題ないと考えているが、糖尿病の状態については懸念を抱いている。なお、最後に診察した時には採尿や採血を実施しなかった。

　患者はクランベリー製剤が効くと聞き、服用を開始したところだという。Blackmores for Women Cystitis Reliefの瓶を見せてくれた。これは、患者が感染症を発症した時に必ず服用するシトラビシェントに加えて使用しているものである。そのほか、ほぼ毎日、朝晩にマイランタを服用している。以前に使用していた変形性関節症の治療薬のひとつが原因で胃の不調と胃内容物の逆流がみられるようになってから、習慣になったという。なお、医師にはこれらのことを伝えていない。

　アレルギーの既往はない。

　特別な機会を除いて飲酒しておらず、非喫煙者である。自分用の健康的な食事を用意するのが好きであるが、ケーキやビスケット、スコーンを焼くのも大好きである。2ないし3日に1回は焼いており、いつも家族や友人にふるまっている。ほぼ毎日、昔ながらのモーニングティーとアフタヌーンティーを楽しんでいる。

症例6　抗感染症薬・心血管系

B. 情報処理

反復性尿路感染症 (RUTI)

RUTIは以前に治療した尿路感染症の再発として、あるいは、再感染が原因で発症する[1]。尿路感染症はよくみられる疾患である。妊娠中ではない健康な女性については、RUTIは12ヵ月間に3回以上の尿路感染症 (UTI) 発症と定義される。抗生物質を用いた6～12ヵ月間の継続的予防によってRUTI発症率が低下する[2]。

高血圧

高血圧は動脈圧の上昇のほか、脳卒中や心筋梗塞、腎不全、心不全、その他の血管合併症のリスク増大を特徴とする。安静時血圧120/80 mmHg未満が正常とされ、血圧120～139/80～89 mmHgが正常高値とされる[3]。成人の治療目標血圧は以下のとおり。

患者集団	目標 (mmHg)
1 g/日以上の蛋白尿がある人 (糖尿病の有無は問わない)	125/75未満
随伴疾患または末端器官損傷のある人 (冠動脈性心疾患や糖尿病、慢性腎疾患、脳卒中、一過性脳虚血発作 [TIA]、300 mg/日以上の蛋白尿など)	130/80未満
冠動脈性心疾患、糖尿病、腎不全、0.25 g/日以上の蛋白尿、脳卒中およびTIAのいずれにも該当しない人	140/90未満 (許容される場合はさらに低い数値)

2型糖尿病

2型糖尿病は環境的影響によって誘発される代謝性疾患であり、遺伝に左右されると考えられる。膵臓によるインスリン分泌の異常、肝グルコース産生の抑制不全、標的組織 (筋肉など) でのインスリンの作用に対する抵抗性という主に3つの異常が認められる。糖尿病は冠動脈性心疾患、脳血管疾患および末梢血管疾患による罹病および死亡の大きな危険因子である。そのため、喫煙や高脂血症、高血圧などの危険因子を積極的に管理する必要がある[4]。

2型糖尿病の危険因子には以下のものが挙げられる[4]。

- 耐糖能障害または空腹時血糖異常
- 妊娠糖尿病の既往歴
- 年齢45歳以上で、以下の危険因子の少なくとも1つに該当
  - 肥満 (BMI [Body Mass Index] 30 kg/m² 以上)
  - 2型糖尿病のある一親等の親族
  - 高血圧
- ほかに危険因子がない場合は年齢55歳以上
- 35歳以上 (過体重の場合はそれより低年齢) のアボリジニとトレス海峡諸島民
- 高リスクの一定の民族集団で年齢35歳以上 (太平洋諸島民、インド亜大陸から来た人々、中国系の人々が挙げられる)
- 心血管疾患が確認されている人
- 多嚢胞性卵巣症候群のある肥満女性

抗感染症薬・心血管系　症例6

変形性関節症

変形性関節症は関節軟骨の進行性の劣化および減少を特徴とする疾患で、関節周囲の新しい骨や軟組織の増殖を伴う。最もよくみられる形態の関節炎であり、通常は膝や股関節、脊椎、手などの関節に発症し、痛み、硬直、関節可動性の低下、関節の不安定性、変形および摩擦音（コツコツ音）を引き起こす[5]。有病率は年齢とともに増大する[6,7]。

骨粗鬆症

骨粗鬆症は骨の衰弱を引き起こす進行性全身性骨格疾患と説明することができるであろう。骨量の減少と骨質（または骨の微細構造）の劣化を特徴とし、骨の脆弱性が増し、骨折しやすくなる。骨折の好発部位に椎骨（脊柱）、橈骨（前腕）、大腿骨および上腕骨が挙げられる。骨折リスクは転倒の危険因子の数とともに増大し、そのひとつに骨密度（BMD）の低下がある。骨折の最大の危険因子は転倒であり、骨粗鬆症ではない。運用上、骨粗鬆症は、BMD値が30歳の成人の平均BMDを2.5標準偏差（SD）以上下回ることと定義される。Tスコア*はBMD測定値が30歳の成人の平均を上回る、あるいは下回る標準偏差の数である[5]。

* 若年齢の平均BMD値（基準値）を0とし、標準値差を1SDとして指標を規定した値。骨粗鬆症診断基準に用いられる。

薬剤レビューの所見および推奨事項

所見	推奨事項
RUTI	
患者にはノロキシン400 mg（1日2回）が処方されている。フルオロキノロン系の薬剤は緑膿菌やその他の多剤耐性菌による感染症の治療用に市販されている唯一の経口薬であり、第一選択薬としては使用すべきではない[1]。	尿培養を実施し、別の治療薬を使用することが推奨される。選択肢にトリメトプリム300 mg（1日）、セファレキシン500 mg（1日2回）、アモキシシリン＋クラブラン酸500/125 mg（1日2回）が挙げられる[1]。ニトロフラントイン50 mg（1日4回）10日間を使用することもできるが[1]、この患者には推奨されない[9]。ノルフロキサシンを継続する場合は、治療クールを10日間に延ばすことが推奨される[1]。
患者は現在、UTIの予防的治療薬としてマクロダンチンを使用している。キノロン系薬をニトロフラントインと併用すると、抗菌作用が拮抗しかねない薬物相互作用の可能性がある。さらに、マクロダンチンの長期使用に起因する肝毒性のおそれがあるため、肝機能検査によるモニタリングが必要である[9]。	特にキノロン系薬を使用している場合、活動性感染症の治療中はマクロダンチンを中止することが推奨される。さらに、肝機能検査が推奨される。
患者はUTIの症状をコントロールするため、シトラビシェントを使用してきた。ノルフロキサシンを使用している患者は結晶尿のリスクがあるため、尿が過度にアルカリ性となることを避ける必要がある[9]。尿のpHが8を超えると抗菌活性が失われるため、シトラビシェントのように尿をアルカリ化する薬剤とニトロフラントインを併用することは推奨されない[9]。	ノロキシンまたはマクロダンチンによる治療を受けている間はシトラビシェントの使用を避けることが推奨される[9]。

症例 6 　抗感染症薬・心血管系

制酸薬、カルシウム、鉄および亜鉛塩は消化管でキノロンに結合し、キノロンの吸収および活性を減少させる[9]。患者は現在、ノルフロキサシンの吸収を減少させる可能性のあるカルトレイトおよびマイランタ液剤を使用している。さらに、ノルフロキサシンは空腹時に最もよく吸収される[9]。

ノルフロキサシンを継続する場合はカルトレイトおよびマイランタ液剤の使用との間に2時間以上の間隔を置いて服用することが推奨される[9]。

閉経によって尿路および外陰部の酸性度が低下し、RUTIのリスクが高くなることが考えられる。膣内エストロゲンの使用によって反復性感染症を抑えることができる[1]。

エストラジオール25 μg膣錠（毎日、膣内挿入）を2週間継続し、その後、週に2回挿入、もしくは、エストリオール0.5 mg膣錠（毎晩、膣内挿入）を2〜3週間継続し、その後、週に1〜2回挿入、あるいは、エストリオールクリーム（毎晩、膣内塗布）を2〜3週間継続し、その後、週に1〜2回塗布するなど、エストロゲンの局所使用を検討する[1]。

腎機能

血清クレアチニン値88 μmol/Lに基づき、Cockroft-Gault式を用いて推定したクレアチニンクリアランスは64 mL/分である。患者が使用している薬剤の一部は腎から除去されるため、腎機能がさらに低下する場合は、用量調整（トリテースなど）または中止（ダイアホルミンなど）が今後必要となることも考えられる[9]。

腎機能および電解質の定期的評価を少なくとも6ヵ月に1回は実施することが推奨される。

2型糖尿病

糖尿病患者の管理では、併存疾患や感染症がある場合は綿密なモニタリングが必要である。
血糖値が高いとグルコースが尿中に溢れ、細菌の増殖に理想的な環境ができてしまうおそれがある。
また、キノロン系薬のまれな副作用に低血糖がある[9]。

ノロキシンを使用している間と感染症に罹患している間は血糖値を綿密にモニタリングすることが推奨される[6]。長期的には、集学的糖尿病チームが作成する管理計画により、治療目標（HbA1c 7%未満、FBG 6 mmol/L未満、RBG 4〜8 mmol/Lなど）の達成を支援することも考えられる[4,9]。

患者は現在、ダイアホルミン500 mg（1日2回）およびアバンディア4 mg（1日2回）を使用している。グリタゾンはメトホルミンやスルホニルウレアに寛容性を示さない患者に使用すべきである[9]。患者に以前スルホニルウレアが処方されたことがあるかどうかはわからない。さらに、患者は骨粗鬆症を疑われており、グリタゾンでは骨折リスクが増大するおそれがある[9]。

以前にグリクラジドやグリピジドなどのスルホニルウレアが処方されていなければ、アバンディアをスルホニルウレアに変更することが推奨される。スルホニルウレアが使用できない場合は、インスリンを試みるべきである。奏効しなければ、アバンダメットによるアバンディアとダイアホルミンの併用が可能であり、服薬コンプライアンスを改善できると考えられる。また、服薬支援ツールの使用によって服薬コンプライアンスを改善することもできる。

高血圧

患者の血圧140/90 mmHgは糖尿病患者に推奨される治療目標130/80 mmHg未満よりも高い[3]。セレブレックスは血圧を上昇させ、血栓性事象（心筋梗塞、

血圧を厳格にコントロールし、定期的にモニタリングすることが推奨される。トリテースを2.5 mgから5 mgに増量することを検討する必要がある。

抗感染症薬・心血管系　症例6

脳卒中など）のリスクを高めるおそれがある。同剤は心血管リスクの高い患者では禁忌となる。患者の現在の心血管リスクプロファイルは不明である。

患者は糖尿病によって心血管リスクが高まっているため、低用量アスピリンの追加が推奨される[9]。変形性関節症の治療のため、セレブレックスの代わりに常用量パラセタモール1g（1日4回）を試すことが推奨される[9,10]。

C. 情報伝達

◆患者との話し合い

- 患者にできるだけ早く医師を受診し、活動性の尿路感染症を適切に治療するよう助言する。尿検査の結果が得られれば、医師がその感染症に最もよい抗生物質を選択する助けとなることを伝える。しかし、現段階では抗生物質を変更する必要があり、治療を少なくとも10日間は継続する必要があると考えられる。
- 尿路感染症に関して新たに治療方針が決まるまで、当面はシトラビシェントおよびマクロダンチンの使用を避けるよう助言する。
- 疾患がある期間の糖尿病自己モニタリング、水分摂取および食事に関して助言する。
- WebsterパックやDosetteボックスなど服薬支援ツールを勧める*。
- 患者に高血圧の非薬理学的管理について伝える。これには減量、飲酒の制限、身体を動かさない患者の定期的な運動、中程度のナトリウム制限、睡眠時無呼吸の管理などが挙げられる。
- 定期的に血液検査を受け、血圧の綿密なモニタリングを継続するよう念押しする必要がある。

* WebsterパックおよびDosetteボックスは、ともにお薬カレンダーの一種で、いずれも1週間単位で薬剤の管理ができるツールである。
  - Websterパックは、1枚のシートに薬剤を服薬するタイミングごとに並べ、ブリスターパック包装したもの。
  - Dosetteボックスは、使い捨てのプラスチックトレーに密封個包装したもの。

◆医師への連絡

患者のかかりつけの医師に宛てた手紙の見本

薬剤師の住所

医師の住所
日付
○○先生
△△様につきまして
薬剤レビューのため、△△さん（58歳女性、RUTI、変形性関節症、骨粗鬆症、高血圧および2型糖尿病の病歴あり）についてご照会いただき、ありがとうございます。
X年X月X日に患者の自宅で面談し、照会時にご提供いただいた臨床データと併せて調剤記録をレビューしました。私の薬剤レビューの所見および推奨事項はこの情報に基づくものであり、報告の妥当性に影響を及ぼす情報が新たに出てくる可能性があることは承知しております。
添付の報告書コピーをご確認ください。

症例6　抗感染症薬・心血管系

ほかにお手伝いできることがありましたら、また、報告書の所見や推奨事項についてお話しする必要がありましたら、ご連絡ください。ご一緒にお仕事ができて嬉しく思います。△△さんの投薬管理計画書をお待ちしております。
敬具
薬剤師の氏名

参考文献

1. Writing Group for Therapeutic Guidelines: Antibiotic, Therapeutic Guidelines: Antibiotic. 13th ed. North Melbourne: Therapeutic Guidelines Limited; 2006.
2. Albert X, Huertas I, Pereiro I, Sanfelix J, Perrotta C. Antibiotics for preventing recurrent urinary tract infection in non-pregnant women Cochrane Database of Systematic Reviews. 2004 (3):Art. No.:CD001209, D0I:001210.001002/14651858.CD14001209.pub14651852.
3. Writing Group for Therapeutic Guidelines: Cardiovascular. Therapeutic Guidelines: Cardiovascular. 5th ed. North Melbourne: Therapeutic Guidelines Limited; 2008.
4. Writing Group for Therapeutic Guidelines: Endocrinology. Therapeutic Guidelines: Endocrinology. North Melbourne: Therapeutic Guidelines Limited; 2004.
5. Fauci A, Braunwald E, Kasper D, et al. Harrison's Principles of Internal Medicine. 17 ed: McGrawHill; 2008.
6. The Merk Manual of Diagnosis and Therapy. 17th ed. West Point Merk & Co. Inc; 1999.
7. Writing Group for Therapeutic Guidelines: Analgesic. Therapeutic Guidelines: Analgesic. 5th ed. North Melbourne: Therapeutic Guidelines Limited; 2007.
8. National Osteoporosis Guideline Group, Osteoporosis - clinical guideline for prevention and treatment; Executive Summary Accessed 28 January 2008.
9. Australian Medicines Handbook, Adelaide: Australian Medicines Handbook Pty Ltd; 2009.
10. Writing Group for Therapeutic Guidelines: Rheumatology. Therapeutic Guidelines: Rheumatology. 1st ed. North Melbourne: Therapeutic Guidelines Limited; 2007.

抗感染症薬・心血管系　症例6

◆関連性のあるセルフケアファクトカード

・高血圧（20頁参照）

尿路感染症

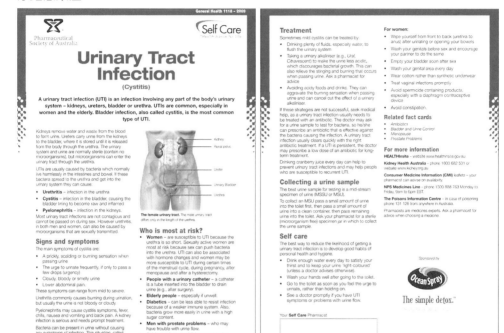

更年期

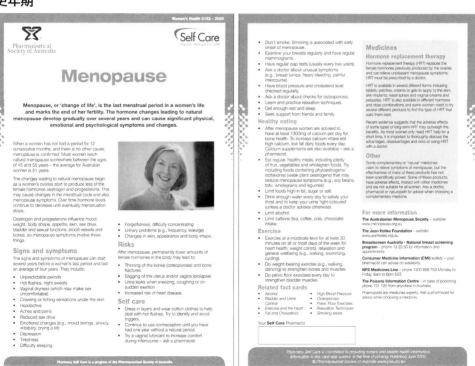

症例 7　抗感染症薬・心血管系・筋骨格系

> **症例情報**
> 患者は74歳女性。薬剤レビューのため照会があった。かかりつけの医師は当該地域では新顔である。医師はレビューの理由を「患者が5種類以上の薬剤を使用しているため」としている。

A. 情報収集

◆薬剤レビュー照会時に得られた情報の抜粋

患者（74歳）には以下の症状がある。
- 変形性関節症
- 高血圧
- 喘息

体重66.5 kg、身長159 cm。最近の血圧測定値は145/70 mmHgであった。最近の血液検査の結果は血清クレアチニン70 μmol/L（基準値55〜110 μmol/L）、ランダム血糖値5.2 μmol/L（基準値3.0〜7.7 mmol/L）、総コレステロール5.9 μmol/L（基準値5.5 mmol/L未満）およびトリグリセリド4.1 μmol/L（基準値1.7 mmol/L未満）であった。

現在使用している薬剤

商品名	用法・用量
アルドメット250 mg錠	1 BD
アタカンド32 mg錠	1 Mおよび1/2 N
カルチア100 mg錠	1 M
ヒプレックス1 g錠	1 BD
ナトリリックス1.5 mg錠	1 M
セレタイド125 μg MDI	2 BD

- ACE阻害薬へのアレルギーが記録されており、咳嗽を引き起こしている。

◆薬局記録から得られた情報

患者の調剤歴をレビューし、以下の薬剤を使用していることを確認した。

商品名	一般名	用法・用量	コメント
アルドメット250 mg錠	メチルドパ	1 BD	何年も前に開始
アタカンド32 mg錠	カンデサルタン	1 Mおよび1/2 N	4ヵ月前に増量
ヒプレックス1 g錠	馬尿酸ヘキサミン	1 BD	数年前に開始
ナトリリックス1.5 mg錠	インダパミド	1 M	1年前に開始
セレタイド125 μg MDI	フルチカゾン＋サルメテロール	2 BD	数年前に開始
ベントリン吸入剤×2	サルブタモール	PRN	この1年間に3回ぐらい調剤

抗感染症薬・心血管系・筋骨格系　症例7

◆患者から得る情報

質問例

- 薬は効いていますか。
- 薬でなにか困っていることはありませんか。
- 薬を毎日飲み忘れないようにするのは簡単ですか、難しいですか。
- 血圧はどのくらいですか。
- 喘息はどのような状態ですか。喘息をうまくコントロールできていますか。どのくらいの頻度で吸入器を使いますか。どのように使っているか見せていただけますか。
- ヒプレックスを飲まれていますね。なぜヒプレックスを飲んでいるかご存じですか。何か症状はありませんか。
- どのような食事を摂っていますか。
- 処方箋薬やOTC薬、サプリメントを全部含めて、現在どのような薬を使用していますか。
- ほかに病気はありませんか。どのような病気ですか。
- アレルギーはありますか。どのようなアレルギーですか。
- お酒を飲んだり、煙草を吸ったりしますか。量はどのくらいですか。

　患者は薬を飲み忘れないようにするのが大変だと言っている。薬がたくさんあるため、飲んだかどうか思い出せないこともあるという。薬剤師の提案を受け入れようという気持ちはある。
薬剤による副作用はみられないが、患者はこれほど多くの薬を飲む必要がなくなることを望んでいる！

　長年、血圧をコントロールするのに苦労してきたという。これまでに数種類の錠剤を試してきた。現在の併用は最もよく効いているように見受けられるが、患者は改善の余地があることも理解している。

　喘息はかなりうまくコントロールできている。猫に触った時を除けば、息苦しくなることはまれである。吸入器の使い方を評価して、改善の余地があることを確認した。コントローラーにアキュヘラー (ドライパウダー式吸入器)、リリーバーにオートヘラー (自動吸気感応型加圧式定量噴霧式吸入器) を使用するという考えに同意してくれた。

　ヒプレックスについて質問すると、約14年前に数回、尿路感染症 (UTI) を発症したとのことであった。その時にヒプレックスを開始し、以来ずっと使用しているという。ビタミンCとともに服用するように言われ、OTC薬を購入している。

　そのほか、薬箱にパナドールを入れている。関節痛の痛みのため、週4〜5回服用しているという。主に、膝が痛み出す1日の終わりに服用している。痛みが強い時には同剤に代えてパナフェン・プラスを服用している。散歩やガーデニングを楽しんでいるが、それで膝痛が強くなる場合があることに気づいている。ほかにオステオエゼを毎日服用している。

　自分でも「ごく普通の食事」と考えている十分な米、肉および野菜を摂っている。食物にしっかりと味付けするのが好きで、調理時には塩と醤油をたっぷり加える。

　飲酒や喫煙はしていない。

症例7　抗感染症薬・心血管系・筋骨格系

B. 情報処理

患者はOTC薬とサプリメントを含め、以下の薬剤を使用している。

商品名	一般名	用法・用量	コメント
アルドメット250 mg錠	メチルドパ	1 BD	何年も前に開始
アタカンド32 mg錠	カンデサルタン	1 Mおよび1/2 N	4ヵ月前に増量
ヒプレックス1 g錠	馬尿酸ヘキサミン	1 BD	数年前に開始
ビタミンC錠	アスコルビン酸	1 BD	ヒプレックスとともに服用
ナトリリックス1.5 mg錠	インダパミド	1 M	1年前に開始
セレタイド125 μg MDI	フルチカゾン＋サルメテロール	2 BD	数年前に開始
ベントリン吸入剤X2	サルブタモール	PRN	この1年間に3回ぐらい調剤
カルチア100 mg錠	アスピリン	1 D	
オステオエゼ750 mg錠	グルコサミン	1 D	
パナドール500 mg錠	パラセタモール	2 D	週4〜5日服用
パナフェン・プラス200/12.8	イブプロフェン＋コデイン	2 D	膝が「ひどく」痛む日（週2〜3日）に使用

高血圧

高血圧は動脈圧の上昇のほか、脳卒中や心筋梗塞、腎不全、心不全、その他の血管合併症のリスク増大を特徴とする。安静時血圧120/80 mmHg未満が正常とされ、血圧120〜139/80〜89 mmHgが正常高値とされる[1]。成人の治療目標血圧は以下のとおり。

患者集団	目標 (mmHg)
1 g/日以上の蛋白尿がある人（糖尿病の有無は問わない）	125/75未満
随伴疾患または末端器官損傷のある人（冠動脈性心疾患や糖尿病、慢性腎疾患、脳卒中、一過性脳虚血発作 [TIA]、300 mg/日以上の蛋白尿など）	130/80未満
冠動脈性心疾患、糖尿病、腎不全、0.25 g/日以上の蛋白尿、脳卒中およびTIAのいずれにも該当しない人	140/90未満（許容される場合はさらに低い数値）

変形性関節症

変形性関節症は関節軟骨の進行性の劣化および減少を特徴とする疾患で、関節周囲の新しい骨や軟組織の増殖を伴う。最もよくみられる形態の関節炎であり、通常は膝や股関節、脊椎、手などの関節に発症し、痛み、硬直、関節可動性の低下、関節の不安定性、変形および摩擦音（コツコツ音）を引き起こす[2]。有病率は年齢とともに増大する[3]。

喘息

喘息は気道の慢性炎症性疾患で、マスト細胞、好酸球、Tリンパ球、マクロファージ、好中球および上皮細胞をはじめ、多くの細胞および細胞要素が関与している。感受性の高い患者では、炎症

抗感染症薬・心血管系・筋骨格系　症例7

により、特に夜間または早朝に喘鳴、息切れ、胸部絞扼感および咳嗽の反復性エピソードが引き起こされる。このようなエピソードは通常、変動性の高い広範な気流閉塞を随伴するが、自然に回復したり、治療によって回復したりすることが多い。この炎症はさらに、さまざまな刺激に対する既存の気管支過感受性の増大を随伴する[4]。この炎症プロセスは気道に永久的な変化を引き起こすこともある[4,5]。喘息はきわめて変動性の高い疾患でもあり、症状のパターン、発現頻度および強度が同じ人でも経時的に変動することもあれば、持続期間や重症度が患者ごとに変動することもある。オーストラリアでは、小児の14～16％（6人に1人）、成人の10～12％に現在、喘息の診断が下されていると推定される[6]。喘息を治癒させる方法はないが、喘息管理の現在の目標は、症状を最小限に抑え、肺機能を最大限に高めて常に最高の肺機能を維持するほか、引き金となるものを特定し、薬剤の望ましくない作用を最小限に抑えることにより、生命を脅かすエピソードの罹患率およびリスクを最小限に抑え、肺機能の永久的な障害を予防し、QOL（生活の質：Quality of Life）を最大限に高めることにある[5]。

薬剤レビューの所見および推奨事項

所見	推奨事項
変形性関節症の管理	
患者は膝痛を訴えている。1日が終わる頃に痛みが強く、身体を活発に動かした後が特にひどい。現在、オステオエゼ（グルコサミン）750 mg/日を服用している。そのほか、パナドール1 gを週4～5日服用し、それ以外の日はOTC薬のNSAIDs＋コデイン合剤パナフェン・プラスを服用している。NSAIDsは血圧を上昇させたり、消化器の不調を引き起こしたりするおそれがある。潰瘍の既往歴はない。変形性関節症は24時間当たり最大4 gの常用量パラセタモールを使用すれば効果的に管理できることが多い[7]。一部の試験ではグルコサミンの有益性を示す結果が明らかにされているが、1日当たり1500～2000 mgを分割して服用する必要がある。	変形性関節症の治療のため、常用量パナドール1 gを1日4回服用することが推奨される。用量を最大1日3回2錠としてパナドール・オステオ665 mgを使用してもよい。 オステオエゼの継続が推奨されるが、用量750 mgを1日2回使用する方が効果的と考えられる。 パナフェン・プラスは特に痛みが強いエピソードに限って使用することを推奨すべきである。このように痛みのあるエピソードの頻度はパラセタモールおよびグルコサミンを増量すれば減少すると考えられる。
UTI管理	
患者は10年ほど前に反復性尿路感染症（RUTI）に罹患したという。それ以来、尿の酸性度を高めるため、ビタミンCとともにヒプレックスを服用してきた。ヒプレックスのUTI予防効果を裏づけるエビデンスは弱い。さらに、その活性を得るには尿pH 5.5未満である必要がある。アスコルビン酸（24時間に4～12 g）であれば尿pHを低下させられると考えられるが、その効果は持続時間が短い[8]。	ヒプレックスを中止し、アスコルビン酸を使用する試みが推奨される。RUTIがみられるようであれば、別の抗生物質による予防法を検討すべきである。

症例7 抗感染症薬・心血管系・筋骨格系

血圧

最近の血圧測定値は145/70 mmHgである。推奨される範囲を上回っているが、患者の話によると、これまで数種類の薬剤を使用してきており、最近の併用は以前のものよりもよいと思われるという。前述のように、患者が必要に応じて服用しているパナフェン・プラスは血圧を上昇させるおそれがあるため、重度の痛みに限って使用すべきである。

生活習慣を変えることは、血圧を下げることにつながる。患者はわずかに過体重で、定期的に運動していないことを認めている。減量が血圧を下げるのに有効と思われる。さらに、患者は料理に濃く味付けしていることを認めている。血圧を下げ、至適な血圧を維持する一助とするため、無塩食が推奨される。

患者のカロリーおよび塩分の摂取量を評価し、よりよく管理できるよう、栄養士への照会を検討することが推奨される。変形性関節症の状態に応じて、身体活動プログラムを検討することも考えられる。

脂質プロファイル

患者の脂質プロファイルはコレステロールおよびトリグリセリドの上昇を示している。現在、脂質低下薬は使用していない。

心血管リスクの増大を考慮して、食事の改善のほかにスタチンを検討することが推奨される。

服薬遵守

患者は錠剤を服用するのを覚えておくのが難しいことがあるという。現在12種類の薬剤を使用している。服薬支援ツールが有益と考えられる。患者は服薬遵守を改善するための提案にはよく耳を傾けている。

服薬遵守を助けるため、患者に服薬支援ツールを使用してもらうことが推奨される。

吸入器の使い方

患者の吸入器の使い方(ベントリン吸入器とセレタイドMDI)は適切ではない。

吸入器の使い方を矯正することが推奨される。検討することが考えられる別のデバイスに、セレタイドアキュヘラー100/50やアイロミールオートヘラーのほか、ボルマティックスペーサーの使用が挙げられる。

C. 情報伝達

◆患者との話し合い

高血圧および脂質異常症にはダイエットと運動が有益であることを患者に教える必要がある。さらに、血圧、腎機能、その他の生化学的パラメータの定期的モニタリングの重要性について助言する必要がある。

各々の薬剤の重要性、服用する理由、服用する時間を改めて認識してもらう必要がある。服薬支援ツールを提供すべきである。

薬剤の定期的レビューの重要性について患者と話し合う必要がある。健康的な生活習慣の維持の重要性について口頭で助言するだけではなく、使用している処方箋薬の患者向け医薬品情報リーフ

抗感染症薬・心血管系・筋骨格系　症例7

レットやセルフケアファクトカードなど、書面による情報を提供する必要がある。

◆**医師への連絡**

患者のかかりつけの医師に宛てた手紙の見本

> 薬剤師の住所
>
> 医師の住所
> 日付
> ○○先生
> △△様につきまして
> 薬剤レビューのため、△△さん（74歳女性）についてご照会いただき、ありがとうございます。私の所見および推奨事項の概要を記した薬剤レビュー報告書を添付いたしますので、ご検討くださいますようお願いいたします。いずれも私が得ることができた情報に基づくものです。新たな臨床データによって推奨事項の妥当性に影響が及ぼされる可能性があることは承知しております。
> ほかにお手伝いできることがありましたら、また、上記の事柄についてお話しする必要がありましたら、ご連絡ください。
> ご一緒にお仕事ができて嬉しく思います。△△さんの投薬管理計画書をお待ちしております。
> 敬具
> 薬剤師の氏名

参考文献

1. Writing Group for Therapeutic Guidelines: Cardiovascular. Therapeutic Guidelines: Cardiovascular. 5th ed. North Melbourne: Therapeutic Guidelines Limited; 2008.
2. Fauci A, Braunwald E, Kasper D, et al. Harrison's Principles of Internal Medicine. 17 ed: McGrawHill; 2008.
3. The Merk Manual of Diagnosis and Therapy. 17th ed. West Point Merk & Co. Inc; 1999.
4. Global Strategy for Asthma Management and Prevention: Global Initiative for Asthma.; 2008.
5. Asthma Management Handbook: National Asthma Council of Australia; 2006.
6. AIHW. Asthma in Australia 2008. Asthma Series no. 3. Vol Cat. no. ACM 14. Canberra: Australian Centre for Asthma Monitoring; 2008.
7. Writing Group for Therapeutic Guidelines: Rheumatology. Therapeutic Guidelines: Rheumatology. 1st ed. North Melbourne: Therapeutic Guidelines Limited; 2007.
8. Australian Medicines Handbook. Adelaide: Australian Medicines Handbook Pty Ltd; 2009.

症例7　抗感染症薬・心血管系・筋骨格系

◆関連性のあるセルフケアファクトカード
・高血圧（20頁参照）

変形性関節症

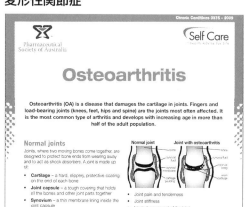

体重と健康

消化管・呼吸器

症例 8

> **症例情報**
> 患者は49歳男性。比較的若いわりには、多くの薬剤を使用していることから、薬剤レビューのため、かかりつけの医師による照会があった。医師は用量を増やしたり、新たな治療法を追加したりしたものの血圧コントロールに苦労している。

A. 情報収集

◆薬剤レビュー照会時に得られた情報の抜粋

患者（49歳）には以下の症状がある。

- 高血圧
- 喘息
- 変形性関節症

体重93 kg、身長173 cm。最近の血圧測定値は138/86 mmHgであった。

現在使用している薬剤

商品名	用量
アバプロ 300 mg	1 M
ベラカプス 240 mg	1 D
セレブレックス 200 mg	1 D
ベントリン	2 QID PRN
セレタイド 250/25	2 BD

- アスピリンに対してアレルギーがあり、気管支痙攣を引き起こしている。
- 最近、禁煙した。

◆薬局記録から得られた情報

患者の調剤歴をレビューし、以下の薬剤を使用していることを確認した。

商品名	一般名	用法・用量	コメント
アバプロ 300 mg	イルベサルタン	1 M	18ヵ月前に開始
ベラカプス 240 mg	ベラパミル	1 D	8ヵ月前に開始
セレブレックス 200 mg	セレコキシブ	1 D	4ヵ月前に開始
ベントリンMDI	サルブタモール	2 QID PRN	数年前に開始
セレタイド 250/25	フルチカゾン／サルメテロール	2 BD	数年前に開始

◆患者から得る情報

質問例

- 具合はいかがですか。
- 薬は効いていますか。

症例 8　消化管・呼吸器

- 薬でなにか困っていることはありませんか。
- 薬を毎日飲み忘れないようにするのは簡単ですか、難しいですか。
- 高血圧の治療はどのような状況ですか。
- 膝の痛みはいかがですか。痛みをコントロールするためにどうしていますか。
- 喘息はどのような状態ですか。どのくらいの頻度でベントリンを使用していますか。
- 吸入器をどのように使っているか見せていただけますか。
- 処方箋薬やOTC薬、サプリメントを全部含めて、現在どのような薬を使用していますか。
- ほかに病気はありませんか。どのような病気ですか。
- アレルギーはありますか。どのようなアレルギーですか。
- お酒を飲んだり、煙草を吸ったりしますか。量はどのくらいですか。
- どのような食事を摂っていますか。
- 慢性疾患の家族歴はありますか。

　患者は毎日薬剤を服用しているという。紫色の吸入器（セレタイド）を1日3回使用している。1日2回よりもよく効くと考えたためである。また週の大半でベントリンを使用する必要がある。吸入器の使い方を評価し、大いに改善の余地があることを確認した。

　18ヵ月前にアバプロが処方されたが、それでは血圧をコントロールできなかったため、8ヵ月前にベラカプスが追加された。当初は血圧が低下したが、この2ヵ月間は再び上昇している。

　患者は最近禁煙し、ニカベイトを使用している。喫煙への渇望を抑えるのに役立っているのは確かであるが、禁煙してから食欲が大きく亢進している。最近リストラに遭い、退屈して1日中テレビを観ているため、体重が増加した。食事は揚げ物が中心で野菜がほとんどない。毎日、夕食時にビールを2杯飲んでいる。

　最近の体重増加に伴って膝の具合が悪くなっているため、4ヵ月前に処方されたセレブレックスを服用している。

　特にこの数ヵ月間は常に腸に問題があるように感じるため、セノコットをOTC薬で購入し、週の大半で使用している。また、数年前に胸焼けのためソマックが処方されたが、最近になって症状が再発し、薬剤師からソマックのOTC薬を教えられたので、それも購入している。現在は1日1錠服用している。ソマックを開始する前は、週に数回みられる胸焼け感があり、食後に悪化することがあった。

　父親も祖父も心臓発作のため60代で亡くなっている。

B. 情報処理

患者はOTC薬とサプリメントを含め、以下の薬剤を使用している。

商品名	一般名	用法・用量	コメント
アバプロ 300 mg	イルベサルタン	1 M	18ヵ月前に開始
ベラカプス 240 mg	ベラパミル	1 D	8ヵ月前に開始
セレブレックス 200 mg	セレコキシブ	1 D	4ヵ月前に開始

消化管・呼吸器　症例 8

ベントリンMDI	サルブタモール	2 QID PRN	数年前に開始
セレタイド250/25	フルチカゾン／サルメテロール	2 BD	数年前に開始
ソマック 20 mg	パントプラゾール	1 D	先月開始 (OTC薬として)
セノコット	センノシド	1 D (ほぼ毎日)	数ヵ月前に開始 (OTC薬として)
ニカベイト 4mg錠	ニコチン	1 PRN	喫煙への渇望を抑えるのに役立っている

高血圧

　高血圧は動脈圧の上昇のほか、脳卒中や心筋梗塞、腎不全、心不全、その他の血管合併症のリスク増大を特徴とする。安静時血圧120/80 mmHg未満が正常とされ、血圧120～139/80～89 mmHgが正常高値とされる[1]。成人の治療目標血圧は以下のとおり。

喘息

患者集団	目標 (mmHg)
1 g/日以上の蛋白尿がある人 (糖尿病の有無は問わない)	125/75未満
随伴疾患または末端器官損傷のある人 (冠動脈性心疾患や糖尿病、慢性腎疾患、脳卒中、一過性脳虚血発作 [TIA]、300 mg/日以上の蛋白尿など)	130/80未満
冠動脈性心疾患、糖尿病、腎不全、0.25 g/日以上の蛋白尿、脳卒中およびTIAのいずれにも該当しない人	140/90未満 (許容される場合はさらに低い数値)

　喘息は気道の慢性炎症性疾患で、マスト細胞、好酸球、Tリンパ球、マクロファージ、好中球および上皮細胞をはじめ、多くの細胞および細胞要素が関与している。感受性の高い患者では、炎症により、特に夜間または早朝に喘鳴、息切れ、胸部絞扼感および咳嗽の反復性エピソードが引き起こされる。このようなエピソードは通常、変動性の高い広範な気流閉塞を随伴するが、自然に回復したり、治療によって回復したりすることが多い。この炎症はさらに、さまざまな刺激に対する既存の気管支過感受性の増大を随伴する[2]。この炎症プロセスは気道に永久的な変化を引き起こすこともある[2,3]。喘息はきわめて変動性の高い疾患でもあり、症状のパターン、発現頻度および強度が同じ人でも経時的に変動することもあれば、持続期間や重症度が患者ごとに変動することもある。オーストラリアでは、小児の14～16% (6人に1人)、成人の10～12%に現在、喘息の診断が下されていると推定される[4]。喘息を治癒させる方法はないが、喘息管理の現在の目標は、症状を最小限に抑え、肺機能を最大限に高めて常に最高の肺機能を維持するほか、引き金となるものを特定し、薬剤の望ましくない作用を最小限に抑えることにより、生命を脅かすエピソードの罹患率およびリスクを最小限に抑え、肺機能の永久的な障害を予防し、QOL (生活の質：Quality of Life) を最大限に高めることにある[3]。

変形性関節症

　変形性関節症は関節軟骨の進行性の劣化および減少を特徴とする疾患で、関節周囲の新しい骨や軟組織の増殖を伴う。最もよくみられる形態の関節炎であり、通常は膝や股関節、脊椎、手などの

症例 8　消化管・呼吸器

関節に発症し、痛み、硬直、関節可動性の低下、関節の不安定性、変形および摩擦音（コツコツ音）を引き起こす[5]。有病率は年齢とともに増大する[6]。

胃内容物の逆流

胃内容物の逆流または胃食道逆流症（GERD）*はきわめてよくみられる疾患で、少なくとも週1回は胸焼けや吐逆などの症状が認められることを特徴とする。呼吸器や咽頭、喉頭、歯の症状のほか、睡眠障害など、食道外の症状が多数みられることもある。他の上部消化管疾患の症状と相当の重複があり、特に非潰瘍性消化不良やGERDならびに潰瘍と胃内容物の逆流を伴う二重の病状が認められることもある[7]。

* Gastro Esophageal Reflux Disease（原文ではGORD [Gastro-oesophageal reflux disease] と表記）。

便秘

正常な排便習慣には大きな個人差があるため、便秘の客観的な定義はない[7]。便秘（constipation）という用語は排便頻度の減少と小さく硬い便の排泄を暗に意味する。欧米諸国での正常な排便頻度は1日3回から週2回までと、まちまちである。便秘を訴えるのは排便頻度が普段より少ない場合や便が通常よりも硬い場合、排便時にいきむ場合、排泄が不完全との感覚がある場合である。

便秘の原因はよくみられる食事の問題から、よく使用される多くの薬剤の有害作用を含めた機械的閉塞まで、きわめて多様である。そのような薬剤の変更や中止が正常な腸機能を回復するために必要なすべてということもある。便秘を訴えている患者から病歴を聴取する場合は、患者が便秘という用語によって言おうとしていることを正確に判断することが重要である。排便の頻度や硬度が予想される生理学的変動の範囲外にある、あるいは、最近になって変化したという場合は、その患者について根本的な原因を十分に探る必要がある。生薬を含め、処方箋薬とOTC薬の別を問わず、患者がその時点で使用している緩下薬を確認すべきである。高齢者では便秘になりやすくなるほとんどの準備因子によって、便秘が増強や複雑化する可能性がある。このような高齢者では、長期にわたる便秘が宿便につながり、尿や糞便の溢流性失禁を引き起こすおそれがある。便秘による入院は避けることが可能である。便秘につながる主な生活習慣因子に食物繊維の不足、1日を通した水分不足、不適切な排便習慣（便意の無視）、活動／運動不足が挙げられる[7]。

過体重と肥満

過体重と肥満[8]は全世界でよくみられる病態で、多くの疾患と関わりがある。特に糖尿病、高血圧および脂質異常症が挙げられ、いずれも心血管疾患の主な危険因子である。そのため、過体重と肥満は国民健康問題にも個人の問題にもなっている。中程度の減量（体重の5〜10%）によって大きなベネフィット（死亡および罹病の減少）を得ることができる。治療法には生活習慣プログラムの利用、薬物療法のほか、必要に応じた低カロリー食や手術が挙げられる。

肥満度指数（BMI）または胴囲はリスク水準を推定するのに用いられ、きわめて筋肉質の人、きわめて若年であるか高齢者を除き、ほとんどの場合、妥当性がある[8]。

肥満度指数＝[(体重kg)/(身長mの二乗)]

分類	肥満度指数 (kg/m^2)	併存疾患のリスク
低体重	18.5未満	低（ただし、他の臨床的問題のリスクが増大することもある）
正常	18.5〜24.9	低〜中程度

消化管・呼吸器　症例8

過体重	25～29.9	増大
肥満	30以上	大きく増大（特に中心性脂肪蓄積に関連して）
グレードⅠ	30～34.9	中程度
グレードⅡ	35～39.9	高度
グレードⅢ	40以上	きわめて高度

（出典　Endocrinology Therapeutic Guidelines）

患者はBMIが31.1 kg/m^{2}である。

薬剤レビューの所見および推奨事項

所見	推奨事項
薬剤誘発性の病態悪化	
患者の診断記録には高血圧、GERDおよび喘息が記載されている。変形性膝関節症の治療に用いられているセレブレックスは高血圧、喘息およびGERDを悪化させるおそれがある[9]。患者はセレブレックス開始以来、血圧コントロールが不十分なほか、GERD症状が増加しているように見受けられる。さらに、喘息コントロールが至適以下である。	セレブレックスを中止し、パラセタモール500 mgを1回2錠、1日4回で開始することが推奨される。体重増加が膝痛の原因であると考えられるため、減量法を検討する必要がある。
便秘	
患者の便秘はベラカプスを開始する前からのものである。ベラカプスは便秘を悪化させるおそれがある[10]。	ベラカプスを中止し、チアジド（サイアザイド）系利尿薬を開始することを検討する[1]。 アバプロHCTなどの合剤が服薬遵守の助けとなると考えられる。 健康的な食事と運動がこのような便秘症状をコントロールするのに役立つと考えられる。
喘息	
喘息はコントロール不十分と思われる。吸入器の使い方は不良と評価された。患者は現在セレタイドを1日3回（1日2回ではなく）使用しており、定期的にベントリンを使用している。	吸入器の使い方のほか、スペーサーの利用について助言した。喘息管理計画を検討する必要がある。
生活習慣の問題	
患者は現在、好ましくない食生活を送っており、ほとんど運動していない。そのため、体重が著しく増加し、高血圧、GERD、喘息および変形性膝関節症を悪化させていると考えられる。 心疾患の家族歴があることから、本人もこれらのリスクが高いと考えられる。	食事介入や安全な水準のアルコール摂取など、心血管リスクを低下させる生活習慣改善の重要性について助言した[11]。栄養士による経過観察を検討することも考えられる。心血管疾患のリスクが高ければ抗血小板療法を検討する。アスピリンはアレルギーのため禁忌である。 脂質、血糖値、HbA1cおよび尿素、電解質およびクレアチニン（UECs）の評価を検討することが推奨される。

症例 8　消化管・呼吸器

C. 情報伝達

◆**患者との話し合い**

　　高血圧、膝痛、便秘およびGERDなど、患者にみられる病態の多くに食事と運動が有益であることを教える必要がある。吸入器の正しい使い方のほか、薬剤の効果を高めるために推奨されるスペーサーの利用について指導する必要がある。

　　薬剤の定期的レビューの重要性について患者と話し合う必要がある。健康的な生活習慣の維持の重要性について口頭で助言するだけではなく、使用している処方箋薬の患者向け医薬品情報リーフレットや高血圧、便秘、喘息などに関するセルフケアファクトカードなど、書面による情報を提供する必要がある。

◆**医師への連絡**

　　患者のかかりつけの医師に宛てた手紙の見本

薬剤師の住所

医師の住所
日付
〇〇先生
△△様につきまして
薬剤レビューのため、△△さん (49歳男性) についてご照会いただき、ありがとうございます。
△△さんは当薬局によく来られる患者で、最近、膝痛の増大、胃内容物の逆流および便秘を訴えています。現在、以下の薬剤を使用されています。

商品名	一般名	用法・用量	コメント
アバプロ 300 mg	イルベサルタン	1 M	18ヵ月前に開始
ベラカプス 240 mg	ベラパミル	1 D	8ヵ月前に開始
セレブレックス 200 mg	セレコキシブ	1 D	4ヵ月前に開始
ベントリンMDI	サルブタモール	2 QID PRN	数年前に開始
セレタイド 250/25	フルチカゾン／サルメテロール	2 BD	数年前に開始
ソマック 20 mg	パントプラゾール	1 D	先月開始 (OTC薬として)
セノコット	センノシド	1 D (ほぼ毎日)	数ヵ月前に開始 (OTC薬として)
ニカベイト 4 mg 錠	ニコチン	1 PRN	喫煙への渇望を抑えるのに役立っている

患者は最近離職し、それ以来、相当の体重増加を自覚されています。体重増加に伴って変形性関節症による膝痛が増大し、血圧が上昇しています。痛みに対処するためにセレブレックスを使用されていますが、逆に以下の症状の悪化を招いているのではないかと考えられます。
- ナトリウムおよび水分の貯留による高血圧
- 胃内容物の逆流
- 気道刺激 (アスピリン過敏症あり)

セレブレックスを中止し、常用量のパラセタモールを用いて変形性関節症を管理することが推奨されます。

高血圧をコントロールするためにベラカプスが追加されています。同剤が便秘（セノコットによって管理）を悪化させていることも考えられます。ベラカプスを中止し、必要に応じて低用量チアジド（サイアザイド）系利尿薬を追加することが推奨されます。利便性を考慮し、アバプロ・プラスを開始することも考えられます。

患者はセレタイドを1日3回（1日2回ではなく）使用しており、今でも週数回ベントリンを必要としています。吸入器の使い方を評価し、矯正しました。患者のために喘息アクションプランを作成することが推奨されます。

最後になりますが、患者は体重増加が既存の病態の多くに有害な影響を及ぼすことは認識されています。栄養士に相談し、運動療法を開始するという考えにも同意されています。また、糖尿病や脂質など、他の心血管危険因子を評価する必要もあります。

患者の病態の非薬理学的管理について助言し、書面による情報をいくつか提供しました。

私の薬剤レビュー報告書を添付いたしますので、ご検討くださいますようお願いいたします。これは私が得ることができた情報に基づくものであり、新たな情報によって所見および推奨事項の妥当性に影響が及ぼされる可能性があることは承知しております。

ほかにお手伝いできることがありましたら、また、上記の事柄についてお話しする必要がありましたら、ご連絡ください。ご一緒にお仕事ができて嬉しく思います。△△さんの投薬管理計画書をお待ちしております。

敬具
薬剤師の氏名

参考文献

1. Writing Group for Therapeutic Guidelines: Cardiovascular. Therapeutic Guidelines: Cardiovascular. 5th Edition ed. North Melbourne: Therapeutic Guidelines Limited; 2008.
2. Global Strategy for Asthma Management and Prevention; Global Initiative for Asthma; 2008.
3. Asthma Management Handbook: National Asthma Council of Australia; 2006.
4. AIHW. Asthma in Australia 2008. Asthma Series no. 3. Vol Cat. No. ACM 14. Canberra: Australian Centre for Asthma Monitoring; 2008.
5. Fauci A, Braunwald E, Kasper D, et al. Harrison's Principles of Internal Medicine. 17 ed: McGrawHill; 2008.
6. The Merk Manual of Diagnosis and Therapy. 17th ed. West Point Merk & Co. Inc; 1999.
7. Writing Group for Therapeutic Guidelines: Gastrointestinal. Therapeutic Guidelines: Gastrointestinal. 4th ed. North Melbourne: Therapeutic Guidelines Limited; 2006.
8. Writing Group for Therapeutic Guidelines: Endocrinology. Therapeutic Guidelines: Endocrinology. North Melbourne: Therapeutic Guidelines Limited; 2004.
9. Australian Medicines Handbook. Adelaide: Australian Medicines Handbook Pty Ltd; 2009.

症例8 消化管・呼吸器

10. MIMS Online. Sydney: MIMS Australia Pty Ltd; 2008.
11. NHMRC: Australian Guidelines to reduce health risks from drinking alcohol. NHMRC; February 2009.

◆関連性のあるセルフケアファクトカード
- 高血圧(20頁参照)
- 変形性関節症(52頁参照)
- 体重と健康(52頁参照)

喘息

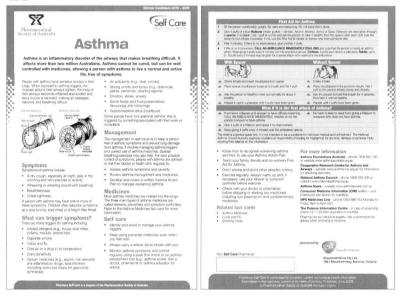

胸焼けと消化不良

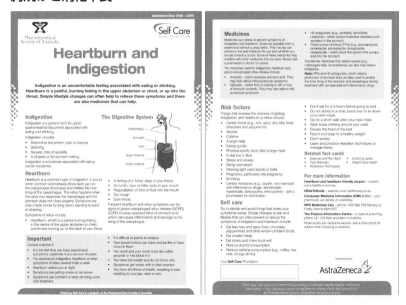

皮膚・筋骨格系・血液と電解質

症例 9

> **症例情報**
> 患者は70歳女性。薬剤レビューのため照会があった。よく来店する患者である。

A. 情報収集

◆ 薬剤レビュー照会時に得られた情報の抜粋

患者には（70歳）には以下の病歴がある。

- 変形性関節症
- 高血圧
- 接触性皮膚炎
- ビタミンD欠乏症
- 消化性潰瘍疾患
- 骨髄増殖性疾患―血小板血症
- 両側性足底筋膜炎
- 両側性手根管症候群
- 子宮摘出
- 白内障手術（レンズインプラント）

体重67 kg、身長159 cm。最近の血圧測定値は139/70 mmHgであった。

現在使用している薬剤

商品名	用法・用量
ノルバスク5 mg	1 D
アバプロ300 mg	1 Mおよび1/2 N
カルトレイト600 mg	1 M
カルチア100 mg	1 M
ナトリリックス1.5 mg	1 M
オステオエゼ750 mg	1 BD
パリエット20 mg	1 M

関連性のある臨床化学検査の結果

		基準値
ナトリウム	135	135〜145 mmol/L
カリウム	4.6	3.5〜5.6 mmol/L
クロール	98	99〜108 mmol/L
重炭酸	28	23〜33 mmol/L
尿素窒素	6.6	2.1〜9.0 mmol/L

症例9　皮膚・筋骨格系・血液と電解質

クレアチニン	81	40～90 μmol/L
Hb	137	119～160 g/L
WCC	7.3	4.0～11.0×10^9
PLTC	591	150～450×10^9

Hb＝ヘモグロビン、WCC＝白血球数、PLTC＝血小板数

- アレルギー：ACE阻害薬（咳嗽）

◆薬局記録から得られた情報

患者の調剤歴をレビューし、以下の薬剤を服用していることを確認した。

現在使用している薬剤

商品名	一般名	用法・用量	コメント
ノルバスク 5 mg	アムロジピン	1 D	何年も前から使用
アバプロ 300 mg	イルベサルタン	1 Mおよび1/2 N	数年前から使用
ナトリリックス 1.5 mg	インダパミド	1 M	数年前から使用
カルトレイト 600 mg	炭酸カルシウム	1 M	数年前から使用
カルチア 100 mg	アスピリン	1 M	数年前から使用
オステオエゼ 750 mg	塩酸グルコサミン	1 BD	
パリエット 20 mg	ラベプラゾール	1 M	数年前から使用

◆患者から得る情報

質問例

- どのように薬を飲んでいますか。どのくらい効いていると思いますか。飲み忘れたことはありませんか。
- 高血圧の治療はどのような状況ですか。血圧はどのくらいですか。
- 変形性関節症の治療はどのくらい効いていますか。痛みや不快感はありませんか。それはいつ起きますか。よくなったり悪くなったりする原因は何ですか。関節炎に対して薬以外の手段を試したことはありますか。
- 皮膚の症状を説明していただけますか。どこに皮膚炎がありますか。皮膚炎にどのように対処していますか。
- 処方箋薬やOTC薬、サプリメントを全部含めて、現在どのような薬を使用していますか。
- ほかに病気はありませんか。どのような病気ですか。
- アレルギーはありますか。どのようなアレルギーですか。
- お酒を飲んだり、煙草を吸ったりしますか。量はどのくらいですか。

患者は常に処方どおりに薬を服用しているわけではなく、薬の名前や飲む理由を覚えておくのが難しいという。薬が健康のために重要であることは理解しており、医師の指示を守ろうという気持ちも強いが、薬が本当にすべて必要なのかどうか疑問を感じている。

患者は定期的に通院していると言っており、調剤されていない処方箋（処方箋は発行されている

皮膚・筋骨格系・血液と電解質　症例 9

が、薬局で調剤されていない薬) がたくさんあるように思われる。かかりつけの医師は患者の血圧が139/70 mmHgで許容範囲内であると言っている。

時間や体力がないため、めったに運動しない。関節炎のため、必要とされるだけの運動ができなくなっていると考えられる。関節炎の非薬理学的管理のことは知らない。オステオエゼを開始してから、痛みが以前よりもずっとましになったが、午後の中頃には膝と手にさまざまな強い痛みが出るという。

皮膚炎が持続していると思われ、主に手に認められる。現時点では乾燥してざらざらしており、いくぶん痒みがある。皮膚の荒れによる斑点がいくつか認められる。治る兆しがなく、イライラするという。この皮膚炎は洗剤やその他の家庭用洗浄剤が原因ではないかと考えられる。自宅での面談時、皮膚炎に使用しているさまざまなクリームや軟膏を見せてくれた。

患者に何らかの意図や管理計画があるようには見受けられず、ただ手に入れた薬を使用しているだけである。弱い～強力なステロイドクリーム・軟膏から各種軟化薬、ブロー液 (三酢酸アルミニウムを成分とする皮膚に用いる液剤) など、数多くのさまざまな製剤をもっている。よく調べると、いくつかは使用期限を過ぎており、割れたり乾燥している薬もあった。患者はそれぞれの薬の具体的な適応症をよく知らなかった。

OTC薬やサプリメントを含め、ほかに使用している薬剤はない。たくさん使い過ぎていることを実感している！

患者が高血圧のためACE阻害薬を処方された時、ひどい咳があった。喫煙しておらず、社交の場で1～2杯飲酒する程度である。

B. 情報処理

変形性関節症

変形性関節症は関節軟骨の進行性の劣化および減少を特徴とする疾患で、関節周囲の新しい骨や軟組織の増殖を伴う。最もよくみられる形態の関節炎であり、通常は膝や股関節、脊椎、手などの関節に発症し、痛み、硬直、関節可動性の低下、関節の不安定性、変形および摩擦音 (コツコツ音) を引き起こす[1]。有病率は年齢とともに増大する[2]。

皮膚炎

皮膚炎 (または湿疹) は皮膚の非特異的炎症反応で、ざらざらして痒い紅斑性皮疹として出現する。急性期には水疱や痂皮、疱疹がみられることもある。皮膚炎は内因性 (アトピー性皮膚炎、脂漏性皮膚炎など) と外因性 (刺激性またはアレルギー性の接触性皮膚炎、光アレルギー性皮膚炎、光毒性など) に分類することができる。皮膚炎の症例の大半に内因性因子、外因性因子の両者が関わっている[3]。

骨髄増殖性疾患

骨髄増殖性疾患は造血幹細胞 (分化・増殖して成熟血液細胞および免疫細胞を形成する骨髄中の細胞) の形質転換に起因する血液疾患である。骨髄増殖性疾患の主な臨床的特徴に、成熟した機能的な血液細胞の過剰産生と長期にわたる臨床経過が挙げられる[4]。

症例 9　皮膚・筋骨格系・血液と電解質

薬剤レビューの所見および推奨事項

所見	推奨事項
服薬遵守	
患者は服薬遵守不良を自覚しており、その改善に関心を示している。	服薬支援ツールの使用を検討することが推奨される。
皮膚炎	
主に手に接触性皮膚炎があり、ほとんどは洗剤やその他の家庭用洗浄剤が原因である。自宅での面談時、皮膚炎に使用しているさまざまなクリームと軟膏を見せてくれた。何らかの意図や管理計画があるようには見受けられず、手に入れた薬をただ使用しているだけである。弱い〜強力なステロイドクリーム・軟膏から各種軟化薬、ブロー液など、数多くのさまざまな薬をもっている。いくつかは使用期限を過ぎており、割れたり乾燥している薬もあった。患者はそれぞれの薬の具体的な適応症をよく知らない。	皮膚炎の非薬理学的管理について教えた。濡れた手は乾かし、洗剤やその他の家庭用洗浄剤への曝露を減らすため、手袋を着用するよう助言した[3]。ステロイドクリーム／軟膏1種類とシンプルな軟化薬ひとつにするなど、患者が皮膚炎のためにもっているさまざまな薬剤を整理することが推奨される。
腎機能および電解質	
軽度腎障害とはクレアチニンクリアランス25〜50 mL/分を指す。Cockroft-Gault式および血清クレアチニン値77 μmol/Lを用いると、患者の推定クレアチニンクリアランスは49 mL/分となる。アバプロなどのサルタン系薬は腎障害を悪化させるおそれがあるほか、高カリウム血症を引き起こすことが多いが、後者はナトリリックスによって相殺されると考えられる。	尿素、電解質およびクレアチニン（UECs）の定期的なモニタリングが推奨される。
ビタミンB_{12}値およびカルシウム値	
患者は十二指腸潰瘍の管理のため、長期にわたってパリエットを服用している。プロトンポンプ阻害薬（PPI）を用いた長期酸抑制により、ビタミンB_{12}およびカルシウムの吸収不良のリスクが高まるおそれがある。患者は胃腸への影響はないと言っている。ピロリ菌による潰瘍は、除菌成功後の維持的な抗分泌療法は通常不要である[5]。	血清ビタミンB_{12}値のモニタリングが推奨される。消化不良を考慮して、用量を減らしたり、必要に応じた使用に切り替えたりすることを視野に入れ、現在実施中のPPIによる治療の必要性を評価する必要がある。
ビタミンD欠乏症	
患者にはビタミンD欠乏症の診断が記録されている。コレカルシフェロールは作用発現時間が4〜8週間と遅いが、日光浴や食事が不十分であることに起因するビタミンD欠乏症の予防および治療には適している。また、カルシトリオールとは異なり、高カルシウム血症のリスクがごく低い。	コレカルシフェロールなどのビタミンD剤を検討することが推奨される。さらに、ビスホスホネートの開始を視野に入れて骨密度（BMD）検査を実施することが推奨される。PPIによる治療は維持する必要があると考えられる。

皮膚・筋骨格系・血液と電解質　症例9

変形性関節症

現在、オステオエゼ750 mg（1日2回）を服用している。患者は同剤によって痛みが緩和されたと言っているが、関節炎のために定期的に運動しなくなったとのことである。24時間当たり最大4 gの常用量パラセタモールを使用すれば変形性関節症を効果的に管理できることが多い[6]。

関節痛による痛みをコントロールし、定期的な運動を試みることができるよう、常用量パラセタモール（最大1日4 g）の使用が推奨される。

血小板血症

血小板血症によって血液凝固のリスクが高まるため、血圧、コレステロールおよび体重を抑えることが重要である。血中脂質が評価されているかどうかは明らかではない。

血中脂質値を測定することが推奨される。コレステロール低下薬が必要と考えられる。減量のため、運動し、バランスの取れた食事を摂るよう促す必要がある。

C. 情報伝達

◆患者との話し合い

　　変形性関節症、高血圧、消化性潰瘍疾患および皮膚炎の管理に関して助言する必要がある。特に、皮膚炎をコントロールする実際的な手段を強化する必要がある。

　　薬剤の定期的レビューの重要性について患者と話し合う必要がある。

　　健康的な生活習慣の維持の重要性について口頭で助言するだけではなく、使用している処方箋薬の患者向け医薬品情報リーフレットや変形性関節症、高血圧などに関するセルフケアファクトカードなど、書面による情報を提供する必要がある。

◆医師への連絡

　　患者のかかりつけの医師に宛てた手紙の見本

```
                                                              薬剤師の住所
医師の住所
日付
○○先生
△△様につきまして
薬剤レビューのため、△△さん（70歳女性）についてご照会いただき、ありがとうございます。
患者には高血圧、変形性関節症、接触性皮膚炎、ビタミンD欠乏症および消化性潰瘍疾患の病
歴があります。
X年X月X日に患者の自宅で面談し、先生からご提供いただいた臨床情報と併せて調剤記録を
レビューしました。添付の報告書に要約した私の所見および推奨事項はこの情報に基づくもの
です。新たな臨床情報によって私の報告の妥当性に影響が及ぼされる可能性があることは承知
しております。
```

症例9 皮膚・筋骨格系・血液と電解質

> 患者に病態の非薬理学的管理について助言し、書面による情報をいくつか提供しました。私の所見および推奨事項についてさらにお話しする必要がありましたら、症例カンファレンスを実施することもできるかと思います。あるいは、ご都合のよい時に電話で報告書について話し合いができますと幸いです。△△さんの投薬管理計画書をお待ちしております。
> ほかにお手伝いできることがありましたらご連絡ください。
> 敬具
> 薬剤師の氏名

◆関連性のあるセルフケアファクトカード
- 変形性関節症 (52頁参照)
- 高血圧 (20頁参照)

参考文献

1. Fauci A, Braunwald E, Kasper D et al. Harrison's Principles of Internal Medicine. 17th ed: McGrawHill; 2008.
2. The Merk Manual of Diagnosis and Therapy. 17th ed. West Point Merk & Co. Inc; 1999.
3. Writing Group for Therapeutic Guidelines: Dermatology. Therapeutic Guidelines: Dermatology. 2nd ed. North Melbourne: Therapeutic Guidelines Limited; 2004.
4. Campbell PJ, Green AR. The myeloproliferative disorders. New England Journal of Medicine. 2006;355:2452-2466
5. Writing Group for Therapeutic Guidelines: Gastrointestinal. Therapeutic Guidelines: Gastrointestinal. 4th ed. North Melbourne: Therapeutic Guidelines Limited; 2006.
6. Writing Group for Therapeutic Guidelines: Rheumatology. Therapeutic Guidelines: Rheumatology. 1st ed. North Melbourne-Therapeutic Guidelines Limited; 2007.

ADR・鎮痛薬・内分泌系　症例10

> **症例情報**
> 患者は88歳女性。施設内薬剤レビューのため照会があった。看護職員によると、患者は次第に認知機能が低下してきているという。

A. 情報収集

◆薬剤レビュー照会時に得られた情報の抜粋

患者（88歳）には以下の症状がある。
- アルツハイマー型認知症
- 食欲不振
- 右大腿骨（NOF）頸部骨折により、最近、人工股関節置換を実施
- 緑内障

体重は39 kg。最近の血圧測定値は140/65 mmHgであった。最近の血液検査の結果は以下のとおり。

		基準値
クレアチニン	123	50〜110 μmol/L
ナトリウム	127	135〜145 mmol/L
血清カリウム	3.6	3.8〜4.9 mmol/L

現在使用している薬剤

商品名	用法・用量
アリセプト10 mg	1 N
デュファラック10 g/15 mL 200 mL	20 mL BD
センナ入りコロキシル	1 N
オステリンビタミンD ビタミンD_2 1000 IU	1 M
ゾロフト50 mg	1 M
フロリネフ0.1 mg	1 BD
塩600 mg	2 BD
モビコル散	1 N
パナドール・オステオ665 mg	2TDS
キサラタン50 μg/mL	1 LEN
コソプト	1 LE BD
オキシコンチン5 mg SR	1 BD
テマーゼ10 mg	1 N PRN
パナマックス500 mg	1 Q4H PRN

- アレルギーの既往なし。

症例 10 ADR・鎮痛薬・内分泌系

◆ 薬局記録から得られた情報

患者の調剤歴をレビューし、投薬カルテを反映したものであることを確認した。

商品名	一般名	用法・用量	コメント
アリセプト 10 mg	ドネペジル	1 N	1年前に開始し、3週間前に用量を倍増した。
デュファラック 10 g/15 mL 200 mL	ラクツロース	20 mL BD	
センナ入りコロキシル	ドクサート＋センナ	1 N	
オステリンビタミン D ビタミン D₂ 1000IU	コレカルシフェロール	1 M	
ゾロフト 50 mg	セルトラリン	1 M	1ヵ月余り前に開始
フロリネフ 0.1 mg	フルドロコルチゾン	1 BD	1週間前に開始
塩 600 mg	塩化ナトリウム	2 BD	1週間前に開始
モビコル散	ポリエチレングリコール	1 N	
パナドール・オステオ 665 mg	パラセタモール	2 TDS	
キサラタン 50 μg/mL	ラタノプロスト	夜に左眼に1滴点眼	
コソプト	チモロール 0.5%、ドルゾラミド 2%	1日2回、左眼に1滴点眼	
オキシコンチン 5mg SR	オキシコドン	1 BD	転倒後の痛みのため
テマーゼ 10 mg	テマゼパム	1 N PRN	
パナマックス 500 mg	パラセタモール	1 Q4H PRN	

看護職員に質問し、患者の経過に関して最新の情報を教えてもらった。

患者はアルツハイマー型認知症 (DAT) と診断され、1年余り前に施設に入居したという。

1ヵ月余り前に転倒し、右股関節を骨折した。人工股関節置換を実施してから常用量の鎮痛薬を使用しているが、今でも股関節の痛みを訴えている。

転倒した頃、気分が低下していたためにゾロフトが処方された。この数週間、次第に認知機能が低下してきている。

3週間前にアリセプトの用量が2倍の 10 mg に増量された。

1週間前に実施された血液検査では、ナトリウム値が 124 mmol/L（基準値 135～145 mmol/L）と低かったため、食塩錠が開始された。同じ頃、体位性低血圧のためフロリネフ 0.1 mg（朝投与）が開始された。その後、低血圧エピソードの数を減らすため、フロリネフの用量が1日2回に増量されている。

看護師から、患者に食事を撮るよう常に促す必要があると説明された。嚥下機能は正常と評価されているが、患者は吐き気を覚えるという。水を大量に飲むものの、食物はほとんど摂っていない。

ADR・鎮痛薬・内分泌系　症例10

B. 情報処理

腎機能

腎機能はクレアチニンクリアランス（CrCl [単位：mL/分]）を推定するCockroft-Gault式を用いて推定することができる。この式には患者の年齢（歳）、性別、体重（単位：kg、実体重と理想体重のうち軽い値）および血清クレアチニン（単位：μmol/Lまたはmmol/L）が必要である。男性患者の式は以下のとおり。

$$CrCl (mL/分) = \frac{(140-年齢) \times 理想体重 (kg)}{0.814 \times 血清クレアチニン(\mu mol/L)}$$

女性患者の場合は上の式で得られた結果に0.85を掛ける。

腎機能も筋肉量も加齢とともに低下するため、高齢者では血清クレアチニン値が基準範囲内に収まることも考えられるが、クレアチニンクリアランスが減少している可能性が考えられる。腎障害がある場合に用量調整が必要となる薬剤を処方する前には腎機能を評価する必要がある[1,2]。

理想体重

理想体重は以下の式を用いて計算することができる。

女性　45.5 kg +（身長が152 cmを上回る分を1 cmにつき）0.9 kg/cm
男性　50.0 kg +（身長が152 cmを上回る分を1 cmにつき）0.9 kg/cm

大柄な場合は10%プラス、小柄な場合は10%マイナス。

腎障害

腎障害は投薬量を決定する目的では以下のように分類することができる。

- 重度の障害　クレアチニンクリアランス10 mL/分未満
- 中等度の障害　クレアチニンクリアランス10〜25 mL/分
- 軽度の障害　クレアチニンクリアランス25〜50 mL/分

計算例　患者の腎機能の推定

$$CrCl = \frac{(140-88) \times 39}{0.814 \times 120} \times 0.85$$
$$= 17 \text{ mL/分}$$

開放隅角緑内障

開放隅角緑内障は最も多い形態の緑内障である。緑内障とは特定のパターンの視神経乳頭および視野欠損を特徴とする一群の視神経症を指す。現在の治療では眼圧上昇の抑制に重点を置く[1]。

認知症

初期の認知症は新しい情報を学習し、記憶する能力の障害を特徴とする。高度な精神機能の障害が数ヵ月から数年にわたって進行し、多重の認知、情動および行動の異常をみる疾患として顕在化する。このような障害によって重大な機能低下が引き起こされた場合、認知症と診断される[3]。

骨粗鬆症

骨粗鬆症は骨の衰弱を引き起こす進行性全身性骨格疾患と説明することができるであろう。骨量の減少と骨質（または骨の微細構造）の劣化を特徴とし、骨の脆弱性が増し、骨折しやすくなる。骨折の好発部位に椎骨（脊柱）、橈骨（前腕）、大腿骨および上腕骨が挙げられる。骨折リスクは転

症例10　ADR・鎮痛薬・内分泌系

倒の危険因子の数とともに増大し、そのひとつに骨密度（BMD）の低下がある。骨折の最大の危険因子は転倒であり、骨粗鬆症ではない。運用上、骨粗鬆症は、BMD値が30歳の成人の平均BMDを2.5標準偏差（SD）以上下回ることと定義される。Tスコア*はBMD測定値が30歳の成人の平均を上回る、あるいは下回る標準偏差の数である[5]。

*症例6（41頁）参照。

低ナトリウム血症

低ナトリウム血症は通常、細胞外液量に応じて細胞外液量増加型、細胞外液量正常型および細胞外液量減少型に区分される。細胞外液量増加型低ナトリウム血症は通常、体内総水分量の増大に起因し、うっ血性心不全、ネフローゼ症候群および肝硬変という主に3種類の疾患に認められる。これらの疾患では、非浸透圧的に分泌された抗利尿ホルモン（ADH）の濃度が増大し、口渇の増大のほか、遠位尿細管および皮質集合管の水分損失の低下を引き起こす。細胞外液量正常型低ナトリウム血症は、肺炎や小細胞肺癌、頭部損傷に伴うこともあるADH不適合分泌症候群に認められることが多く、器質性（抗うつ薬（選択的セロトニン再取込み阻害薬［SSRI］）などのある種の薬剤の使用）または心因性の多飲症のある患者にもみられる。細胞外液量減少型低ナトリウム血症は体内総ナトリウム量の相対的減少に起因し、利尿薬使用や間質性腎炎、発汗過多に伴って認められる[4]。

起立性低血圧

起立性低血圧は高齢者の転倒によくみられる原因である。管理には、急に立ち上がること、熱いシャワー、脱水、長時間の臥床、少ない塩分摂取量、多くの薬剤の使用など、増悪因子を避けることが挙げられる。起立性低血圧を増悪させる薬剤に利尿薬やα遮断薬、三環系抗うつ薬（TCA）、抗精神病薬、硝酸薬、レボドパ、ブロモクリプチンが挙げられる[1]。

薬剤レビューの所見および推奨事項

所見	推奨事項
低ナトリウム血症および低血圧	
ゾロフトは抗利尿ホルモン不適合分泌症候群（SIADH）による低ナトリウム値の原因となるおそれがある。モニタリングすべき臨床症状に体重増加や傾眠、脱力、精神錯乱、痙攣が挙げられる[5]。患者にはこのような症状がすべて認められるとは考えられないが、転倒はゾロフトの開始と符合するように見受けられた。認知機能の低下はこの1ヵ月間で悪化しており、低ナトリウム値と関係があると考えられる。薬物以外による治療にベッドの頭の部分を上向きに傾けた睡眠や塩分補給が挙げられる。起立性低血圧に特異的な薬物療法が必要な場合もあり、低用量フルドロコルチゾン、エフェドリン、カフェイン、NSAIDs、ジヒドロエルゴタミンが挙げられるほか、まれにオクトレオチドが用いられる。患者には最近、食塩錠とフロリネフが処方されている。	SSRI誘発性の低ナトリウム血症は細胞外液量正常型として出現することが多く、低浸透圧性である。水分摂取制限およびSSRI中止が推奨される。低ナトリウムにゾロフト開始が関わっていれば、ミルタザピンなど、別の薬剤を試みることが推奨される。食塩錠およびフロリネフを継続する場合は特に、患者を継続的にモニタリングすることが推奨される。

ADR・鎮痛薬・内分泌系　症例10

フロリネフは強力なミネラルコルチコイドであり、電解質バランスに著しい影響を及ぼす可能性がある。著明なナトリウム貯留を引き起こし、尿中カリウム排泄を増大させる[6]。患者には現段階ではナトリウム貯留が望ましい。	血清電解質、特に血清カリウム値をモニタリングし、相応に補充することが推奨される。
患者は現在、オキシコンチンに起因する便秘に対処するため、数種類の緩下薬を使用している。緩下薬の使用によって水分・電解質不均衡（長期使用や過量投与による）を引き起こすおそれがある[1]。	前述のように、電解質をモニタリングして相応に補充することが推奨される。また、患者の排便習慣をモニタリングし、オピオイドによる治療を中止した場合や下痢がみられる場合は緩下薬の使用を減らすことが推奨される。

悪心／食欲不振

悪心は何らかの薬剤によるものではないかと考えられる。患者が服用している一般的な薬剤で、最近の悪心を引き起こしていると思われるものにゾロフト、アリセプトおよびオキシコンチンが挙げられる。ゾロフトは1ヵ月余り前に開始された。オキシコンチンは転倒直後（1ヵ月前）に開始し、3週間前にアリセプトが増量された。アリセプトによる悪心の発現率は5％を上回り、用量関連性がある。用量10 mgが5 mgよりもわずかに有益であるものの、有害作用のリスクが増大することを裏づけるエビデンスがある[7]。オキシコンチンなどのオピオイドによる悪心は初期に発現すると思われ、通常は使用継続とともに減少する[1]。	すでに推奨したようにゾロフトを中止すれば悪心が改善すると考えられる。改善しない場合はアリセプトを減量して夜5 mgに戻すことを検討する。患者は低体重で、食事を撮るよう促す必要があるため、悪心が改善しない場合は制吐薬を検討すべきである。栄養士に照会し、適当な栄養補助剤を推奨することを検討する。

疼痛管理

患者は現在、常用量パラセタモール（パナドール・オステオ665 mg［1回2錠、1日3回］）を使用している。これは、この製剤によるパラセタモールの最大常用量であるが、絶食や嘔吐により、肝グルタチオンを減少させるおそれがあり、毒性を引き起こす重要な因子と考えられる[8]。それ以外にもパラセタモール（パナマックス500 mg）が処方されている（1回1錠、4時間に1回［必要に応じて］）。	肝機能検査の実施が推奨される。 肝機能検査の結果が正常であれば、常用量パラセタモールの使用を継続する ただし、これに加え、必要に応じた使用は避けるべきである。肝機能検査の結果に異常があれば、パラセタモールを減量して使用する必要がある。
患者は現在、人工股関節置換に起因する痛みのため、オキシコンチン5 mg（1回1錠、1日2回）を服用している。同オピオイドと常用量パラセタモールを使用していても依然、痛みを訴えている。オピオイドの増量が必要と考えられる。	患者の痛みをレビューすることが推奨される。突出痛には短時間作用型オキシコドン錠を検討し、必要に応じてオキシコンチンを増量する。

症例 10 ADR・鎮痛薬・内分泌系

骨粗鬆症と転倒予防

転倒予防策には、可能であれば視力改善、薬剤レビュー（特に鎮静や歩行異常、体位性低血圧を引き起こす薬剤）、日常生活への必要な支援の手配（適切な歩行補助具、手すりなど）、移動能力を維持し、四頭筋を強化する運動、内科的／外科的目的での固定時間の抑制、ビタミンD欠乏症の予防・是正が挙げられる[4]。

傾眠やめまい、振戦などの副作用があるアリセプト[1]、低ナトリウム血症および低血圧の原因であることも考えられるゾロフト[5]のほか、テマゼパムおよびオキシコンチンによるCNS抑圧作用[1]が患者の転倒リスクを増大させる。

患者は現在ビタミンDを摂取しているが、カルシウムを摂取しているようには見受けられず、食事摂取が不十分であることからも、カルシウム補給が必要ではないかと考えられる。十分なカルシウム摂取を定期的な管理の一環とすべきであり、閉経後女性では総摂取量（食事を含む）を1日1200～1500 mgとする必要がある。食事性カルシウム摂取量が低い高齢の閉経後女性では特に、カルシウム補給によって骨粗鬆症での骨量減少を抑えることができると考えられる[1]。

ビスホスホネートは確立された閉経後骨粗鬆症の第一選択薬となる。アレンドロン酸とリセドロン酸は骨折の既往歴がある閉経後女性の脊椎骨折、非脊椎骨折のリスクを低下させる。食事摂取が不十分な場合はアレンドロン酸とリセドロン酸と併せてカルシウムおよびビタミンDの補助剤を使用すべきである[1]。

転倒予防策を検討することが推奨される。カルシウム補助剤の追加が有益と考えられる。クレアチニンクリアランスが17 mL/分であることを踏まえると、この患者にはビスホスホネートは推奨されない。

C. 情報伝達

◆医師への連絡

患者のかかりつけの医師に宛てた手紙の見本

```
                                                        薬剤師の住所
医師の住所
日付
○○先生
△△様につきまして
施設内薬剤レビューのため、△△さんについてご照会いただき、ありがとうございます。
```

ADR・鎮痛薬・内分泌系　症例10

添付の報告書コピーをご確認ください。所見および推奨事項は私が得ることができた情報に基づくものです。新たな臨床情報によって私の報告の妥当性に影響が及ぼされる可能性があることは承知しております。

要約すると、ゾロフトが患者の低ナトリウム血症、最近の転倒、さらには現在の認知機能の低下の原因ではないかと考えられるため、同剤の見直しを推奨したいと思います。悪心および食欲不振は多因子性と思われますが、比較的高用量のコリンエステラーゼ阻害薬を使用すると悪心を引き起こしかねないことを示すエビデンスがあります。

患者はそのほか、人工関節置換後の股関節の痛みを訴えており、オピオイドの用量を見直す必要があると考えられます。

最後に、患者の年齢、電解質の状態、薬歴を考えると、再度の転倒のリスクがあります。カルシウム補助剤の使用など、転倒予防策について検討する必要があります。

ほかにお手伝いできることがありましたら、また、報告書の所見についてお話しする必要がありましたら、ご連絡ください。ご一緒にお仕事ができて嬉しく思います。△△さんの投薬管理計画書をお待ちしております．

敬具
薬剤師の氏名

参考文献

1. Australian Medicines Handbook. Adelaide: Australian Medicines Handbook Pty Ltd; 2009.
2. Writing Group for Therapeutic Guidelines: Antibiotic. Therapeutic Guidelines: Antibiotic. 13th ed. North Melbourne: Therapeutic Guidelines Limited; 2006.
3. Writing Group for Therapeutic Guidelines: Psychotropic. Therapeutic Guidelines: Psychotropic. North Melbourne: Therapeutic Guidelines Limited; 2008.
4. Writing Group for Therapeutic Guidelines: Endocrinology. Therapeutic Guidelines: Endocrinology. North Melbourne: Therapeutic Guidelines Limited; 2004.
5. Jacob S, Spinler SA. Hyponatremia associated with selective serotonin-reuptake inhibitors in older adults. Ann Pharmacother. Sep 2006;40(9):1618-1622.
6. MIMS Online. Sydney: MIMS Australia Pty Ltd; 2008.
7. Birks J. Cholinesterase inhibitors for Alzheimer's disease. Cochrane Database Syst Rev. 2006(1): CD 005593.
8. Writing Group for Therapeutic Guidelines: Analgesic. Therapeutic Guidelines: Analgesic. 5th ed. North Melbourne: Therapeutic Guidelines Limited; 2007.

症例 11　神経系・心血管系・向精神薬

> **症例情報**
>
> 患者は75歳男性。薬剤レビューのため照会があった。よく来店する患者である。約5年前に初めてパーキンソン症状が発現した。今日はパーキンソン症状を改善するコムタンの処方箋を持って来店した。患者には運動症状の変動、ジスキネジアの増大、振戦が認められる。容態は「中等度かつ機能的」と評価される。体型は痩せ型（体重61 kg、身長180 cm）。

A. 情報収集

◆薬剤レビュー照会時に得られた情報の抜粋

患者（75歳）には以下の症状がある。

- パーキンソン病
- 高血圧
- 転倒の既往歴

患者は以下の処方箋薬を使用している。

商品名	用法・用量
コバシル 10 mg	1 M
コムタン 200 mg	1 BD
シネメット CR 200/50	1 QID

- アレルギーの既往なし。

◆薬局記録から得られた情報

患者の薬歴をレビューし、OTC薬とサプリメントを含め、以下の薬剤を使用していることを確認した。

商品名	一般名	用法・用量
コバシル 10 mg	ペリンドプリルアルギニン	1 M
コムタン 200 mg	エンタカポン	1 BD
シネメット CR 200/50	レボドパ／カルビドパ	1 QID
Nature's Own Fish Oil 1200 mg	鮭油	1 D（サプリメント）
Blackmores Balanced B complex	ビタミンB群	1 D（サプリメント）

神経系・心血管系・向精神薬　症例11

◆ 患者から得る情報

質問例

- 気分はいかがですか。現在どのような症状がありますか。いつ症状が出ますか。
- パーキンソン症状に対する治療はどのくらい効いていますか。よくなったり、悪化したりする原因は何ですか。どのように薬を飲んでいますか。
- 高血圧の治療はどのような状況ですか。
- 処方箋薬やOTC薬、サプリメントを全部含めて、ほかにどのような薬を使用していますか。
- ほかに病気はありませんか。どのような病気ですか。
- アレルギーはありますか。どのようなアレルギーですか。
- お酒を飲んだり、煙草を吸ったりしますか。量はどのくらいですか。

　患者の自宅を訪問し、面談を実施した。

　患者には定期的に受診しているかかりつけの医師がいる。ただし、ときどき、地域の医療センターや医療センター付属薬局に行く方が便利と思うこともあるという。

　かかりつけの医師は新しい薬剤、コムタンがパーキンソン病の症状に効くのではないかと言っている。

　当然ながら、患者の調剤歴は薬剤レビュー照会時に得られた情報と一致するはずである。しかし、薬箱を見せてもらうと、ゾロフトの箱がたくさんあり、一部は使用期限が切れていることがわかった。最も古い箱は約3年前に処方されたものであった。ほかにバリウム5 mgおよびスティルノックス10 mgが数箱あった。さらに、薬箱の中には一部使用されたペリンド4 mgおよび8 mg（ペリンドプリルエルブミン）の箱が入っていた。いずれも当薬局で調剤したものではなかった。

　患者は薬剤を必ず処方どおりに服用しているわけではないという。特に、パーキンソン病のために処方された薬剤がそうである。1日に複数回の服用が必要であることは理解している。パーキンソン病の症状が悪化してきていることに気づいている。腕と脚の振戦や痙攣様の動きなど、症状がますます増大してきている。そのほか、転倒の既往歴があり、頭がクラクラする感じがある。

　患者は（パーキンソン病の）症状のため、非常にみじめで悲しい気持ちになっている。最近はきわめて疲労を感じる時間が長いが、ほぼ毎晩なかなか眠れないでいる。テレビも電灯もつけたまま夜中に目が覚めたことが数回ある。地域の医療センターを受診した際にここ数回、睡眠薬の処方を依頼したという。さまざまな薬局でスティルノックス10 mgおよびバリウム5 mgが何箱分も調剤されており、不眠がひどいときはそれらの睡眠薬を1錠ずつ飲むこともある。また、コーヒーや紅茶を嗜んでいることも話した。

　長年、高血圧のためコバシルを服用している。

　処方箋薬のほかにも、1日1個のNature's Own Fish OilとBlackmore's Balanced B complexなど、多数のビタミンやその他のサプリメントを服用している。

　アレルギーの既往なし。非喫煙者で、社交の場に限って飲酒する。

◆ 患者のかかりつけの医師から得られた情報

　患者との面談後、臨床検査など、最近の検査結果を確認するため、かかりつけの医師に連絡した。医師から以下の結果がファックスで送られてきた。

症例11　神経系・心血管系・向精神薬

		基準値
血圧	120/80 mmHg (さらに低い場合もある)	
血清クレアチニン	135	50～120 μmol/L
血清尿素	8.0	3.0～8.0 mmol/L
カリウム	4.9	3.8～4.9 mmol/L
蛋白尿	不明	
BMD	不明	

B. 情報処理

パーキンソン病

　パーキンソン病は振戦、筋固縮および姿勢不安定を特徴とする慢性進行性神経変性疾患である。パーキンソン病の非運動性の特徴に抑うつや認知症、転倒、睡眠障害、疼痛が挙げられる[1]。このような特徴に薬物療法は適していないと考えられることに留意すべきである。

　パーキンソン症状の説明に用いられる用語を以下に挙げる。

- **無動**　随意運動能力の喪失
- **運動減少**　運動の緩徐化または減少
- **運動緩慢**　随意運動の異常な緩徐化。通常は可動域の減少を伴う。
- **ジスキネジア**　不随意性の痙攣的または緩徐なよじれ運動で、薬剤誘発性の場合もある。
- **振戦**　四肢のほか、足、顎および顔面の不随意性の震えや揺れ。「丸薬丸め」は親指および人差し指を擦りあわせる動きを指す。
- **筋固縮**　四肢および頸部の筋硬直、筋緊張および柔軟性低下の増大。たとえば、筋肉がこわばり、歩行時に腕を振ることができなくなる場合もある。
- **姿勢不安定**　起立時の不安定性、バランスおよび調整の不良。身体の屈曲のほか、歩行障害を特徴とする。

高血圧

　高血圧は動脈圧の上昇のほか、脳卒中や心筋梗塞、腎不全、心不全、その他の血管合併症のリスク増大を特徴とする。安静時血圧120/80 mmHg未満が正常とされ、血圧120～139/80～89 mmHgが正常高値とされる[2]。成人の治療目標血圧は以下のとおり。

患者集団	目標 (mmHg)
1 g/日以上の蛋白尿がある人 (糖尿病の有無は問わない)	125/75未満
随伴疾患または末端器官損傷のある人 (冠動脈性心疾患や糖尿病、慢性腎疾患、脳卒中、一過性脳虚血発作 [TIA]、300 mg/日以上の蛋白尿など)	130/80未満
冠動脈性心疾患、糖尿病、腎不全、0.25 g/日以上の蛋白尿、脳卒中およびTIAのいずれにも該当しない人	140/90未満 (許容される場合はさらに低い数値)

神経系・心血管系・向精神薬　症例11

薬剤レビューの所見および推奨事項

所見	推奨事項
パーキンソン病	
患者は現在コムタンを服用している。コムタンにはレボドパの末梢代謝を減少させることによってその作用時間を延ばす選択的カテコール-O-メチルトランスフェラーゼ阻害薬 (COMT) エンタカポンが含有されている。このことによって血漿レボドパ濃度を維持し、脳に移行する量を増大させる。このように、エンタカポンはレボドパの作用時間を延ばすことから、血中濃度低下時 (end-of-dose) の運動機能の変動*がみられる患者に使用される。エンタカポンはレボドパ誘発性ジスキネジアのほか、消化管への有害効果を悪化させるおそれがある[3-5]。 患者にはパーキンソン病の病歴に一致する症状が多数みられる。それには振戦と痙攣様運動が含まれる。さらに、頭のクラクラ感を報告しており、シネメットを必ず処方どおりに服用しているわけではないと言っている。コムタンはシネメットの作用を増強するため、シネメットと同時にコムタンを投与する必要がある。 * wearing-off現象	コムタンの投与回数を1日2回から1日4回に変更し、シネメットと同時に投与されるようにすることが推奨される。めまいや傾眠など、レボドパの有害作用を減らすため、レボドパの用量を30%減量する必要がある場合もかなりある。 あるいは、レボドパ、カルビドパおよびエンタカポンの三剤を配合したスタレボを使用すれば、レジメンを単純化し、服薬遵守を支援することができると考えられる。同剤は血中濃度低下時効果による運動機能変動がみられる患者や、レボドパ・カルビドパおよびエンタカポンを用いた治療によって容態が安定している患者に適応となる。
転倒の既往歴	
患者には転倒の既往歴がある。パーキンソン病だけではなく、多くの薬剤が転倒に関与していることが考えられる。コムタンとシネメットの併用が体位性低血圧の原因となっている可能性もある。コバシル (ペリンドプリル) は低血圧を引き起こす。特に高齢者ではバリウム (ジアゼパム) およびスティルノックス (ゾルピデム) が転倒の原因となる可能性がある。	レボドパ誘発性の体位性低血圧を最小限に抑えるため、カルビドパを増量するか、レボドパを約30%減量する (または両方) ことが推奨される。 また、睡眠が妨げられているため、ベンゾジアゼピン系薬やゾルピデムの使用が推奨される。使用する場合は期間を2～4週間の短期に制限する必要がある。ベンゾジアゼピン系薬をゾルピデムと併用すべきではない。臥位または座位から急いで立ち上がらないようにすることの重要性について助言する必要がある。
患者に骨粗鬆症の診断は記録されていない。転倒、パーキンソン病および降圧療法の既往歴のほか、鎮静薬の使用により、転倒リスクが高くなっている[6]。これまで、転倒によって骨折したことはない。	パーキンソン病があると (股関節および脊柱の) BMDが低下し、転倒リスクが増大するため、骨粗鬆症および骨折リスクに関して検査を実施することが推奨される。カルシウムやビタミンDの補給が必要となることも考えられる。
高血圧	
ペリンドプリルはペリンドプリルアルギニンとペリンドプリルエルブミンという2種類の塩の形態で市販されている。これらの塩の用量は直接には互換的ではなく、ペリンドプリルアルギニン2.5 mgがペリンドプリルエルブミン2.0 mgに相当するため、このことは	混乱を避け、血圧の管理を単純化するため、ペリンドプリルの2種類の塩のうち、1種類を中止することが推奨される。

症例 11　神経系・心血管系・向精神薬

重要である[5]。患者には以前、ペリンドプリルの2種類の塩 (ペリンドプリルアルギニンとペリンドプリルエルブミン) が調剤されている。

患者の血圧は 120/80 mmHg 以下である。特に転倒の既往歴、年齢 (75歳) および軽度腎障害を考慮すると、コバシルの用量 (ペリンドプリルアルギニン 10 mg [1日1回]) は上限に達している。Cockroft-Gault式を用いるとクレアチニンクリアランスは 36 mL/分と推定される。	ペリンドプリルアルギニンの用量を見直すことが推奨される。転倒の既往歴、年齢、腎機能の低下を考慮すると、ペリンドプリルアルギニンの減量が必要と思われる。
抗うつ薬使用および睡眠障害の既往歴	
患者には以前、ゾロフトが処方されたことがあるが、現在は抗うつ薬は服用していない。みじめで悲しく、疲労を感じると報告している。パーキンソン病患者の40〜50%に抑うつ状態がみられると推定されるが、パーキンソン病の病態生理と抑うつの関係は明らかではない。運動の特徴に重複があるため、パーキンソン病患者の軽度の抑うつを診断するのは難しい[1]。	ゾロフトなどの SSRI はパーキンソン病患者にみられる抑うつ状態の管理に使用されることが多い。しかし、NICE*ガイドラインには、適切にデザインされた試験によると、パーキンソン病患者に対する抗うつ療法の有効性や安全性を示すエビデンスは不十分であると記載されている。患者の症状をさらに詳しく評価することが必要であり、「うつ病の診断閾値を低く」 して、個別化された治療法の実施が推奨される[1]。 *イギリス国立医療技術評価機構
患者の睡眠障害は抑うつ症状と関わりがあると考えられる。薬箱にはバリウムとスティルノックスが何箱も入っている。いずれも抑うつには適応とならない。	特に高齢者では、できるだけ睡眠薬の使用を避けることが推奨される。ベンゾジアゼピン系薬と非ベンゾジアゼピン系薬を併用すべきではない。 睡眠衛生に関して患者に実際的な助言を与える必要がある。面談の結果からは、カフェインを減らし、寝室を暗くして睡眠に適した状態にすること (テレビと電灯を消すなど) が役立つと考えられる。

C. 情報伝達

◆患者との話し合い

　　臥位や座位からゆっくりと立ち上がることなど、転倒リスクを最小限に抑えるための実際的な問題について患者に助言する必要がある。
　　パーキンソン病のよりよい管理には薬剤、特にエンタカポンの正しい使用が重要である。
　　同じジェネリック薬の異なる銘柄および用量に関する情報を提供する必要がある (ペリンドプリルアルギニンとペリンドプリルエルブミンなど)。
　　さらに、睡眠衛生について助言し、不眠症のための薬剤の使用を控えさせる必要がある。
　　薬剤の定期的レビューの重要性について患者と話し合う必要がある。口頭での助言を補助するた

神経系・心血管系・向精神薬　症例11

め、エンタカポンの患者向け医薬品情報リーフレットや抑うつと睡眠の問題に関するセルフケアファクトカードなど、書面による情報を提供する必要がある。

患者はこのような問題の説明と医師への連絡（電話および書面）に対し、お礼を言ってくれた。

◆ 医師への連絡

患者のかかりつけの医師に宛てた手紙の見本

薬剤師の住所

医師の住所
日付
○○先生
△△様につきまして
薬剤レビューのため、△△さん（75歳男性、転倒、パーキンソン病および高血圧の病歴あり）についてご照会いただき、ありがとうございます。
×年×月×日に患者の自宅で面談し、先生からご提供いただいた臨床情報（薬剤レビュー照会および電話）と併せて薬局調剤記録をレビューしました。私の所見および推奨事項はこの情報に基づくものであり、新たな臨床情報によって私の報告の妥当性に影響が及ぼされる可能性があることは承知しております。
面談時に患者が以下の薬剤を所持している、あるいは、服用していることを確認しました。

商品名	一般名	用法・用量	コメント
コバシル 10 mg	ペリンドプリルアルギニン	1 M	最近処方
コムタン 200 mg	エンタカポン	1 BD	最近処方
シネメット CR 200/50	レボドパ／カルビドパ	1 QID	最近処方
ペリンド 4 mg	ペリンドプリルエルブミン	1 D	重複薬。他の処方者および薬局
ペリンド 8 mg	ペリンドプリルエルブミン	1 D	重複薬。他の処方者および薬局
ゾロフト	セルトラリン		他の処方者および薬局
バリウム 5 mg	ジアゼパム		他の処方者および薬局
スティルノックス 10 mg	ゾルピデム		他の処方者および薬局
Nature's Own Fish Oil 1200 mg	鮭油	1 D	サプリメント
Blackmores Balanced B complex	ビタミンB群	1 D	サプリメント

以下に重要なレビュー所見および推奨事項の概要を記しますので、ご検討くださいますようお願いいたします。

症例11　神経系・心血管系・向精神薬

- コムタンは最近、パーキンソン病の症状の管理を改善するために処方されました。しかし、患者の服薬遵守の状態は不良でした。コムタンの投与回数を1日2回から1日4回に変更し、シネメットと同時に投与されるようにすることが推奨されます。コムタンを追加する場合、体位性低血圧やめまい、傾眠などの有害作用を最小限に抑え、転倒リスクを極力低下させるため、シネメット（レボドパ）の約30％の減量が必要と考えられます。容態が安定した場合や服薬遵守を改善させる場合は、レボドパ、カルビドパおよびエンタカポンを含有する合剤スタレボを検討することも考えられます。
- パーキンソン病があるとBMDが低下し、転倒リスクが増大するため、骨粗鬆症および骨折リスクに関して検査を実施することが推奨されます。患者のレジメンのうち、ほかに転倒リスクを増大させるおそれのある薬剤にバリウム、スティルノックスおよびコバシルが挙げられます。バリウムとスティルノックスの使用は差し控えるべきです。使用する場合は期間を制限する必要があります（2～4週間）。
- 患者のコバシルの用量は上限に達しています。血圧測定値（120/80 mmHg）、年齢、腎機能低下（推定クレアチニンクリアランス＝36 mL/分）および転倒リスクを考慮すると、コバシルの減量が推奨されます。
- 以下の点について患者に助言しました。
  - 転倒リスクを最小限に抑えること（座位または臥位からゆっくりと立ち上がることなど）
  - 不眠症および睡眠衛生の非薬理学的管理
  - 降圧薬の重複（コバシルとペリンド）

ほかにお手伝いできることがありましたら、また、上記の事柄についてお話しする必要がありましたら、ご連絡ください。
ご一緒にお仕事ができて嬉しく思います。△△さんの投薬管理計画書をお待ちしております。
敬具
薬剤師の氏名

参考文献

1. National Collaborating Centre for Chronic Conditions. Parkinson's disease: national clinical guideline for diagnosis and management in primary and secondary care. London: Royal College of Physcians; 2006.
2. Writing Group for Therapeutic Guidelines: Cardiovascular. Therapeutic Guidelines: Cardiovascular. 5th ed. North Melbourne: Therapeutic Guidelines Limited; 2008.
3. Writing Group for Therapeutic Guidelines: Neurology. Therapeutic Guidelines: Neurology. 3rd ed. North Melbourne: Therapeutic Guidelines Limited; 2007.
4. Australian Medicines Handbook: Drug Choice Companion: Aged Care. Adelaide: Australian Medicines Handbook Pty. Ltd; 2006.
5. Australian Medicines Handbook. Adelaide: Australian Medicines Handbook Pty Ltd; 2009.

神経系・心血管系・向精神薬　症例11

6. Writing Group for Therapeutic Guidelines: Endocrinology. Therapeutic Guidelines: Endocrinology. North Melbourne: Therapeutic Guidelines Limited; 2004.

◆関連性のある薬局セルフケアファクトカード

うつ病

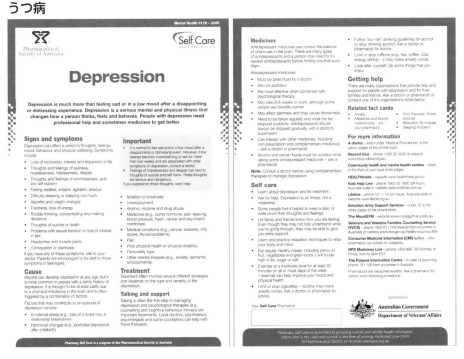

睡眠障害

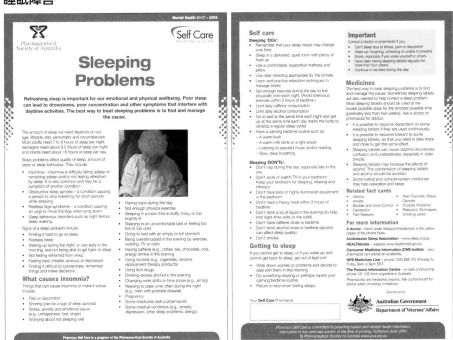

症例 12　ADR・筋骨格系・心血管系

> **症例情報**
> 患者は61歳女性。薬剤レビューのため照会があった。定期的な生化学プロファイルにより、血清カルシウム濃度が2.8 mmol/L（基準値2.1〜2.6 mmol/L）と上昇していることがわかったため、かかりつけの医師は最近の高カルシウム血症を懸念している。

A. 情報収集

◆薬剤レビュー照会時に得られた情報の抜粋

患者（61歳）には以下の症状がある。
- 変形性関節症
- 高血圧
- 胃内容物の逆流
- 高コレステロール血症
- ウイルス性関節炎
- 不眠症（最近）

体重55 kg、身長162 cm。最近の血圧測定値は150/90 mmHgであった。最近の血液検査ではクレアチニン72 μmol/L（基準値55〜110 μmol/L）、カルシウム2.8 mmol/L（基準値2.1〜2.6 mmol/L）であった。

現在使用している薬剤

商品名	用法・用量
ジ・ゲシック32.5 mg/325 mg	疼痛に対して1〜2 PRN
パナドール・オステオ665 mg	2 PRN
ゾロン5 mg	1 M
モービック7.5 mg	1 M
ミカルディス・プラス 80/12.5	1 M
ゾコール20 mg	1 N
ネキシウム20 mg	1 N

- スルファメトキサゾールへのアレルギーあり。

◆薬局記録から得られた情報

患者の調剤歴をレビューし、以下の薬剤を服用していることを確認した。

商品名	一般名	用法・用量	コメント
ジ・ゲシック32.5/325	デキストロプロポキシフェン／パラセタモール	疼痛に対して1〜2 PRN	
パナドール・オステオ665 mg	パラセタモール	2 PRN	

ADR・筋骨格系・心血管系　症例12

ゾロン 5 mg	プレドニゾロン	1 M	減量スケジュールの途中（現在5 mg）
モービック 7.5 mg	メロキシカム	1 M	
ミカルディス・プラス 80/12.5	テルミサルタン／ヒドロクロロチアジド	1 M	
ゾコール 20 mg	シンバスタチン	1 N	15日前に開始
ネキシウム 20 mg	エソメプラゾール	1 N	

◆患者から得る情報

質問例

- かかりつけの医師からカルシウムに関する血液検査の結果についてお話がありましたか。結果について何とおっしゃっていますか。以前にカルシウム値を測定したことはありますか。結果はどうでしたか。
- 変形性関節症の治療はどのくらい効いていますか。痛みや不快感はありませんか。どの場所ですか。いつですか。よくなったり悪くなったりする原因は何ですか。
- 関節炎に対して薬以外にどのような手段を試しましたか。
- 高血圧の治療はどのような状況ですか。
- 胃の内容物の逆流に対する治療はどのくらい効いていますか。よくなったり悪くなったりする原因は何ですか。
- 処方箋薬やOTC薬、サプリメントを全部含めて、現在どのような薬を使用していますか。
- ほかに病気はありませんか。どのような病気ですか。
- アレルギーはありますか。どのようなアレルギーですか。
- お酒を飲んだり、煙草を吸ったりしますか。量はどのくらいですか。

　患者は薬剤を必ずしも処方どおりに服用しているわけではないという。仕事が忙しい時は特に飲み忘れることがある。薬局の調剤歴からもこのことが示されているが、職場に近い別の薬局でも調剤してもらっているとのことである。

　定期的にかかりつけ医師を受診している。血圧が改善したものの、依然として少し高いと言われている。

　胃内容物が逆流する症状がみられることがあるが、ネキシウムが効いているという。スパイスの効いた辛い料理を好むが、このことが一般に胃内容物の逆流の原因となることは認識している。過剰なコーヒーやチョコレート、アルコールなど、症状を誘発する食物を避けることの重要性のほか、少なめの食事を頻繁に摂る、食後に横にならない、ベッドの頭部を高くするなど、その他の非薬理学的手法について説明した[1]。

　患者は睡眠障害を訴えており、その時期はゾコールの開始に一致しているように思われる。ゾコールは数週間前に開始したもので、患者は「コレステロール」の薬（ゾコール）が睡眠障害に関係しているのではないかと考えている。ゾコールを飲み忘れることもある。

　関節炎のため、さまざまな薬剤を服用しているものの、依然として同疾患による痛みと不快感が

症例12　ADR・筋骨格系・心血管系

ある。時間とエネルギーがあれば1日15～20分ほど歩くように努めている。膝痛のためにパナドール・オステオを使用することもあり、非常に効果的であるように思えるという。

ビタミン剤やその他のサプリメントを多用しており、Blackmores Fish Oil 1000 mg、Blackmores Vitamin E 500 IU、Nature's Own Vitamin Cおよび硫酸グルコサミン1000 mgを毎日の朝食時に1個ずつまとめて飲んでいる。カルシウムとビタミンDのサプリメントは使用していない。

スルファメトキサゾールへのアレルギーがある。喫煙はしていない。普段は夕食時にワインを1～2杯飲む。

B. 情報処理

患者は以下の薬剤を服用している（OTC薬およびサプリメントを含む）。

商品名	一般名	用法・用量	コメント
ジ・ゲシック32.5/325	デキストロプロポキシフェン／パラセタモール	疼痛に対して1～2 PRN	
パナドール・オステオ 665 mg	パラセタモール	2 PRN	
ゾロン 5 mg	プレドニゾロン	1 M	減量レジメンの途中
モービック 7.5 mg	メロキシカム	1 M	
ミカルディス・プラス 80/12.5	テルミサルタン／ヒドロクロロチアジド	1 M	
ゾコール 20 mg	シンバスタチン	1 N	15日前に開始
ネキシウム 20 mg	エソメプラゾール	1 N	
Blackmores Fish Oil 1000 mg	天然魚油	1 D	サプリメント
Blackmores Vitamin E 500IU	d-α-トコフェロール	1 D	サプリメント
Nature's Own Vitamin C 1000 mg	アスコルビン酸およびアスコルビン酸ナトリウム	1 D	サプリメント
硫酸グルコサミン 1000 mg	硫酸グルコサミン	1 D	サプリメント

ウイルス性関節炎

概ね2関節以上にみられる（多関節関節炎）ウイルス性関節炎には、さまざまなウイルス（B型肝炎、C型肝炎、風疹［とそのワクチン］、パルボウイルスB19、多くのアルファウイルス）が関わっている。感染症の大半は自然に治癒し、3～6ヵ月以内に回復する。抗ウイルス治療は効果的ではなく、抗炎症薬や鎮痛薬を用いて対症療法的に疾患を管理する[2]。

変形性関節症

変形性関節症は関節軟骨の進行性の劣化および減少を特徴とする疾患で、関節周囲の新しい骨や軟組織の増殖を伴う。最もよくみられる形態の関節炎であり、通常は膝や股関節、脊椎、手などの

ADR・筋骨格系・心血管系　症例12

関節に発症し、痛み、硬直、関節可動性の低下、関節の不安定性、変形および摩擦音（コツコツ音）を引き起こす[3]。有病率は年齢とともに増大する[4]。

胃内容物の逆流

胃内容物の逆流または胃食道逆流症（GERD）*はきわめてよくみられる疾患で、少なくとも週1回は胸焼けや吐逆などの症状が認められることを特徴とする。呼吸器や咽頭、喉頭、歯の症状のほか、睡眠障害など、食道外の症状が多数みられることもある[1]。

*症例8（56頁）参照。

高血圧

高血圧は動脈圧の上昇のほか、脳卒中や心筋梗塞、腎不全、心不全、その他の血管合併症のリスク増大を特徴とする。安静時血圧120/80 mmHg未満が正常とされ、血圧120〜139/80〜89 mmHgが正常高値とされる[5]。成人の治療目標血圧は以下のとおり。

患者集団	目標（mmHg）
1 g/日以上の蛋白尿がある人（糖尿病の有無は問わない）	125/75未満
随伴疾患または末端器官損傷のある人（冠動脈性心疾患や糖尿病、慢性腎疾患、脳卒中、一過性脳虚血発作[TIA]、300 mg/日以上の蛋白尿など）	130/80未満
冠動脈性心疾患、糖尿病、腎不全、0.25 g/日以上の蛋白尿、脳卒中およびTIAのいずれにも該当しない人	140/90未満（許容される場合はさらに低い数値）

高カルシウム血症

高カルシウム血症は通常、原発性副甲状腺機能亢進症または悪性腫瘍に起因する。薬剤誘発性の高カルシウム血症は比較的少ない。高カルシウム血症の診断は通常、副甲状腺に依存性の高カルシウム血症（副甲状腺ホルモン[PTH]上昇）と副甲状腺に非依存性の高カルシウム血症とに分けられる。

高カルシウム血症の原因[6]

最も多いもの	比較的少ないもの
・原発性副甲状腺機能亢進症	・チアジド（サイアザイド）系利尿薬（原発性副甲状腺機能亢進症を明らかにする）
・悪性腫瘍による高カルシウム血症	・ビタミンD代謝産物（カルシトリオールなど）による中毒
	・甲状腺中毒症
	・三次性副甲状腺機能亢進症を伴う腎性骨異栄養症
	・アジソン病
	・家族性低カルシウム尿性高カルシウム血症
	・パジェット病

薬剤レビューの所見および推奨事項

所見	推奨事項
高カルシウム血症	
患者には高カルシウム血症がある。高カルシウム血症	原発性副甲状腺機能亢進症の可能性を否定するため、

症例 12　ADR・筋骨格系・心血管系

は副甲状腺機能亢進症または悪性腫瘍に関わっている場合が最も多いが、薬剤誘発性であることも考えられる。ヒドロクロロチアジドの服用者に高カルシウム血症および低リン血症が報告されている[7]。これは用量が高いと起こる可能性が高くなる[7]。ただし、その可能性を検証する必要がある。

血清PTH値をモニタリングすることが推奨される。高カルシウム血症が薬物誘発性と考えられる場合は、ミカルディス・プラス をミカルディスに変更することが推奨される。チアジド（サイアザイド）系利尿薬を中止する場合、血圧コントロールのため、ミカルディスの用量調整や降圧薬の追加が必要となることも考えられる。アンジオテンシンⅡ受容体拮抗薬は電解質障害を引き起こすおそれがあるため、尿素、電解質およびクレアチニン（UECs）のモニタリングが推奨される。

関節炎

患者には高血圧（150/90 mmHg）およびGERDの病歴があり、モービックは両者を悪化させるおそれがある。また、NSAIDs（メロキシカムなど）は、ACE阻害薬またはアンジオテンシンⅡ受容体拮抗薬のほか、チアジド（サイアザイド）系利尿薬と併用する場合は特に、腎障害を引き起こすおそれがある[8]。この併用は「三段攻撃（triple whammy）」と呼ばれる。さらに、変形性関節症による痛みに用いられる第一選択薬はパラセタモール（最大4 g/24時間）である。患者の現在の治療には常用量メロキシカムのほか、ジ・ゲシック（パラセタモール／デキストロプロポキシフェン）およびパラセタモールなど、複数の鎮痛薬が含まれている。高齢者ではジ・ゲシックを避けるべきである[9]。

ジ・ゲシックを中止し、常用量パナドール・オステオ665 mg（1回2錠、1日3回）またはパラセタモール1000 mg（1回1錠、1日4回）を試行することが推奨される。高血圧、GERDおよび腎機能障害が悪化する可能性を考慮したうえで、症状緩和が十分でなければ短いクールのNSAIDsを追加することも考えられる。別の薬理学的管理に外用NSAIDs、カプサイシンおよび発赤剤があり、オピオイド鎮痛薬も挙げられる[9,10]。そのほか、コルチコステロイドが使用されるが、この患者には推奨されないと考えられる。

患者はウイルス性関節炎に対するゾロン（プレドニゾロン）を減量途中である。プレドニゾロンは高血糖をはじめ、多くの有害作用を引き起こすおそれがある[9]。

血糖値をモニタリングし、ゾロンを適切に中止することが推奨される。

心血管リスク

患者は現在、高血圧および高コレステロール血症の治療中である。血圧がわずかに高く、クレアチニンクリアランスは62 mL/分と推定される。患者に推奨される高血圧の治療目標は140/90 mmHg未満である。脂質プロファイルは記録されていない。現在、抗血小板薬は使用していない。

患者の5年心血管リスクを推定することはできないが、リスクが高いと考えられる場合は低用量アスピリン（1日75～300 mg）の追加が必要と思われる。
高カルシウム血症を悪化させる可能性のため、チアジド（サイアザイド）系薬剤を中止する場合は、特に綿密な血圧モニタリングが推奨される。テルミサルタンの用量調整が必要と考えられる。降圧薬の追加を検討することも考えられる。
血圧の非薬理学的管理や「高血圧を予防する食事療法」（DASH）について患者に助言する必要がある[11]。

睡眠障害

患者は不眠を訴えており、最近開始したゾコールによる治療と関係があると考えている。不眠はシンバスタチンにまれにみられる有害作用である[12]。

ゾコールを朝に服用することが推奨される。睡眠衛生について助言する必要もある。

ADR・筋骨格系・心血管系　症例12

栄養補助剤	
患者は現在、魚油を1日1000 mg（ω3で300 mgに相当）服用している。抗炎症剤としての魚油のω3推奨用量は2.7 g/日以上である[10]。高トリグリセリド血症に対する魚油のω3推奨用量は1.2〜3.6 g/日である[5]。	治療量のω3の使用が推奨される。
患者は現在、硫酸グルコサミンを1日1000 mg服用している。グルコサミンの推奨用量は1.5〜2.0 g/日で、分割して食物とともに投与する[10]。	治療量のグルコサミンの使用が推奨される。
患者は現在、ビタミンEを1日500単位服用している。ビタミンEは心血管イベントや癌を有意に減少させるものではなく、心不全のリスクを増大させるおそれがあるほか、アテローム性動脈硬化の虚血性合併症を微増させる[13]。ビタミンE欠乏症を治療する場合を除き、ビタミンE使用の科学的エビデンスは明らかではない[14]。	ビタミンEの中止が推奨される。

C. 情報伝達

◆患者との話し合い

　　変形性関節症および心血管病態の非薬理学的管理について患者に助言する必要がある。睡眠衛生についても話し合う必要がある。

　　薬剤の定期的レビューの重要性について患者と話し合う必要がある。健康的な生活習慣の維持の重要性について口頭で助言するだけではなく、使用している処方箋薬の患者向け医薬品情報リーフレットや変形性関節症、高血圧、脂質などに関するセルフケアファクトカードなど、書面による情報を提供する必要がある。

◆医師への連絡

　　患者のかかりつけの医師に宛てた手紙の見本

> 　　　　　　　　　　　　　　　　　　　　　　　　　　　　　　　　　薬剤師の住所
> 医師の住所
> 日付
> ○○先生
> △△様につきまして
> 薬剤レビューのため、△△さん（61歳）についてご照会いただき、ありがとうございます。
> 　△△さんは当薬局によく来られる患者で、高カルシウム血症を呈しています。患者には変形性関節症、ウイルス性関節炎、高血圧、GERD、高コレステロール血症および不眠症があります。以下の薬剤を定期的に服用されています。

症例12　ADR・筋骨格系・心血管系

商品名	一般名	用法・用量	コメント
ジ・ゲシック32.5/325	デキストロプロポキシフェン／パラセタモール	疼痛に対して 1〜2 PRN	
パナドール・オステオ 665 mg	パラセタモール	2 PRN	
ゾロン 5 mg	プレドニゾロン	1 M	減量レジメンの途中
モービック 7.5 mg	メロキシカム	1 M	
ミカルディス・プラス 80/12.5	テルミサルタン／ヒドロクロロチアジド	1 M	
ゾコール 20 mg	シンバスタチン	1 N	15日前に開始
ネキシウム 20 mg	エソメプラゾール	1 N	
Blackmores Fish Oil 1000 mg	天然魚油	1 D	サプリメント
Blackmores Vitamin E 500IU	d-α-トコフェロール	1 D	サプリメント
Nature's Own Vitamin C 1000 mg	アスコルビン酸およびアスコルビン酸ナトリウム	1 D	サプリメント
硫酸グルコサミン 1000 mg	硫酸グルコサミン	1 D	サプリメント

高カルシウム血症の最大の原因は悪性腫瘍または原発性副甲状腺機能亢進症ですが、患者の場合は薬剤誘発性の高カルシウム血症の可能性があります。ヒドロクロロチアジドなどのチアジド（サイアザイド）系利尿薬を使用するとカルシウム値が上昇します。さらに、患者はカルシウム補助剤やビタミンD補助剤は服用していないとのことです。そのため、ミカルディス・プラスをミカルディスに変更すれば高カルシウム血症が軽減されるのではないかと考えられます。そのほか、PTHのモニタリングが推奨されます。

モービックはミカルディス・プラスとの相互作用によって腎機能障害を引き起こす可能性があるだけではなく、単独で高血圧およびGERDを悪化させるおそれがあります。変形性関節症については、モービックを中止し、常用量パラセタモールに変更することが推奨されます。これは初期選択薬となっていますが、これまで試行されていません。そのほか、ジ・ゲシックを中止することが推奨されます。同剤は推奨されていません。リスクとベネフィットを考慮したうえで、変形性関節症の急性エピソードに対して短時間作用型NSAIDsを短期間使用することも考えられます。

患者の心血管プロファイルを考慮すると、心血管リスクが高い場合はレジメンに低用量アスピリンを追加することが有益と考えられます。

患者の病態の非薬理学的管理について助言し、書面による情報をいくつか提供しました。

ほかにお手伝いできることがありましたら、また、添付の報告書に関する事項についてお話しする必要がありましたらご連絡ください。その他の臨床データによって私の推奨事項の妥当性に影響が及ぼされる可能性があることは承知しております。ご一緒にお仕事ができて嬉しく思います。△△さんの投薬管理計画書をお待ちしております。

敬具
薬剤師の氏名

ADR・筋骨格系・心血管系　症例12

◆関連性のある薬局セルフケアファクトカード

- 変形性関節症（52頁参照）
- 高血圧（20頁参照）
- 睡眠障害（81頁参照）

脂肪とコレステロール

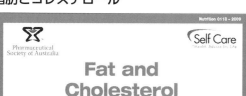

症例12　ADR・筋骨格系・心血管系

参考文献

1. Writing Group for Therapeutic Guidelines: Gastrointestinal. Therapeutic Guidelines: Gastrointestinal, 4th ed. North Melbourne: Therapeutic Guidelines Limited; 2006.
2. Writing Group for Therapeutic Guidelines: Antibiotic. Therapeutic Guidelines: Antibiotic. 13th ed. North Melbourne: Therapeutic Guidelines Limited; 2006.
3. Fauci A, Braunwald E, Kasper D et al. Harrison's Principles of Internal Medicine. 17th ed: McGrawHill; 2008.
4. The Merk Manual of Diagnosis and Therapy. 17th ed. West Point Merk & Co. Inc; 1999.
5. Writing Group for Therapeutic Guidelines: Cardiovascular. Therapeutic Guidelines: Cardiovascular. 5th ed. North Melbourne: Therapeutic Guidelines Limited; 2008.
6. Writing Group for Therapeutic Guidelines: Endocrinology. Therapeutic Guidelines: Endocrinology. North Melbourne: Therapeutic Guidelines Limited; 2004.
7. MICROMEDEX Healthcare Series (electronic version). 2009. www.thomsonhc.com
8. Thomas MC. Diuretics, ACE inhibitors and NSAIDs – the triple whammy. Med J Aust. Feb 21 2000;172(4):184-5.
9. Australian Medicines Handbook. Adelaide: Australian Medicines Handbook Pty Ltd; 2009.
10. Writing Group for Therapeutic Guidelines: Rheumatology. Therapeutic Guidelines: Rheumatology. 1st ed. North Melbourne: Therapeutic Guidelines Limited; 2007.
11. Your Guide to Lowering your blood pressure with DASH. www.nhlbi.nih.gov/health/public/heart/hbp/dash/new_dash.pdf. Accessed 2009.
12. MIMS Online. Sydney: MIMS Australia Pty Ltd; 2008.
13. Brown G, Crowley J. Is There Any Hope for Vitamin E? JAMA. 2005;293(11):1387-90.
14. Mayo Clinic. Drugs and Supplements: Vitamin E. www.mayoclinic.com/health/vitamin-e/NS_patient-vitamine. Accessed 6 February 2009.

筋骨格系・心血管系・消化管・鎮痛薬　症例13

> **症例情報**
> 患者は63歳男性。薬剤レビューのため照会があった。かかりつけの医師は当該地域では新顔で、この患者について詳しく知りたいと考えており、どのように薬を使用しているのか知りたがっている。医師は照会フォームに、血圧が最近上昇したため、現在フェロデュールを増量して治療しているほか、患者が胃内容物の逆流を訴えている旨を記載している。

A. 情報収集

◆薬剤レビュー照会時に得られた情報の抜粋

患者（63歳）には以下の症状がある。

- 高血圧
- 腰痛
- 痛風
- 高コレステロール血症
- 胃内容物の逆流（最近）

体重92 kg、身長179 cm。最近の血圧測定値は142/91 mmHgであった。また、最近の血液検査ではクレアチニン80 μmol/L（基準値55〜110 μmol/L）、尿酸0.5 mmol/L（基準値0.2〜0.45 mmol/L）および血清カリウム4.6 mmol/L（基準値3.5〜5.0 mmol/L）であった。

現在使用している薬剤

商品名	用法・用量
フェロデュール ER 10 mg	1 N
アミジド	1 M
モービック 15 mg	1 M PRN
ゾコール 20 mg	1 N

- アレルギーの既往なし。

◆薬局記録から得られた情報

患者の調剤歴をレビューし、以下の薬剤を服用していることを確認した。

商品名	一般名	用法・用量	コメント
ラニ2 150 mg	ラニチジン	1 BD PRN	4日前に開始
パナマックス 500 mg	パラセタモール	2 PRN	
フェロデュール ER 10 mg	フェロジピン	1 N	4週間前に5 mgから増量
モービック 15 mg	メロキシカム	1 M PRN	4日前、6週間前および4ヵ月前に調剤
アミジド 5/50	アミロライド／ヒドロクロロチアジド	1 M	5ヵ月前に開始
ゾコール 20 mg	シンバスタチン	1 N	

症例 13　筋骨格系・心血管系・消化管・鎮痛薬

◆**患者から得る情報**

質問例

- 胃の内容物が逆流する症状について説明していただけますか。症状があるのはいつですか。よくなったり悪化したりする原因はありますか。ラニ2を飲み始めたばかりですよね。かかりつけの医師はこのことをご存じですか。この薬は効いていますか。潰瘍がないかどうか調べる検査は受けられましたか。
- 痛風が始まったのはいつですか。痛風の治療はどのくらい効いていますか。どのような食事を摂っていますか、何が痛風発作の引き金になっているかわかりますか。
- 高血圧の治療はどのような状況ですか。
- 腰痛の具合はいかがですか。腰痛をコントロールするためにどのようなことをしていますか。
- 処方箋薬やOTC薬、サプリメントを全部含めて、現在どのような薬を使用していますか。
- ほかに病気はありませんか。どのような病気ですか。
- アレルギーはありますか。どのようなアレルギーですか。
- お酒を飲んだり、煙草を吸ったりしますか。量はどのくらいですか。

患者は大柄である。妻とともに豪華なディナーパーティーを頻繁に開いている。食生活が「健全ではない」ということで、減量する必要があることは承知している。

患者は制酸薬を使用しており、上腹部および胸部の痛みと不快感のため、薬局でOTC薬のザンタック・リリーフ・エクストラストレングスを購入している。最近、症状が悪化してきており、医療センターの医師からラニ2の処方箋を受け取った。同剤がそれほど効いているようには思えないため、何かよい薬はないか尋ねられた。

痛みはこみ上げ、焼けるような感じで、横になると悪化するという。何か食べるとましになることもある。

最近、痛風発作が何度もあり、そのたびにモービックを使用して、ある程度の緩和が得られている。このような痛風発作はここ3ヵ月間、頻繁に起こるようになっている。発作が起きると爪先が大きく腫れて赤くなり、最初の2日間は痛くて歩くのも難しいという。モービック（2倍の量）を服用してから2日後に痛みが鎮まる。発作のたびに1～2週間、抗炎症薬（1日1錠）を継続している。

これまで血圧のコントロールに苦労してきた。1年前にフェロデュール5 mgを開始し、約5ヵ月前に医師によってアミジドが追加された。最近またコントロール不良となったため、6週間前にフェロデュールが増量された。

患者には腰痛がある。腰痛は常態化しているように見受けられるが、何とか我慢している。医師から痛みがある時にはパナマックスを服用するよう勧められており、朝晩に2錠ずつ服用する傾向がある。若干効いているように思われる。ほかにモービックも効いていると思われる。

ザンタックのほか、頭痛のために時々使用するパナドール以外にOTC薬は使用していない。患者はパナドールとパナマックスが同じものであることを知らなかったため、8錠（4 g）が24時間の間に服用できるパラセタモールの最大用量であることを説明した。

アレルギーの既往はなし。

喫煙はしていない。夕食時にワインを2～3杯飲んでいる。月1回のディナーパーティーを開催した時には最大8杯飲むこともある。

筋骨格系・心血管系・消化管・鎮痛薬　症例 13

B. 情報処理

患者はOTC薬とサプリメントを含め、以下の薬剤を服用している。

商品名	一般名	用法・用量	コメント
ラニ2 150 mg	ラニチジン	1 BD PRN	4日前に開始したが、不快感は緩和されていない
パナマックス 500 mg	パラセタモール	2 PRN	1日平均4錠を服用
フェロデュールER 10 mg	フェロジピン	1 N	4週間前に5 mgから増量
モービック 15 mg	メロキシカム	1 M PRN	4日前、6週間前および4ヵ月前に調剤
アミジド 5/50	アミロライド／ヒドロクロロチアジド	1 M	5ヵ月前に開始
ゾコール 20 mg	シンバスタチン	1 N	
パナドール 500 mg	パラセタモール	PRN	時々みられる頭痛のため服用
ザンタック・リリーフ・エクストラストレングス 300 mg	ラニチジン	1 BD	

胃内容物の逆流

　胃内容物の逆流または胃食道逆流症（GERD）*はきわめてよくみられる疾患で、少なくとも週1回は胸焼けや吐逆などの症状が認められることを特徴とする。呼吸器や咽頭、喉頭、歯の症状のほか、睡眠障害など、食道外の症状が多数みられることもある。消化性潰瘍疾患、非潰瘍性または機能性ディスペプシア、薬剤誘発性消化不良など、他の上部消化管疾患との相当の重複がある[1]。

*症例8（56頁）参照。

高血圧

　高血圧は動脈圧の上昇のほか、脳卒中や心筋梗塞、腎不全、心不全、その他の血管合併症のリスク増大を特徴とする。安静時血圧120/80 mmHg未満が正常とされ、血圧120〜139/80〜89 mmHgが正常高値とされる[2]。成人の治療目標血圧は以下のとおり。

患者集団	目標（mmHg）
1 g/日以上の蛋白尿がある人（糖尿病の有無は問わない）	125/75未満
随伴疾患または末端器官損傷のある人（冠動脈性心疾患や糖尿病、慢性腎疾患、脳卒中、一過性脳虚血発作[TIA]、300 mg/日以上の蛋白尿など）	130/80未満
冠動脈性心疾患、糖尿病、腎不全、0.25 g/日以上の蛋白尿、脳卒中およびTIAのいずれにも該当しない人	140/90未満（許容される場合はさらに低い数値）

痛風

　痛風は高尿酸血症による関節痛または関節腫脹の臨床発作と定義される。ただし、高尿酸血症そのものは痛風とイコールではない。痛風という用語は急性、回帰性（反復性、一過性の形態）、急性増悪性、慢性の臨床発作に用いられる。最初の痛風発作は通常、第1中足趾節関節などにみら

症例 13 　筋骨格系・心血管系・消化管・鎮痛薬

れ、急性で、足の親指、または、足の別の部位にみられることが最も多い。発作を起こした関節には通常、きわめて強い痛み、発赤および腫脹がみられ、治療しない場合は数日から1～2週間で鎮まる。急性発作はきわめて重度となる可能性があり、敗血症性関節炎に似た症状を呈し、発熱、倦怠感、白血球増多および炎症マーカー上昇（ESR、CRP）をみることもある。発症率のピークは40～60歳代である。誘発因子にアルコールおよびプリン体の過剰摂取、利尿薬、低用量アスピリン、シクロスポリン、酵素欠損症、細胞の新陳代謝の増加（大）、腎疾患が挙げられる[3]。

腰痛

　腰痛は肋骨の最下端と殿溝の間に限局する痛みや筋緊張、筋硬直と定義され、下肢痛（坐骨神経痛）がある場合とない場合がある。持続期間が6週間未満であれば急性、6～12週間であれば亜急性、12週間を超える場合は慢性と呼ばれる[3,4]。

薬剤レビューの所見および推奨事項

所見	推奨事項
痛風	
患者はこの数ヵ月間、痛風発作の増加を訴えている。いくつかの因子が発作に関与していると考えられる。アミジドには高血圧の治療目的としては必要以上に高い用量のチアジド（サイアザイド）系利尿薬のヒドロクロロチアジド（50 mg）が含有されている（推奨用量12.5～25 mg/日）。用量が高くとも降圧作用が増すことはなく、代謝障害のリスクが増大する[2]。この用量が血清尿酸の上昇（0.50 mmol/L）のほか、反復性の痛風発作の原因ではないかと考えられる。さらに、過剰なアルコール摂取を伴う高頻度のディナーパーティーや、プリン体が多いことも考えられる食事によって痛風発作の可能性が増大していると思われる。	チアジド（サイアザイド）系利尿薬をβ遮断薬やACE阻害薬、アンジオテンシンⅡ受容体拮抗薬など、別の降圧薬に変更することが推奨される。このほか、プリン体に富んだ食物を少なくする食事計画やアルコール摂取量の抑制により、痛風発作をさらに減らすことができると考えられる。
痛風の急性発作は通常、インドメタシンなどのNSAIDsやコルヒチンを用いて管理される[3]。患者の急性痛風発作はモービック30 mg/日を2日間投与したのち、15 mg/日を発作後1～2週間投与して管理されている。患者には高血圧およびGERDがあるため、モービックなどのNSAIDsは最適な薬剤ではないと考えられる。	モービックを中止し、発作が軽減するまでコルヒチン0.5 mg（経口）を6～8時間に1回の頻度で投与したのち中止することが推奨される（1クール当たり最大6 mg）。通常は48時間以内に軽減が明らかに認められる[3]。コルヒチンによって急性痛風発作が軽減するまでに若干の時間を要することもあるため、その間はほかにパラセタモールを使用する必要がある[5]。
降圧薬レジメンおよび食事を変えても痛風が再発する場合は、アロプリノールを用いた予防法が推奨される。アロプリノールによる治療を開始する場合、痛風を誘発するリスクがあるため、コルヒチンを使用する必要がある[3]。	必要に応じて、アロプリノールを最初の1週間～1ヵ月は50～100 mg/日として開始し、1ヵ月当たり50 mg～100 mgの割合で最大300 mg/日まで徐々に増量することが推奨される。血清尿酸を0.35 mmol/Lに減少させる必要がある。アロプリノールによる治療の開始時はコルヒチン0.5 mgを1日2～3回投与することが推奨される[3,5]。

筋骨格系・心血管系・消化管・鎮痛薬　症例13

高血圧

患者の最近の血圧測定値は142/91 mmHgである。この結果がフェロデュールの増量前のものか増量後のものかは明らかではない。患者の目標血圧は140/90 mmHg未満である。

モービックが、NSAIDs誘発性の糸球体濾過率および腎血流量の減少に起因するナトリウムおよび水分の貯留により、血圧上昇に関与しているのではないかと考えられる[5]。さらに、モービックの最大1日量は15 mgとすべきであるが、患者は、この3ヵ月間にあった急性発作の間は「2倍の量」を服用していたことを認めている。発作後1〜2週間はモービックを使用している。

すでに述べたように、ヒドロクロロチアジドの用量が高血圧の管理に必要な用量（12.5〜25 mg/日）よりも高い[2]。

モービックなどのNSAIDsを避けることが推奨される。高血圧にはチアジド（サイアザイド）系利尿薬が第一選択薬となるが、今後の痛風発作を減少させるべく、アミジドを中止することが推奨される。

モービックおよびアミジドを中止すると、新たな降圧療法の必要性をレビューする必要がある。必要に応じてACE阻害薬やβ遮断薬、アンジオテンシンⅡ受容体拮抗薬を検討する。

より健康的な生活習慣（減量、塩分およびアルコールの抑制、運動、新鮮な果物および野菜が多く、飽和脂肪酸の少ない食事など）を維持するよう患者に促した。適切に選別した患者では、このような介入の各々により、何らかの降圧薬の標準用量1回分に匹敵する血圧低下が得られる可能性がある[5]。

胃内容物の逆流

患者は横になると悪化する、こみ上げ、焼けるような痛みを訴えている。症状はモービックの使用と時期が一致する。何か食べると症状が軽減することもある。NSAIDsは胃粘膜びらんの発症率を増大させ、上部消化管合併症（出血、穿孔）のリスクを高める。高選択性COX-2阻害薬によって消化管毒性を減少できるが、ゼロにできるわけではない。消化管毒性を増大させる患者の危険因子に年齢65歳以上、アルコール摂取、高用量NSAIDs使用が挙げられる。NSAIDs使用にピロリ菌感染が重なると潰瘍疾患のリスクが60倍に増大する[1]。

患者の1％以下にみられるフェロデュールの有害作用には消化不良が挙げられている[6]。患者の症状はフェロデュールの増量と関わっているとも考えられる。

患者はザンタック・リリーフ・エクストラストレングス300 mg（1日2回）およびラニ2 150 mg（1日2回）の服用により、ラニチジンを重複服用（1日量で900 mg）していた。ラニチジンの推奨治療量は1日300 mgである[5]。

NSAIDsを服用しないことが助言される。

ラニチジンに代えてエソメプラゾール20 mg/日 4〜8週間など、PPIの試行が推奨される。症状が持続する場合はピロリ菌検査と併せて内視鏡による一層の検査が必要である。

フェロデュールが胃内容物の逆流症状に関与している可能性は高くないが、患者の降圧治療の見直しが必要と考えられる。

心血管リスク

患者は現在、高血圧および高コレステロール血症の治療中である。血圧がわずかに高く、患者は55歳以上の男性である。高血圧の推奨治療目標は140/90

現時点では患者の5年心血管リスクを推定することはできないが、心血管リスクを推定可能にするため、綿密な血圧モニタリングとともに脂質プロファイルのモ

症例 13　筋骨格系・心血管系・消化管・鎮痛薬

mmHg未満となる。患者の脂質プロファイルは記録されていない。現在、抗血小板薬は使用していない。

ニタリングが推奨される。患者の心血管リスクが高い場合は、抗血小板療法を検討する必要がある。
減量（食事と運動）や節酒など、生活習慣の改善を勧める必要がある。

腰痛

患者は慢性腰痛を訴えている。この痛みをコントロールするため、パラセタモールを1日当たり2g服用しており、十分な鎮痛効果が得られている。
患者は頭痛のため、別のパラセタモールを使用することがある。患者はパナマックスにもパナドールにもパラセタモールが1錠当たり500 mg含有されていることを知らなかった。パラセタモールの最大1日量は24時間当たり4gである[6]。

腰痛に対して常用量パラセタモールの服用を継続することが推奨される。パラセタモールの24時間当たり最大量について患者に助言した。
身体活動の維持が重要であり、体重の減量によって腰痛は改善できると考えられる。そこで、カロリー摂取量をコントロールし、定期的に運動することによって体重を減量することが推奨される。

C. 情報伝達

◆患者との話し合い

　　高血圧、胃内容物の逆流、痛風および腰痛など、患者の病態の多くに対する食事と運動の有益性について助言する必要がある。血圧、コレステロール、その他の生化学パラメータの定期的モニタリングの重要性についても助言する必要がある。

　　薬剤の定期的レビューの重要性について患者と話し合う必要がある。健康的な生活習慣の維持の重要性について口頭で助言するだけではなく、使用している処方箋薬の患者向け医薬品情報リーフレットや胃内容物の逆流、高血圧、脂肪とコレステロールなどに関するセルフケアファクトカードなど、書面による情報を提供する必要がある。

◆医師への連絡

　　患者のかかりつけの医師に宛てた手紙の見本

```
                                                        薬剤師の住所
医師の住所
日付
○○先生
△△様につきまして
薬剤レビューのため、△△さん（63歳）についてご照会いただき、ありがとうございます。
△△さんは当薬局によく来られる患者で、最近、痛風発作の増加、胃内容物の逆流、高血圧を
訴えておられます。以下の薬剤を定期的に服用されています。
```

筋骨格系・心血管系・消化管・鎮痛薬　症例13

商品名	一般名	用法・用量	コメント
ラニ2 150 mg	ラニチジン	1 BD PRN	4日前に開始したが、不快感は緩和されていない
パナマックス500 mg	パラセタモール	2 PRN	1日平均4錠を服用
フェロデュールER 10 mg	フェロジピン	1 N	4週間前に5 mgから増量
モービック15 mg	メロキシカム	1 M PRN	4日前、6週間前および4ヵ月前に調剤
アミジド5/50	アミロライド／ヒドロクロロチアジド	1 M	5ヵ月前に開始
ゾコール20 mg	シンバスタチン	1 N	
パナドール500 mg	パラセタモール	PRN	時々みられる頭痛のため服用
ザンタック・リリーフ・エクストラストレングス300 mg	ラニチジン	1 BD	

患者の痛風は、アミジドに含有されるヒドロクロロチアジドにより、プリン体が多い食事や高いアルコール摂取量と相俟って誘発されているのではないかと考えられます。急性痛風発作に対するモービックの使用が血圧上昇につながり、フェロデュール増量が必要となったと考えられます。このことが最近の胃内容物の逆流症状にも関与していると思われ、ラニチジン900 mg/日でもコントロールできていません。私はアミジドを中止し、血圧をモニタリングして、必要に応じてACE阻害薬やβ遮断薬など、別の降圧薬を追加することを推奨したいと思います。さらに、NSAIDs療法ではなく、コルヒチンを用いて今後の痛風発作を治療することを推奨したいと思います。

胃上部の不快感の症状をコントロールするため、ザンタックに代えてPPIを検討することも考えられます。この治療は4〜8週間用いることが考えられ、症状が消失しない場合は一層の検査が必要です。モービックが原因となっている可能性も考えられます。

また、脂質プロファイルの評価が推奨されます。

その他の所見および推奨事項は添付の報告書に記載しています。

患者の病態の非薬理学的管理について助言し、書面による情報をいくつか提供しました。

ほかにお手伝いできることがありましたら、また、上記の事柄についてお話しする必要がありましたら、ご連絡ください。

ご一緒にお仕事ができて嬉しく思います。△△さんの投薬管理計画書をお待ちしております。新たな臨床情報によって私の報告（添付）の妥当性に影響が及ぼされる可能性があることは承知しております。

敬具

薬剤師の氏名

症例13 筋骨格系・心血管系・消化管・鎮痛薬

参考文献

1. Writing Group for Therapeutic Guidelines; Gastrointestinal. Therapeutic Guidelines: Gastrointestinal. 4th ed. North Melbourne: Therapeutic Guidelines Limited; 2006.
2. Writing Group for Therapeutic Guidelines: Cardiovascular. Therapeutic Guidelines: Cardiovascular. 5th Edition ed. North Melbourne: Therapeutic Guidelines Limited; 2008.
3. Writing Group for Therapeutic Guidelines; Rheumatology. Therapeutic Guidelines: Rheumatology. 1 st ed. North Melbourne: Therapeutic Guidelines Limited; 2007,
4. Writing Group for Therapeutic Guidelines: Analgesic. Therapeutic Guidelines: Analgesic. 5th ed. North Melbourne: Therapeutic Guidelines Limited; 2007.
5. Australian Medicines Handbook. Adelaide: Australian Medicines Handbook Pty Ltd; 2009.
6. MIMS Online. Sydney: MIMS Australia Pty Ltd; 2008.

◆関連性のあるセルフケアファクトカード
- 高血圧（20頁参照）
- 脂肪とコレステロール（89頁参照）
- 痛風（32頁参照）
- 体重と健康（52頁参照）

腰痛

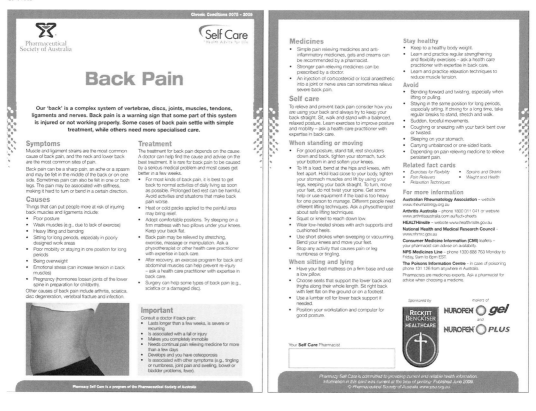

筋骨格系・心血管系・消化管・鎮痛薬　症例13

アルコール

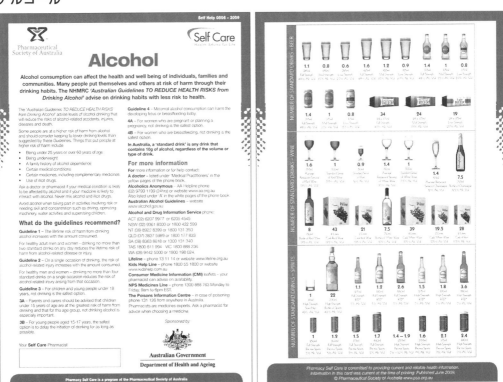

運動と心臓

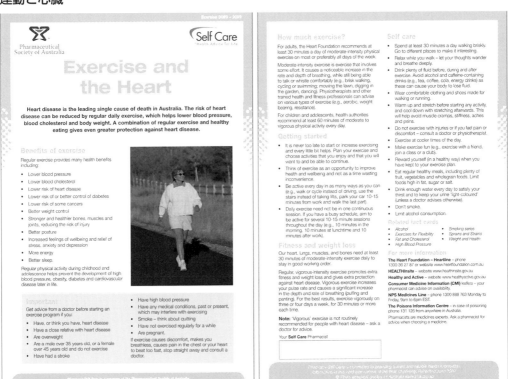

症例 14　心血管系・消化管・内分泌系

> **症例情報**
> 患者は74歳女性。薬剤レビューのため照会があった。よく来店する患者である。

A. 情報収集

◆薬剤レビュー照会時に得られた情報の抜粋

患者（74歳）には以下の症状がある。

- 慢性閉塞性肺疾患（COPD）
- 気管支拡張症
- 骨粗鬆症（T7およびT8の圧迫骨折）
- 心房細動（ペースメーカー使用）
- 慢性心不全（収縮期）
- 脳血管障害
- 消化性潰瘍疾患（十二指腸潰瘍—ピロリ菌）
- 原発性甲状腺機能低下症

体重80 kg、身長154 cm。最近の血圧測定値は110/70 mmHgである。

現在使用している薬剤

商品名	用法・用量
ビコール 2.5 mg	1 N
フェロ・グラデュメット 325 mg	1 M　週3回
ラノキシン PG 62.5 μg	1 M
ラシックス M 20 mg	1 M
スロー K 600 mg	1 M
オロキシン 100 μg	1 M　火曜、木曜、土曜を除く
オロキシン 50 μg	1 M　火曜、木曜、土曜を除く
オステリンビタミンD＆カルシウム 12.5 μg/600 mg	1 M
ロカルトロール 0.25 μg	1 BD
パナマックス 500 mg	1〜2 Q4H PRN
プラバコール 40 mg	1 N
リノコート点鼻薬 32 μg	1 BD PRN
セレタイド吸入剤 25/250	2 BD
スピリーバ 18 μg	1 M　HandiHaler 吸入器を使用
ソマック 40 mg	1 M
ステメチル 5 mg	1 PRN

心血管系・消化管・内分泌系　症例14

関連性のある臨床化学検査の結果

		基準値
ナトリウム	139	135～145 mmol/L
カリウム	5.0	3.5～5.6 mmol/L
クロール	103	99～108 mmol/L
炭酸水素	20	23～33 mmol/L
尿素	9.4	2.1～9.0 mmol/L
クレアチニン	76	50～110 μmol/L
eGFR	61	60 mL/分/1.73 m^2 以上
総コレステロール	3.4	3.9～5.5 mmol/L
トリグリセリド	0.9	0.5～1.7 mmol/L
FT$_3$	2.8	2.5～6.0 pmol/L
FT$_4$	17	8～22 pmol/L
TSH	1.96	0.30～4.00 mlU/L
鉄	13.7	9.0～31.0 μmol/L
トランスフェリン	2.7	2.0～3.7 g/L
TIBC	60	45～80 μmol/L
飽和度	23	16～60%
フェリチン	82	30～300 μg/L

- アレルギーの既往なし。

◆薬局記録から得られた情報

患者の調剤歴をレビューし、この薬局で以下の薬剤を調剤していることを確認した。

商品名	一般名	用法・用量
ビコール 2.5 mg	ビソプロロール	1 N
フェロ・グラデュメット 325 mg	硫酸鉄	1 M　週3回
ラノキシンPG 62.5 μg	ジゴキシン	1 M
ラシックスM 20 mg	フロセミド	1 M
スローK 600 mg	塩化カリウム	1 M
オロキシン 100 μg	チロキシン	1 M　火曜、木曜、土曜を除く
オロキシン 50 μg	チロキシン	1 M　火曜、木曜、土曜を除く
オステリンビタミンD＆カルシウム 600/12.5	カルシウム 600 mg（炭酸塩として）、コレカルシフェロール 12.5 μg	1 M
ロカルトロール 0.25 μg	カルシトリオール	1 BD
パナマックス 500 mg	パラセタモール	1～2 Q4H PRN

症例14　心血管系・消化管・内分泌系

プラバコール 40 mg	プラバスタチン	1 N
リノコート点鼻薬 32 µg	ブデソニド	1 BD PRN
セレタイド吸入剤 25/250	サルメテロール 25 µg、フルチカゾン 250 µg/dose	2 BD
スピリーバ 18 µg	チオトロピウム	1 M　*HandiHaler* 吸入器を使用
ソマック 40 mg	パントプラゾール	1 M
ステメチル 5 mg	プロクロルペラジン	1 PRN

◆**患者から得る情報**

質問例

- どのように薬を飲んでいますか。どのくらい効いていると思いますか。飲み忘れたことはありませんか。
- 心臓の治療はどのような状況ですか。
- 肺の疾患の治療／呼吸はどのような状態ですか。
- 消化性潰瘍の治療はどのくらい効いていますか。痛みや不快感などの症状はありませんか。
- 処方箋薬やOTC薬、サプリメントを全部含めて、現在どのような薬を使用していますか。
- ほかに病気はありませんか。どのような病気ですか。
- アレルギーはありますか。どのようなアレルギーですか。
- お酒を飲んだり、煙草を吸ったりしますか。量はどのくらいですか。

　患者は町の中心部のアパートで一人暮らしをしている。身だしなみはきちんとしており、アパートはきわめてよく整理整頓されている。2階に住んでおり、自室への階段を登るのに苦労しているという。2～3日に1回ぐらい外出する。ほとんどの場合、外出先は地域の薬局か肉屋である。2匹の飼い猫に新鮮な肉を与えるのが好きである。自動車は運転しない。

　患者から「薬入れ」を見せられた。毎週、自分の薬剤を詰め直すのに使用しているという。古いもので、セロテープで何度も修理されている。薬入れの裏には1994年付の薬剤リストが手書きで記入されているが、判読できなくなっている。OTC薬とサプリメントを含め、ほかに服用している薬剤はなく、地域の薬局に行くのは好きであるが、これほど多くの錠剤を飲まなくてもよくなればいいのにと思っているという。

　面談の結果、患者は自分の薬剤についてかなりよく理解していると思われる。

　患者は利尿薬ラシックスを飲むのが好きではないという。特に地域の店に買い物に行く時がそうで、店の人にトイレを借りてもよいかどうか訊くのが恥ずかしいという。このことが理由で3～4ヵ月前に服用をやめてしまった。症状に何ら変わりはなく、かかりつけの医師には伝えていないという。

　患者は3年以上、十二指腸潰瘍のためソマックを服用している。胃内容物の逆流や胸焼けはないとのことで、実際、このような症状は長期間みられていない。

　何年も前に「貧血」のため、医師からフェロ・グラデュメットを処方された。医師からは同剤が「しばらく」必要になるだろうと言われた。それ以来フェロ・グラデュメットを服用しており、便秘の原因になっていると考えている。

心血管系・消化管・内分泌系　症例14

元喫煙者で、飲酒はしない。アレルギーの既往はない。

B. 情報処理

慢性閉塞性肺疾患（COPD）

COPDは完全には可逆的ではない気流閉塞を特徴とする。気流制限は通常、進行性である。タバコの煙やその他の有害ガスに対する肺の異常な炎症反応がみられる。通常は肺気腫と気道損傷（気道壁肥厚および気道狭窄）の合併となる[1]。

気管支拡張症

気管支拡張症は気管支および細気管支の永久的な拡張状態を指し、反復性または持続性の気管支感染症および咳嗽を特徴とする疾患である[1]。

心房細動

心房細動は心房頻脈の一種で、収縮の割合が力の点でも速度の点でも不整となる。エピソードが急に発生し、介入なしでも1〜2日で自然に元に戻る発作性心房細動、エピソードが急に発生し、積極的な措置を講じて洞調律に戻さないかぎり数日〜数週間持続する持続性心房細動、患者が時間の長短にかかわらず洞調律を維持することができない永久（慢性）心房細動の3種類の臨床パターンに概ね分類される[2]。

脳血管障害（CVA）

CVAまたは脳卒中は、塞栓や血栓（虚血性脳卒中）または出血（出血性脳卒中）によって脳への血液供給が中断されると発症する[11]。

心不全

心不全は、心臓が正常な充満圧のもと、代謝の需要を満たす速度で血液を送り出すことができなくなると発症する。生存率は低い。心不全の主な臨床特徴として息切れ、労作不耐性および水分貯留が挙げられる。収縮機能障害または拡張機能障害によって引き起こされる。よくある原因に虚血性心疾患、高血圧、糖尿病および肥満が挙げられる[2,4]。

骨粗鬆症

骨粗鬆症は骨の衰弱を引き起こす進行性全身性骨格疾患と説明することができるであろう。骨量の減少と骨質（または骨の微細構造）の劣化を特徴とし、骨の脆弱性が増し、骨折しやすくなる。骨折の好発部位に椎骨（脊柱）、橈骨（前腕）、大腿骨および上腕骨が挙げられる。骨折リスクは転倒の危険因子の数とともに増大し、そのひとつに骨密度（BMD）の低下がある。骨折の最大の危険因子は転倒であり、骨粗鬆症ではない。運用上、骨粗鬆症は、BMD値が30歳の成人の平均BMDを2.5標準偏差（SD）以上下回ることと定義される。Tスコア*はBMD測定値が30歳の成人の平均を上回る、あるいは下回る標準偏差の数である[5]。

*症例6（41頁）参照。

消化性潰瘍疾患

消化性潰瘍疾患は通常、NSAIDsやピロリ菌感染に起因する（特に十二指腸潰瘍）。症状に心窩部の痛みや不快感（制酸薬によって軽減することが多い）、悪心、嘔吐および胸焼けが挙げられる。他の上部消化管疾患、特に非潰瘍性消化不良や胃食道逆流症（GERD）の症状との重複がある[6,7]。

甲状腺機能低下症

甲状腺機能低下症（甲状腺の活動性低下）はよくみられる疾患であり、特に55歳以上の女性に多

症例 14　心血管系・消化管・内分泌系

い。原発性甲状腺機能低下症の症状はさまざまであり、同疾患によってほぼ全部の身体系に影響が及ぼされる。主な症状に抑うつ、筋肉痛、貧血、漠然とした倦怠感が挙げられる[8]。

薬剤レビューの所見および推奨事項

所見	推奨事項
服薬管理支援	
患者は毎週、薬剤を薬入れに詰め直しているという。錠剤を飲み忘れないようにするのが難しいため、このようにしている。その「薬入れ」は古く、何度も修理されている。患者が使用しているラノキシンPGが使用期限切れであることを確認した。	Websterパックや、専門家が患者のために用意した別の服薬支援ツールの助けを得ることが推奨される。これにより服薬遵守および医薬品の安全性が改善されると考えられる。
CVAおよび心房細動	
患者には心房細動があるほか、脳卒中の病歴がある。心房細動は脳卒中の危険因子である。患者は脳卒中および心不全の病歴があるため、アスピリンではなくワルファリンが候補となる。	患者にはワルファリン使用の禁忌がないことから、脳卒中の再発リスクを減じるため、ワルファリンの開始が推奨される。
心不全	
ビコール（βアドレナリン受容体遮断薬）とセレタイド（β_2刺激薬）の薬物相互作用の可能性があり、いずれかの薬剤の効果を減少させるおそれがある。	β遮断薬の使用は通常、重度の気管支痙攣を引き起こすおそれがあるため、喘息患者およびCOPD患者には推奨されない[9]。心不全に対するビソプロロールの使用を見直すことが推奨される。β遮断薬をACE阻害薬と併用すると心不全の死亡率を減らすのにさらに効果的になる。患者は現在ACE阻害薬を服用していないため、その心不全レジメンに1種類追加することを検討する[4]。
患者はラシックスを何ヵ月間も服用していない。同剤を中止しても容態は悪化していないと言っている。利尿薬は心不全では症状軽減にのみ使用される。罹病率や死亡率を減少させることはない。	ラシックスの必要性をレビューすることが推奨される。同剤を中止する場合、現在使用中のスローKの必要性も評価する必要がある。
ラノキシンは心不全にみられる心房細動に適応となる。ジゴキシンは治療係数が狭く、血漿濃度のほか、腎機能および電解質の定期的モニタリングが必要である。特に、低カリウム血症、低マグネシウム血症、高カルシウム血症、アシドーシスおよび低酸素症はジゴキシン毒性のリスクを増大させるため、何らかの異常があれば矯正する必要がある。また、甲状腺機能低下症によってジゴキシンに対する感受性が増大する可能性があるため、減量が必要になることも考えられる[10]。Cockroft-Gault式および血清クレアチニン値76 μmol/Lを用いて計算した患者の推定クレアチニンクリアランスは47 mL/分である（軽度腎障害）。	患者が特にラシックスを処方どおりに服用していないことと塩化カリウムの服用を継続していることを考慮すると、血漿ジゴキシン濃度を測定することが推奨される。また、ロカルトロールによって誘発される高カルシウム血症のリスクを考慮して血清カルシウム濃度をモニタリングするほか、甲状腺機能検査を実施することも推奨される。

心血管系・消化管・内分泌系　症例14

コレステロール	
患者の総コレステロール値3.4 mmol/Lは正常な基準値を下回る。	プラバスタチンを40 mgから20 mgに減量し、コレステロール値を再評価することが推奨される。
鉄検査	
患者は現在、フェロ・グラデュメットを1日1錠服用しており、便秘を引き起こしていると訴えている。鉄検査の結果は正常で、鉄欠乏症がないことを示している。	フェロ・グラデュメットの現在の必要性をレビューすることが推奨される。
ソマックと鉄の薬物相互作用の可能性があり、鉄の吸収が減少するおそれがある。カルシウムも鉄の吸収を減少させるおそれがある[9]。	患者の鉄検査の結果は正常であるが、鉄を継続する場合は、その投与とカルシウム投与の間に2〜4時間の間隔を置く必要がある[9]。
十二指腸潰瘍	
患者には十二指腸潰瘍の病歴があるため、ソマックを服用している。患者は消化管への影響はないと言っている。ピロリ菌による潰瘍では通常、除菌成功後の維持抗分泌療法は不要である[7]。さらに、PPIを用いた長期胃酸抑制により、ビタミンB_{12}およびカルシウムの吸収不良のリスクが高まるおそれがある[10]。	用量を減らしたり、必要に応じた使用に切り替えたりすることを視野に入れ、ソマックの必要性をレビューすることが推奨される。そのほか、患者の血清ビタミンB_{12}濃度の測定が推奨される。
骨粗鬆症	
エルゴカルシフェロールとカルシトリオールの併用によって患者の高カルシウム血症のリスクが増大するおそれがある。さらに、閉経後女性の骨粗鬆症の管理におけるロカルトロールの位置づけは十分に確立されていない。脊椎骨折のリスクの軽減に関して低用量治療の有効性を裏づける若干のエビデンスはあるが、その役割での単剤療法としての使用には議論の余地があり、最新のエビデンスによる裏づけはない[8]。	ビスホスホネートの使用など、骨粗鬆症の代替治療のリスクとベネフィットを考慮することが推奨される。
甲状腺機能低下症	
患者のチロキシンのレジメンは複雑で、150 μgを週4日服用している。	患者の甲状腺機能検査の結果は目標範囲内に収まっているが、100 μg/日など、服薬ミスを引き起こす可能性が低い単純なレジメンを検討することが考えられる。
鉄はチロキシンの吸収を減少させるおそれがある[9]。	鉄とチロキシンの両剤を継続し、チロキシンの用量を変更する場合は特に、鉄投与とチロキシン投与の間に4時間以上の間隔を置くほか、甲状腺機能検査の結果をモニタリングすることが推奨される[9]。

症例14　心血管系・消化管・内分泌系

C. 情報伝達

◆患者との話し合い

　骨粗鬆症、心不全、消化性潰瘍疾患などの非薬理学的管理について患者に助言する必要がある。また、患者がかかりつけの医師に無断で一部の薬剤を中止していることを特に考慮して、医薬品の安全性や医師および薬剤師との綿密なやりとりの重要性を強調すべきである。薬剤の定期的レビューの重要性について患者と話し合う必要がある。

　健康的な生活習慣の維持の重要性について口頭で助言するだけではなく、使用している処方箋薬の患者向け医薬品情報リーフレットや骨粗鬆症、胸焼けと消化不良、便秘などに関するセルフケアファクトカードなど、書面による情報を提供する必要がある。

◆医師への連絡

患者のかかりつけの医師に宛てた手紙の見本

薬剤師の住所

医師の住所
日付
○○先生
△△様につきまして
薬剤レビューのため、△△さん (74歳) についてご照会いただき、ありがとうございます。患者にはCOPD、気管支拡張症、骨粗鬆症 (T7およびT8の圧迫骨折)、心房細動 (ペースメーカー使用)、慢性心不全 (収縮期)、脳血管障害、消化性潰瘍疾患 (十二指腸潰瘍—ピロリ菌) および原発性甲状腺機能低下症の病歴があります。
×年×月×日に患者の自宅で面談し、先生からご提供いただいた臨床情報と併せて薬局調剤記録をレビューしました。添付の報告書に要約した私の所見および推奨事項はこの情報に基づくものであり、新たな臨床情報によって私の報告の妥当性に影響が及ぼされる可能性があることは承知しております。
患者の病態の非薬理学的管理について助言し、書面による情報をいくつか提供しました。
私の所見および推奨事項についてさらにお話しする必要がありましたら、症例カンファレンスを実施することもできるかと思います。あるいは、ご都合のよい時に電話で報告書について話し合いができますと幸いです。
△△さんの投薬管理計画書をお待ちしております。
ほかにお手伝いできることがありましたらご連絡ください。
敬具
薬剤師の氏名

心血管系・消化管・内分泌系　症例14

参考文献

1. Writing Group for Therapeutic Guidelines: Respiratory. Therapeutic Guidelines: Respiratory. North Melbourne: Therapeutic Guidelines Limited; 2005 & 2006.
2. Writing Group for Therapeutic Guidelines: Cardiovascular. Therapeutic Guidelines: Cardiovascular. 5th ed. North Melbourne: Therapeutic Guidelines Limited; 2008.
3. Fauci A, Braunwald E, Kasper D et al. Harrison's Principles of Internal Medicine. 17th ed: McGrawHill; 2008.
4. McKelvie R. Heart Failure. BMJ Clinical Evidence. 2007.
5. National Osteoporosis Guideline Group. Osteoporosis – clinical guideline for prevention and treatment: Executive Summary. Accessed 28 January 2008.
6. Australian Medicines Handbook: Drug Choice Companion: Aged Care. Adelaide: Australian Medicines Handbook Pty. Ltd; 2006.
7. Writing Group for Therapeutic Guidelines: Gastrointestinal. Therapeutic Guidelines: Gastrointestinal. 4th ed. North Melbourne: Therapeutic Guidelines Limited; 2006.
8. Writing Group for Therapeutic Guidelines: Endocrinology. Therapeutic Guidelines: Endocrinology. North Melbourne: Therapeutic Guidelines Limited; 2004.
9. MICROMEDEX Healthcare Series (electronic version), www.thomsonhc.com, 2009.
10. Australian Medicines Handbook. Adelaide: Australian Medicines Handbook Pty Ltd; 2009.
11. Writing Group for Therapeutic Guidelines: Therapeutic Guidelines Neurology. 3rd ed. North Melbourne: Therapeutic Guidelines Limited; 2007.

◆関連性のあるセルフケアファクトカード

- 胸焼けと消化不良（60頁参照）

骨粗鬆症

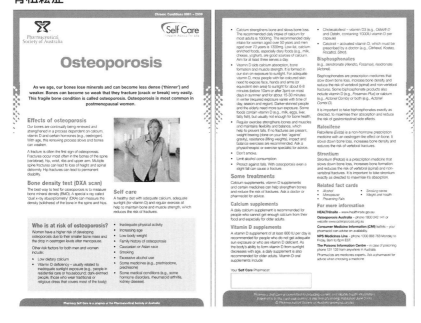

症例15　心血管系・内分泌系・消化管

> **症例情報**
> 患者は70歳男性。薬剤レビューのため照会があった。多数の薬剤を服用しており、血糖値のコントロールに苦労している。

A. 情報収集

◆薬剤レビュー照会時に得られた情報の抜粋

患者（70歳）には以下の症状がある。
- 緑内障
- 糖尿病
- 高血圧
- 冠動脈疾患
- 心筋梗塞（4年前）
- 腎障害

体重85 kg、身長179 cm。最近の座位血圧は150/90 mmHgであった。また、最近の血液検査の結果はクレアチニン150 μmol/L（基準値55〜110 μmol/L）、総コレステロール（TC）5.1 mmol/L（基準値5.5 mmol/L未満）および高密度リポ蛋白コレステロール（HDL-C）1.0 mmol/L（基準値0.9〜2.0 mmol/L）である。

現在使用している薬剤

商品名	用法・用量
カルジプリン100 mg	1 M
ディラトレンド12.5 mg	1 BD
ディアミクロンMR 30 mg	1 BD
ラシックス20 mg	1 D
イムデュール60 mg	1 N
ロセック20 mg	1 BD
プラビックス75 mg	1 M
トリテース1.25 mg	1 M
ゾコール40 mg	1 N
キサラタン点眼薬	1 BE N

- アレルギーの既往なし。

◆薬局記録から得られた情報

患者の調剤歴をレビューし、以下の薬剤を使用していることを確認した。

商品名	一般名	用法・用量	コメント
ディラトレンド12.5 mg	カルベジロール	1 BD	2年前にデラリンからディラトレンドに変更

心血管系・内分泌系・消化管　症例15

ディアミクロンMR 30 mg	グリクラジド	1 BD	
ラシックス 20 mg	フロセミド	1 D	
イムデュール 60 mg	一硝酸イソソルビド	1 N	
ロセック 20 mg	オメプラゾール	1 M	医師の処方記録にあるとおりBDではなく1 Mとして調剤された。
プラビックス 75 mg	クロピドグレル	1 M	4年前に開始
トリテース 1.25 mg	ラミプリル	1 BD	医師の処方記録にあるとおり1 Dではなく1 BDとして調剤された。
ゾコール 40 mg	シンバスタチン	1 N	
キサラタン点眼薬	ラタノプロスト	1 BE N	

◆**患者から得る情報**

質問例

- 薬は効いていますか。
- どのようにして薬を毎日飲み忘れないようにしていますか。
- 糖尿病の具合はいかがですか。血糖値をモニタリングしていますか。最近ほかに血液検査を受けましたか。どのような食事をしていますか。
- 眼薬は効いていますか。
- ロセックを1日にどのくらい飲んでいますか。飲み始めたのはいつですか。胃食道逆流症（GERD）の症状はありませんか。
- トリテースを1日にどのくらい飲んでいますか。飲み始めたのはいつですか。
- 処方箋薬やOTC薬、サプリメントを全部含めて、現在どのような薬を使用していますか。
- ほかに病気はありませんか。どのような病気ですか。
- アレルギーはありますか。どのようなアレルギーですか。
- お酒を飲んだり、煙草を吸ったりしますか。量はどのくらいですか。

　患者はいずれの薬も忘れずに飲むことに関しては、かなりうまくできているという。4年前に心臓発作を起こしてからは特によく服薬遵守に努めている。患者は使用している薬剤の重要性を理解している。

　患者はほぼ毎日、血糖値をモニタリングしており、1日に数回測定することも多い。食前に測定することもあれば、食後に測定することもある。この2週間の測定値は8.0～12.0 mmol/Lであった。休暇中にいくぶん体重が増えることを少し心配しているという。患者は体重が増えすぎると再び心臓発作を起こす可能性が高まることを理解している。最近のクリスマスの期間は食事が特に大変であったとのことである。最近かかりつけの医師によって実施された検査以外の血液検査については知らない。毎晩、妻に点眼薬の投与を手伝ってもらっており、視力は「OK」という。眼科医はキサラタンを開始してから、患者の眼圧は問題ないと考えている。

　胸痛が発現しつつあった約4年半前にロセックを開始したという。当初はGERDではないかと

症例 15　心血管系・内分泌系・消化管

考えられたため、それ以来、同剤を1日1錠の用量で継続している。胸痛はかなり長い間みられていない。

トリテースは心臓発作を起こしたのちに処方され、1日1錠服用してきた。添付文書に1日2回と書かれていることには気づいていなかった。

患者はOTC薬のカルジプリン錠およびフェロ・グラデュメット錠を購入している。カルジプリンは心臓発作を起こしたのちに開始したもので、医師は患者がこの薬局で同剤を購入していることを知っている。鉄剤は1錠を2日に1回、朝に服用している。少し「体調が悪い」と感じた数年前に開始した。患者は高い鉄分を維持するにはそれが最もよいと考えている！

非喫煙者で、ときどき社交の場でビールを嗜む。

B. 情報処理

患者はOTC薬とサプリメントを含め、以下の薬剤を使用している。

商品名	一般名	用法・用量	コメント
ディラトレンド 12.5 mg	カルベジロール	1 BD	2年前にデラリンからディラトレンドに変更
ディアミクロンMR 30 mg	グリクラジド	1 BD	
ラシックス 20 mg	フルセミド	1 D	
イムデュール 60 mg	一硝酸イソソルビド	1 N	
ロセック 20 mg	オメプラゾール	1 M	1日1錠だけ服用
プラビックス 75 mg	クロピドグレル	1 M	4年前に開始
トリテース 1.25 mg	ラミプリル	1 BD	1日1錠だけ服用
ゾコール 40 mg	シンバスタチン	1 N	
キサラタン点眼薬	ラタノプロスト	1 BE N	
カルジプリン 100 mg	アスピリン	1 D	4年前に開始
フェロ・グラデュメット	硫酸鉄	1錠を2日に1回	疲労回復のため（自己判断で服用）

高血圧

高血圧は動脈圧の上昇のほか、脳卒中や心筋梗塞、腎不全、心不全、その他の血管合併症のリスク増大を特徴とする。安静時血圧 120/80 mmHg 未満が正常とされ、血圧 120〜139/80〜89 mmHg が正常高値とされる[1]。成人の治療目標血圧は以下のとおり。

患者集団	目標 (mmHg)
1 g/日以上の蛋白尿がある人（糖尿病の有無は問わない）	125/75未満
随伴疾患または末端器官損傷のある人（冠動脈性心疾患や糖尿病、慢性腎疾患、脳卒中、一過性脳虚血発作 [TIA]、300 mg/日以上の蛋白尿など）	130/80未満

心血管系・内分泌系・消化管　症例15

| 冠動脈性心疾患、糖尿病、腎不全、0.25 g/日以上の蛋白尿、脳卒中およびTIAのいずれにも該当しない人 | 140/90未満（許容される場合はさらに低い数値） |

腎機能

腎機能はクレアチニンクリアランス（CrCl [単位：mL/分]）を推定するCockroft-Gault式を用いて推定することができる。この式には患者の年齢（歳）、性別、体重（単位：kg、実体重と理想体重のうち軽い値）および血清クレアチニン（単位：μmol/Lまたはmmol/L）が必要である。男性患者の式は以下のとおり。

$$\text{CrCl (mL/分)} = \frac{(140 - 年齢) \times 理想体重 (kg)}{0.814 \times 血清クレアチニン (\mu mol/L)}$$

女性患者の場合は上の式で得られた結果に0.85を掛ける。

腎機能も筋肉量も加齢とともに低下するため、高齢者では血清クレアチニン値が基準範囲内に収まることも考えられるが、クレアチニンクリアランスが減少している可能性が考えられる。腎障害がある場合に用量調整が必要となる薬剤を処方する前には腎機能を評価する必要がある[1,2]。

理想体重

理想体重は以下の式を用いて計算することができる。

女性　45.5 kg +（身長が152 cmを上回る分を1 cmにつき）0.9 kg/cm
男性　50.0 kg +（身長が152 cmを上回る分を1 cmにつき）0.9 kg/cm

大柄な場合は10%プラス、小柄な場合は10%マイナス。

腎障害

腎障害は投薬量を決定する目的では以下のように分類することができる。

- 重度の障害　クレアチニンクリアランス10 mL/分未満
- 中等度の障害　クレアチニンクリアランス10〜25 mL/分
- 軽度の障害　クレアチニンクリアランス25〜50 mL/分

計算例　患者の腎機能の推定

$$\text{CrCl} = \frac{(140 - 70) \times 74.3}{0.814 \times 150}$$
$$= 42 \text{ mL/分}$$

開放隅角緑内障

開放隅角緑内障は最も多い形態の緑内障である。緑内障とは特定のパターンの視神経乳頭および視野欠損を特徴とする一群の視神経症を指す。現在の治療では眼圧上昇の抑制に重点を置く[2]。

2型糖尿病

2型糖尿病は環境的影響によって誘発される代謝性疾患であり、遺伝に左右されると考えられる。膵臓によるインスリン分泌の異常、肝グルコース産生の抑制不全、標的組織（筋肉など）でのインスリンの作用に対する抵抗性という主に3つの異常が認められる[4]。糖尿病は冠動脈性心疾患、脳血管疾患および末梢血管疾患による罹病および死亡の大きな危険因子である。そのため、喫煙や脂質異常症、高血圧などの危険因子を積極的に管理する必要がある[4]。

2型糖尿病の危険因子には以下のものが挙げられる[4]。

症例 15　心血管系・内分泌系・消化管

- 耐糖能障害または空腹時血糖異常
- 妊娠糖尿病の既往歴
- 年齢45歳以上で、以下の危険因子の少なくとも1つに該当
    - 肥満 (BMI [Body Mass Index] 30 kg/m² 以上)
    - 2型糖尿病のある一親等の親族
    - 高血圧
- ほかに危険因子がない場合は年齢55歳以上
- 35歳以上 (過体重の場合はそれより低年齢) のアボリジニとトレス海峡諸島民
- 高リスクの一定の民族集団で年齢35歳以上 (太平洋諸島民、インド亜大陸から来た人々、中国系の人々が挙げられる)
- 心血管疾患が確認されている人
- 多嚢胞性卵巣症候群のある肥満女性

過体重と肥満

過体重と肥満[4]は全世界でよくみられる病態で、多くの疾患と関わりがある。特に糖尿病、高血圧および脂質異常症が挙げられ、いずれも心血管疾患の主な危険因子である。そのため、過体重と肥満は国民健康問題にも個人の問題にもなっている。中程度の減量 (体重の5～10%) によって大きなベネフィット (死亡および罹病の減少) を得ることができる。治療法には生活習慣プログラムの利用、薬物療法のほか、必要に応じた低カロリー食や手術が挙げられる[4]。

肥満度指数 (BMI) または胴囲はリスク水準を推定するのに用いられ、きわめて筋肉質の人、きわめて若年であるか高齢者を除き、ほとんどの場合、妥当性がある[4]。

肥満度指数＝[(体重kg)/(身長mの二乗)]

分類	肥満度指数 (kg/m²)	併存疾患のリスク
低体重	18.5未満	低 (ただし、他の臨床的問題のリスクが増大することもある)
正常	18.5～24.9	低～中程度
過体重	25～29.9	増大
肥満	30以上	大きく増大 (特に中心性脂肪蓄積に関連して)
グレードⅠ	30～34.9	中程度
グレードⅡ	35～39.9	高度
グレードⅢ	40以上	きわめて高度

(出典　*Endocrinology Therapeutic Guidelines*)

患者はBMIが26.5 kg/m²である。

脂質異常症

脂質異常症とは血漿脂質値の上昇を指す。オーストラリア国立心臓財団とオーストラリア・ニュージーランド心臓協会は『*脂質管理ガイドライン2001*』の暫定的更新を発表した。この意見書は、総コレステロール (TC) ではなく、脂質亜分画、特に低密度リポ蛋白コレステロール (LDL-C) および高密度リポ蛋白コレステロール (HDL-C) の重要性、さらに、治療に関する意思決定の際に将来起こりうる事象の絶対リスクを評価することの重要性を強調するものである[5]。

心血管系・内分泌系・消化管　症例15

薬剤レビューの所見および推奨事項

所見	推奨事項
心筋梗塞（MI）後の管理	
心筋梗塞ののち、ほとんどの患者に対して長期抗血小板療法、β遮断薬、ACE阻害薬（またはアンジオテンシンII受容体遮断薬）およびスタチン療法からなる併用療法が有益である。低用量アスピリンは、禁忌となる場合や耐容性が得られない場合を除き、抗血小板療法の第一選択薬となる。ステント留置後、最大12ヵ月間はプラビックスとアスピリンの併用療法が推奨される。12ヵ月経過後は低用量アスピリンによる維持療法が推奨される。併用療法ではそれ以上の有益性が得られず、出血リスクが著しく増大するためである[1,2]。患者は4年間、プラビックスとアスピリンを投与されている[1]。	プラビックスを中止できるかどうか評価するため、心臓病専門医への照会を検討する。専門家の助言なしにプラビックスの中止を急ぐべきではない。
心筋梗塞後は、罹病率および死亡率を大きく低下させるβ遮断薬が全患者に推奨される。アテノロール、メトプロロールおよびプロプラノロールが心筋梗塞後の使用に承認されている[2]。患者はデラリンからディラトレンドに変更している。ディラトレンドは心筋梗塞後の心血管事象の抑制に関してはアテノロールやメトプロロールほど有用ではないと考えられる。アテノロールが腎排泄されることと、患者のクレアチニンクリアランスが42 mL/分であることを考慮すると、メトプロロールの方がよい。高血圧の治療にディラトレンドを使用することも考えられるが、この適応では現在、政府補助金が得られず、心不全の診断記録もない。	ディラトレンドをメトプロロールに変更することが推奨される。心筋梗塞後の推奨用量は1日50～100 mgである。
高血圧	
患者は現在、トリテースを1日1.25 mg服用している。この用量は照会フォームにも記録されている。当薬局の調剤歴には用量1日2回と記録されているが、患者は1日1回を維持してきた。最近の血圧は150/90 mmHgである。なお、糖尿病患者の目標血圧は130/80 mmHg未満とする必要がある。	トリテースの処方用量と患者が実際に服用している用量が一致していない。服薬遵守を支援するため、2.5 mg（1日）を1回量として服用することが推奨される。反応が得られるまで少なくとも4週間は経過を観察する。
患者は現在、ループ利尿薬ラシックスを1日20 mg服用している。高血圧の管理におけるループ利尿薬の位置づけは、高血圧のコントロールが不十分な場合の塩分過剰および水分貯留の管理に限定される。高血圧のコントロールにはチアジド（サイアザイド）系利尿薬が効果的で、電解質障害の可能性が減少する[2]。	高血圧の管理には、ループ利尿薬よりもチアジド（サイアザイド）系利尿薬を検討することが推奨される。

症例 15　心血管系・内分泌系・消化管

糖尿病	
血糖値測定ミスの原因によくあるのが手の湿りや汚れ、試験紙の使用期限切れ、試験紙の間違った保存法、血糖測定器の間違ったコード化やキャリブレーション、血糖測定器の過度の発熱である。	血糖値の正しい自己モニタリング法について患者に助言した。
患者は現在、血糖値の自己モニタリングを実施している。この2週間のランダム測定値は8.0～12.0 mmol/Lの範囲で一貫して高かった。クリスマスの期間は食事がよくなかったという。空腹時血糖6.0 mmol/L未満、HbA1c 7%以下を維持することにより、糖尿病合併症やミクロおよびマクロの血管疾患のリスクが低下することが明らかにされている。また、UKPDS試験*では、HbA1cが1％減少すると心筋梗塞発症および総死亡が14%減少することが明らかにされた[6]。 ＊ United Kingdom Prospective Diabetes Study：イギリスで1977年から20年にわたって行われた2型糖尿病を対象とした大規模臨床研究。	ディアミクロンの用量の再評価を視野に、患者のHbA1cをモニタリングすることが推奨される。また、血糖値のさらに厳格なコントロールが推奨される。栄養士への照会を検討することも考えられる。
患者にはディアミクロンMR 30 mg（1日2回）が処方されている。この薬剤は1日1回使用することが推奨される。	ディアミクロンMRの用量を60 mg（朝）に変更することが推奨される。

GERD	
患者は数年前からロセック20 mg（1日）を服用している。胸痛を経験し、消化管に起因すると考えられてから同剤の服用を開始した。これまでに消化管の異常があったかどうかはわからない。PPI治療の初期クールは4～8週間とし、その後、中止したり必要に応じて服用したりするべきである[7]。	ロセック中止の試行期間を設け、症状が再発した場合のみ同剤を再開することが推奨される。

モニタリング	
患者には継続的なモニタリングが必要な疾患がいくつもある。	患者の年齢、投薬レジメン（ACE阻害薬および利尿薬）、最近のクレアチニンクリアランス（42 mL/分）を考慮すると、尿素、電解質およびクレアチニン（UECs）の定期的モニタリングが推奨される。さらに、スタチン療法を実施していることから、肝機能（クレアチンキナーゼ[CK]およびトランスアミナーゼ）のレビューが有益と思われる。フェロ・グラデュメットを2日に1回服用していることから、糖尿病のモニタリング（HbA1cおよび血糖値）のほかに、鉄の状態をモニタリングすることが推奨される。また、PPIはビタミンB_{12}の吸収不良を引き起こす。

心血管系・内分泌系・消化管　症例15

患者は現在、夜にゾコール40 mgを服用している。患者には腎障害、糖尿病、年齢70歳以上、ゾコール用量40 mg以上など、スタチンミオパチーの危険因子が多い。患者の最近の総コレステロール (TC) 値は5.1 mmol/Lで、高リスク患者の治療目標は4.0 mmol/L未満である。

シンバスタチンの減量 (1日20 mg) が必要な場合は、生活習慣の改善のほか、エゼチミブの追加を検討することが考えられる。

C. 情報伝達

◆患者との話し合い

　　高血圧や虚血性心疾患、糖尿病など、患者の持病の多くに対し、食事と運動の有益性について助言する必要がある。また、血圧や血糖値などの定期的モニタリングの重要性を知らせるべきである。なお、患者が自分の血糖値を定期的にモニタリングしていることは非常によいといえる。

　　薬剤の定期的レビューの重要性について患者と話し合う必要がある。また、健康的な生活習慣の維持の重要性について口頭で助言するだけではなく、使用している処方箋薬の患者向け医薬品情報リーフレットや高血圧、糖尿病などに関するセルフケアファクトカードなど、書面による情報を提供する必要がある。

◆医師への連絡

　　患者のかかりつけの医師に宛てた手紙の見本

薬剤師の住所

医師の住所
日付
○○先生
△△様につきまして
薬剤レビューのため、△△さん (70歳男性、緑内障、糖尿病、高血圧、冠動脈疾患、心筋梗塞 [4年前] および腎障害の病歴あり) についてご照会いただき、ありがとうございます。
×年×月×日に患者の自宅で面談しました。現在、以下の処方箋薬およびOTC薬を使用されています。

商品名	一般名	用法・用量
ディラトレンド 12.5 mg	カルベジロール	1 BD
ディアミクロン MR 30 mg	グリクラジド	1 BD
ラシックス 20 mg	フルセミド	1 D
イムデュール 60 mg	一硝酸イソソルビド	1 N
ロセック 20 mg	オメプラゾール	1 M
プラビックス 75 mg	クロピドグレル	1 M
トリテース 1.25 mg	ラミプリル	1 D
ゾコール 40 mg	シンバスタチン	1 N
キサラタン点眼薬	ラタノプロスト	1 BE N

症例 15　心血管系・内分泌系・消化管

カルジプリン100mg	アスピリン	1 D
フェロ・グラデュメット	硫酸鉄	1錠を2日に1回

所見および推奨事項を詳しく記載した私の薬剤レビュー報告書を添付いたしますので、ご検討くださいますようお願いいたします。この薬剤レビュー報告書は私が得ることができた情報に基づくものです。他の臨床情報によって私の推奨事項の妥当性に影響が及ぼされる可能性があることは承知しております。

ほかにお手伝いできることがありましたら、また、報告書に関する事項についてお話しする必要がありましたらご連絡ください。ご一緒にお仕事ができて嬉しく思います。△△さんの投薬管理計画書をお待ちしております。

敬具
薬剤師の氏名

◆関連性のあるセルフケアファクトカード
- 高血圧（20頁参照）
- 体重と健康（52頁参照）
- 脂肪とコレステロール（89頁参照）
- 2型糖尿病（20頁参照）

参考文献

1. Writing Group for Therapeutic Guidelines: Cardiovascular. Therapeutic Guidelines: Cardiovascular. 5th Edition ed. North Melbourne: Therapeutic Guidelines Limited; 2008.
2. Australian Medicines Handbook. Adelaide: Australian Medicines Handbook Pty Ltd; 2009.
3. Writing Group for Therapeutic Guidelines: Antibiotic. Therapeutic Guidelines: Antibiotic. 13th ed. North Melbourne: Therapeutic Guidelines Limited; 2006.
4. Writing Group for Therapeutic Guidelines: Endocrinology. Therapeutic Guidelines: Endocrinology. North Melbourne: Therapeutic Guidelines Limited; 2004.
5. National Heart Foundation of Australia and the Cardiac Society of Australia and New Zealand. Position statement on lipid management-2005. Heart Lung and Circulation. 2005;14:275-291.
6. Holman R, Paul S, Bethel A, Matthews D, Neil H, 10-Year Follow-up of Intensive Glucose Control in Type 2 Diabetes. N Eng J Med. 2008(359):1577-89.
7. Writing Group for Therapeutic Guidelines: Gastrointestinal. Therapeutic Guidelines: Gastrointestinal. 4th ed. North Melbourne: Therapeutic Guidelines Limited; 2006.

血液と電解質・筋骨格系・向精神薬・消化管・内分泌系　症例16

> **症例情報**
> 患者は73歳男性。薬剤レビューのため照会があった。よく来店する患者である。

A. 情報収集

◆**薬剤レビュー照会時に得られた情報の抜粋**

患者（73歳）には以下の症状がある。

- 高血圧
- 2型糖尿病
- ドライアイ
- 変形性関節症
- 末梢性ニューロパチー
- 糖尿病性網膜症
- 閉塞性睡眠時無呼吸
- うつ病

体重135 kg、身長165 cm。最近の血圧測定値は140/80 mmHgである。

現在使用している薬剤

商品名	用量
アルドメット 250 mg	1 BD
ベタロック 50 mg	1/2 M
カルディゼム CD 360 mg	1 N
カルチア 100 mg	1 M
ジチアジド 25 mg	1 M
リピトール 20 mg	1 M
ミックスタード 30/70	70 U Mおよび70 U N
パナドール・オステオ 665 mg	2TDS
ソマック 40 mg	1 N
トリテース 10 mg	1 M
ゾロフト 100 mg	2 M
ザイロプリム 300 mg	1 M

関連性のある臨床化学検査の結果

		基準値
ナトリウム	143	135〜145 mmol/L
カリウム	4.7	3.5〜5.6 mmol/L
クロール	108	99〜108 mmol/L

症例 16　血液と電解質・筋骨格系・向精神薬・消化管・内分泌系

炭酸水素	28	23〜33 mmol/L
尿素	11.1	2.1〜9.0 mmol/L
クレアチニン	100	50〜110 μmol/L
尿酸	0.36	0.20〜0.45 mmol/L
総コレステロール	3.9	5.5 mmol/L 未満
トリグリセリド	1.1	1.7 mmol/L 未満
HbA1c	5.8	4.0〜6.0%（非糖尿病）
Hb	128	130〜180 g/L
WBC	6.6	$4.0〜11.0×10^9$
PLT	111*	$150〜450×10^9$
RBC	4.10	$4.30〜6.20×10^{12}$
HCT	0.40	0.38〜0.54
MCV	96.3	80.0〜100.01 fL
MCH	31.2	27.0〜32.0 pg
MCHC	324	310〜360 g/L
RDW	54.0	35〜50 fL

Hb＝ヘモグロビン、*WBC*＝白血球数、*PLT*＝血小板数、*RBC*＝赤血球数、*HCT*＝ヘマトクリット、*MCV*＝平均赤血球容積、*MCH*＝平均赤血球ヘモグロビン、*MCHC*＝平均赤血球ヘモグロビン濃度、*RDW*＝赤血球分布幅
*軽症血小板減少症

- アレルギーの既往なし。

◆薬局記録から得られた情報

患者の調剤歴をレビューし、以下の薬剤を服用していることを確認した。

商品名	一般名	用法・用量	コメント
アルドメット 250 mg	メチルドパ	1 BD	数年前から
ベタロック 50 mg	メトプロロール	1/2 M	数年前から
カルディゼム CD 360 mg	ジルチアゼム	1 N	数年前から
カルチア 100 mg	アスピリン	1 M	数年前から
ジチアジド 25 mg	ヒドロクロロチアジド	1 M	数年前から
リピトール 20 mg	アトルバスタチン	1 M	
ミックスタード 30/70	ヒト中性インスリン-イソフェンインスリン	70 U Mおよび 70 U N	
パナドール・オステオ 665 mg	パラセタモール	2TDS	
ソマック 40 mg	パントプラゾール	1 N	
トリテース 10 mg	ラミプリル	1 M	

血液と電解質・筋骨格系・向精神薬・消化管・内分泌系　症例16

| ゾロフト100 mg | セルトラリン | 2 M | 数ヵ月前から |
| ザイロプリム300 mg | アロプリノール | 1 M | 数年前から |

◆患者から得る情報

質問例

- どのように薬を飲んでいますか。どのくらい効いていますか。薬を飲み忘れたことはありますか。
- 高血圧の治療はどのような状況ですか。血圧はどのくらいですか。
- 糖尿病の治療はどのような状況ですか。ご自分の血糖値をモニタリングしていますか。どのような食事を摂っていますか。
- 変形性関節症の治療はどのくらい効いていますか。痛みや不快感はありませんか。それはいつ起きますか。よくなったり悪くなったりする原因は何ですか。関節炎に対して薬以外の手段を試したことはありますか。
- 気分はいかがですか。うつ病の治療はどのくらい効いていますか。
- ドライアイがよくなったり悪くなったりする原因はありますか。ドライアイに眼薬を試したことはありますか。
- 処方箋薬やOTC薬、サプリメントを全部含めて、現在どのような薬を使用していますか。
- ほかに病気はありますか。どのような病気ですか。
- アレルギーはありますか。どのようなアレルギーですか。
- お酒を飲んだり、煙草を吸ったりしますか。量はどのくらいですか。

　患者は薬剤を必ず処方どおりに服用しているわけではないという。多くのさまざまな薬剤を使用しており、本当にすべて必要なのだろうかと思っている。朝寝したり、昼寝したりするため、薬を飲み忘れることもある。薬局の調剤歴からもそのことがわかる。一方で、ショッピングセンターにある別の薬局でも薬剤を調剤してもらうことがあるという。

　患者は定期的にかかりつけの医師を受診している。処方箋を引き続きもらうため、受診する必要がある。医師によると、血圧は改善しているが、140/80 mmHgであり、依然少し高い。

　患者は血糖測定器をもっていたが、かなり長い間（おそらく6～12ヵ月）血糖値を測定していないという。以前はよく「ジャンクフード」を食べ、今でも大いに楽しんでいるが、減らそうと努めている。健康的な食事がきわめて重要であることは承知しているが、「健康によい食べ物」では満腹にならないように思えるという。栄養士に相談したこともある。減量を助けるだけではなく、高血圧や糖尿病にもよい健康的な食事の重要性を説明した。

　運動するとあまりにも疲れるため、めったに運動しない。膝および股関節の関節炎のせいで運動できないのが常である。

　疲れを感じる時間が多い。特に、睡眠時無呼吸のための経鼻的持続陽圧呼吸装置（CPAP装置）を使用できない時がそうである。

　今でも関節炎による痛みと不快感がある。関節炎が本当にひどい時はパナドール・オステオを1～2錠服用する傾向がある。少し効くが、よく効くとはいえない。

　ゾロフトを数ヵ月前から服用しており、効果を発揮しているようである。開始から約6週間後に

症例 16　血液と電解質・筋骨格系・向精神薬・消化管・内分泌系

医師により1錠から2錠に増量されたという。クリスマス以降、痛風発作はみられていない。この2週間、下痢がある。ゾロフトの増量と時期が一致していると思われる。

OTC薬とサプリメントを含め、ほかに使用している薬剤はない。すでに薬が多すぎると感じているが、ドライアイの治療に点眼薬を試したいと考えている。

アレルギーの既往はなく、非喫煙者である。通常は夕食時にワインを1〜2杯飲む。

B. 情報処理

患者はOTC薬とサプリメントを含め、以下の薬剤を使用している。

現在使用している薬剤

商品名	一般名	用法・用量
アルドメット 250 mg	メチルドパ	1 BD
ベタロック 50 mg	メトプロロール	1/2 M
カルディゼム CD 360 mg	ジルチアゼム	1 N
カルチア 100 mg	アスピリン	1 M
ジチアジド 25 mg	ヒドロクロロチアジド	1 M
リピトール 20 mg	アトルバスタチン	1 M
ミックスタード 30/70	ヒト中性インスリン-イソフェンインスリン	70 U M および 70 U N
パナドール・オステオ 665 mg	パラセタモール	2 PRN
ソマック 40 mg	パントプラゾール	1 N
トリテース 10 mg	ラミプリル	1 M
ゾロフト 100 mg	セルトラリン	1.5 M
ザイロプリム 300 mg	アロプリノール	1 M

高血圧

高血圧は動脈圧の上昇のほか、脳卒中や心筋梗塞、腎不全、心不全、その他の血管合併症のリスク増大を特徴とする。安静時血圧 120/80 mmHg 未満が正常とされ、血圧 120〜139/80〜89 mmHg が正常高値とされる[1]。成人の治療目標血圧は以下のとおり。

患者集団	目標 (mmHg)
1 g/日以上の蛋白尿がある人(糖尿病の有無は問わない)	125/75未満
随伴疾患または末端器官損傷のある人(冠動脈性心疾患や糖尿病、慢性腎疾患、脳卒中、一過性脳虚血発作[TIA]、300 mg/日以上の蛋白尿など)	130/80未満
冠動脈性心疾患、糖尿病、腎不全、0.25 g/日以上の蛋白尿、脳卒中およびTIAのいずれにも該当しない人	140/90未満(許容される場合はさらに低い数値)

血液と電解質・筋骨格系・向精神薬・消化管・内分泌系　症例16

2型糖尿病

　2型糖尿病は環境的影響によって誘発される代謝性疾患であり、遺伝に左右されると考えられる。膵臓によるインスリン分泌の異常、肝グルコース産生の抑制不全、標的組織（筋肉など）でのインスリンの作用に対する抵抗性という主に3つの異常が認められる。糖尿病は冠動脈性心疾患、脳血管疾患および末梢血管疾患による罹病および死亡の大きな危険因子である。そのため、喫煙や脂質異常症、高血圧などの危険因子を積極的に管理する必要がある[2]。

　2型糖尿病の危険因子には以下のものが挙げられる[2]。

- 耐糖能障害または空腹時血糖異常
- 妊娠糖尿病の既往歴
- 年齢45歳以上で、以下の危険因子の少なくとも1つに該当
  - 肥満（BMI [Body Mass Index] 30 kg/m² 以上）
  - 2型糖尿病のある一親等の親族
  - 高血圧
- ほかに危険因子がない場合は年齢55歳以上
- 35歳以上（過体重の場合はそれより低年齢）のアボリジニとトレス海峡諸島民
- 高リスクの一定の民族集団で年齢35歳以上（太平洋諸島民、インド亜大陸から来た人々、中国系の人々が挙げられる）
- 心血管疾患が確認されている人
- 多嚢胞性卵巣症候群のある肥満女性

変形性関節症

　変形性関節症は関節軟骨の進行性の劣化および減少を特徴とする疾患で、関節周囲の新しい骨や軟組織の増殖を伴う。最もよくみられる形態の関節炎であり、通常は膝や股関節、脊椎、手などの関節に発症し、痛み、硬直、関節可動性の低下、関節の不安定性、変形および摩擦音（コツコツ音）を引き起こす[3]。有病率は年齢とともに増大する[4]。

閉塞性睡眠時無呼吸

　閉塞性睡眠時無呼吸は「睡眠時にみられる咽頭部気道の反復的閉塞（無呼吸）または部分的閉塞（低呼吸）を特徴とする病態」である。高頻度の無呼吸や低呼吸はオキシヘモグロビン不飽和化や覚醒を招くおそれがある。閉塞性無呼吸は「継続的な呼吸努力の存在下で10秒を上回る気流停止」と定義される。低呼吸は「動脈血オキシヘモグロビン飽和度（不飽和度）の3％以上の減少または覚醒を伴う50％以上の10秒間の気流減少」と定義される[5]。

うつ病

　うつ病はよくみられる重大な精神疾患で、気分低下、快感消失（以前は楽しかった活動に対する喜びの喪失）のほか、活力の減少または疲労を特徴とする。うつ病の症状にはこのほか、自信喪失または自尊心低下、非難されるべきことがないのに罪悪感を覚える、死にたいと願う、集中したり決断したりすることが困難になる、動きが遅くなったり興奮したりする、落ち着きを失う、睡眠が困難になる、食習慣が変化するなどが挙げられる。うつ病のサブタイプに大うつ病、軽症うつ病（症状4つ）、中等度うつ病（症状6つ）、重症うつ病（症状8つ）、気分変調性障害、抑うつ気分や不安気分を伴う適応障害がある[6-8]。

症例16　血液と電解質・筋骨格系・向精神薬・消化管・内分泌系

薬剤レビューの所見および推奨事項

所見	推奨事項
血小板減少症	
患者には軽症の血小板減少症（血小板数が少ない）がある。血小板減少症は骨髄産生量の低下、血小板捕捉（通常は脾腫によるもの）、血小板破壊の増加に起因すると考えられる。	血小板減少症を踏まえてアスピリンの使用を見直すことが推奨される。
末梢性ニューロパチー	
患者には末梢性ニューロパチーの診断記録がある。末梢性ニューロパチーの原因は糖尿病、ビタミンB_1欠乏症、ビタミンB_{12}欠乏症、ニトロフラントインなど、さまざまである[9]。パントプラゾールなどのPPIによる長期胃酸分泌抑制により、ビタミンB_{12}の吸収低下を招くおそれがある[7]。	パントプラゾールによってビタミンB_{12}の吸収が低下し、ニューロパチーのリスクが増大する可能性を考慮し、患者のビタミンB_{12}の状態を測定することが推奨される。
薬物相互作用	
メトプロロールとジルチアゼムには薬物相互作用の可能性があり、低血圧、徐脈および房室伝導障害を引き起こすおそれがある[10]。	心臓での相互作用の可能性を著しく減少させられるよう、ジルチアゼムに代えてアムロジピンやフェロジピン、ニフェジピン、レルカニジピンなどのジヒドロピリジン系カルシウムチャネル遮断薬を使用することが推奨される[7,10]。
アスピリンとセルトラリン（とジルチアゼム）には薬物相互作用の可能性があり、鼻出血や点状出血、生命を脅かす出血など、出血リスクが増大するおそれがある[10]。	患者をモニタリングし、出血増加の徴候があるか（どうか）確認することが推奨される[10]。
アトルバスタチンとジルチアゼムには薬物相互作用の可能性があり、CYP3A4によって媒介されるアトルバスタチンの代謝をジルチアゼムが阻害することが考えられるため、横紋筋融解症のリスクが増大するおそれがある[10]。	患者をモニタリングし、ミオパチーや横紋筋融解症の徴候および症状（筋肉の疼痛や圧痛、脱力、尿の変色）がないか（どうか）確認することが推奨される。疑いがある場合、クレアチニンキナーゼ（CK）値が著明に増大していれば、治療を中止する必要がある[10]。
アロプリノール	
Cockroft-Gault式を用いた場合、患者のクレアチニンクリアランスは、直近のクレアチニン値（100 μmol/L）と理想体重から、55 mL/分と推定される。アロプリノールおよびその代謝産物が主に腎から排泄されるため、腎障害がある場合は用量調整が必要である[7,10]。	アロプリノールを1日300 mgから1日200 mgないし150 mgに減量することが推奨される[10]。
患者は現在、高血圧の管理のため、ジチアジド25 mgを服用している。チアジド（サイアザイド）系利尿薬は高尿酸血症を引き起こしたり、痛風を悪化させたりするおそれがある[7]。患者には痛風の既往歴がある。	チアジド（サイアザイド）系利尿薬を中止することが推奨される。

血液と電解質・筋骨格系・向精神薬・消化管・内分泌系　症例16

変形性関節症	
患者は現在、必要な時だけパラセタモールを服用しているが、変形性関節症に効果を発揮しているとは思えないという。	パラセタモール650 mgを増量し、日常的に1日3回、2錠投与することが推奨される。
うつ病	
現在、患者はセルトラリンにより、うつ病を治療している。メチルドパはうつ病を悪化させるおそれがある。うつ病のある患者では、薬剤誘発性のうつ病が重症化する可能性がある[10]。	メチルドパの中止を視野に入れて降圧薬を見直すことが推奨される。患者は現在、メチルドパのほかにメトプロロール、ジルチアゼム、ヒドロクロロチアジドおよびラミプリルを服用している。
甲状腺機能低下症は糖尿病によくみられる併存疾患である。うつ病に対するゾロフトが最近増量されたことを考慮すると、うつ病の器質的な原因は除外すべきである[11-14]。	甲状腺機能検査を実施することが推奨される。
下痢	
患者にはこの数週間、下痢があるという。セルトラリンを1日100 mgから1日200 mgに増量した時期に一致する。また、SSRIを増量した場合でも、必ずしもうつ病のコントロールが改善されるわけではないことが確認されている。	下痢があることを考慮すると、セルトラリンの用量を100 mg以上にしても大きな治療反応は概ね認められないことから、セルトラリンを200 mgから100 mgに減量することが推奨される[7]。
2型糖尿病	
患者は糖尿病のため、インスリンを自己投与しているが、血糖値の自己モニタリングは実施していない。	患者の糖化ヘモグロビン値5.8%はコントロール良好であることを示しているが、低血糖発作を最小限に抑えるため、空腹時血糖値を自己モニタリングすることが推奨される。
ドライアイ	
患者にはかなり前からドライアイの症状があるという。眼の状態が悪くなったりよくなったりする原因について思い当たることはない。ドライアイに何らかの薬剤を試したことはない。ドライアイを引き起こすことが考えられる薬剤に抗コリン薬や利尿薬がある[7]。患者は利尿薬のヒドロクロロチアジドを服用している。そのほか、セルトラリンの有害作用として眼球乾燥症(涙の産生量の低下)が報告されている[10]。	患者は飲んでいる薬が多すぎると思っているが、ドライアイ治療薬を試したいと意思表示している。

C. 情報伝達

◆患者との話し合い

変形性関節症、2型糖尿病および高血圧の非薬理学的管理について患者に助言する必要がある。

症例16 血液と電解質・筋骨格系・向精神薬・消化管・内分泌系

また、睡眠衛生についても話し合うべきである。

薬剤の定期的レビューの重要性について患者と話し合う必要がある。

健康的な生活習慣の維持の重要性について口頭で助言するだけではなく、使用している処方箋薬の患者向け医薬品情報リーフレットや変形性関節症、高血圧、2型糖尿病、眼の充血とドライアイ、うつ病などに関するセルフケアファクトカードなど、書面による情報を提供する必要がある。

◆医師への連絡

患者のかかりつけの医師に宛てた手紙の見本

薬剤師の住所

医師の住所

日付

○○先生

△△様につきまして

薬剤レビューのため、△△さん (73歳) についてご照会いただき、ありがとうございます。患者には高血圧、2型糖尿病、変形性関節症、うつ病、ドライアイ、末梢性ニューロパチー、糖尿病性網膜症および閉塞性睡眠時無呼吸があります。

×年×月×日に患者の自宅で面談し、先生からご提供いただいた臨床情報と併せて薬局調剤記録をレビューしました。添付の報告書に要約した私の所見および推奨事項はこの情報に基づくものであり、新たな臨床情報によって私の報告の妥当性に影響が及ぼされる可能性があることは承知しております。

患者の病態の非薬理学的管理について助言し、書面による情報をいくつか提供しました。

私の所見および推奨事項についてさらにお話しする必要がありましたら、症例カンファレンスを実施することもできるかと思います。あるいは、ご都合のよい時に電話で報告書について話し合いができますと幸いです。

△△さんの投薬管理計画書をお待ちしております。

ほかにお手伝いできることがありましたらご連絡ください。

敬具

薬剤師の氏名

◆関連性のある薬局セルフケアファクトカード

変形性関節症 (52頁参照)

高血圧 (20頁参照)

睡眠障害 (81頁参照)

血液と電解質・筋骨格系・向精神薬・消化管・内分泌系　症例16

参考文献

1. Writing Group for Therapeutic Guidelines: Cardiovascular. Therapeutic Guidelines: Cardiovascular. 5th ed. North Melbourne: Therapeutic Guidelines Limited; 2008.
2. Writing Group for Therapeutic Guidelines: Endocrinology. Therapeutic Guidelines: Endocrinology. North Melbourne: Therapeutic Guidelines Limited; 2004.
3. Fauci A, Braunwald E, Kasper D, et al. Harrison's Principles of Internal Medicine. 17 ed; McGrawHill; 2008.
4. The Merk Manual of Diagnosis and Therapy. 17th ed. West Point Merk & Co. Inc; 1999.
5. Writing Group for Therapeutic Guidelines: Respiratory. Therapeutic Guidelines: Respiratory. North Melbourne: Therapeutic Guidelines Limited; 2005 & 2006.
6. Writing Group for Therapeutic Guidelines: Psychotropic. Therapeutic Guidelines: Psychotropic. North Melbourne: Therapeutic Guidelines Limited; 2008.
7. Australian Medicines Handbook. Adelaide: Australian Medicines Handbook Pty Ltd; 2009.
8. American Psychiatric Association. Diagnostic and Statistical Manual of Mental Disorders, Fourth Edition - Text Revision (DSMIV-TR) 4th ed. Washington: American Psychiatric Association; 2000.
9. Writing Group for Therapeutic Guidelines: Neurology. Therapeutic Guidelines: Neurology. 3rd ed. North Melbourne: Therapeutic Guidelines Limited; 2007.
10. MICROMEDEX Healthcare Series (electronic version), www.thomsonhc.com, 2009.
11. Sullivan P, DA W, Mulder RT JP. The hypothalamic-pituitary=thyroid axis in major depression. Acta Psychiatrica Scandinavica. 1997;95(5):370-8.
12. Berlin I, Corruble E. Thyroid hormones and antidepressant response. Americal Journal of Psychiatry. 2002;159(8).
13. Constant E, Adam S, Seron X, Rruyer R, Seghers A, Daumerie C. Anxiety and depression, attention, and executive functions in hypothyroidism. Journal of the International Neuropsychological Society. 2005;11(5):535—44.
14. Li C, Ford E, Zhao G, Ahluwalia I, Pearsons W, Mokdad A. Prevalence and correlates of undiagnosed depression among US adults with diabetes: the Behavioural Risk Factor Surveillance Sysyem, 2006. Diabetes Research and Clinical Practice. 2009;83(2):268-79.

症例 17 抗感染症薬・内分泌系・心血管系

> **症例情報**
> 患者は68歳女性。薬剤レビューのため照会があった。かかりつけの医師は患者が処方薬を必ずしも服用していないのではないかと考えている。その他の照会理由として複数の薬剤使用の記録があるほか、この1年間に尿路感染症 (UTI) を何度も発現している。

A. 情報収集

◆薬剤レビュー照会時に得られた情報の抜粋

患者 (68歳) には以下の症状がある。

- 糖尿病
- 骨粗鬆症
- 反復性尿路感染症 (RUTI)
- 高血圧

体重82 kg、身長169 cm。最近の血圧測定値は141/93 mmHgであった。また、最近の血液検査ではクレアチニン102 μmol/L (基準値55〜110 μmol/L) であった。HbA1cは8.9% (基準値3.5〜6.0%)、空腹時血糖は7.7 mmol/L (基準値2.5〜5.0 mmol/L) であった。

現在使用している薬剤

商品名	用量
マクロダンチン50 mg	1 D
グリメル5 mg	1 M
ダイアホルミン500 mg	1 TDS
カルトレイト600 mg	1 D
テノーミン50 mg	1 D
ノロキシン400 mg	1 BD

- アレルギーの既往なし。

◆薬局記録から得られた情報

患者の調剤歴をレビューし、以下の薬剤を服用していることを確認した。

商品名	一般名	用法・用量	コメント
ノロキシン400 mg	ノルフロキサシン	1 BD	昨日開始
マクロダンチン50 mg	ニトロフラントイン	1 D	この12ヵ月の間、ほとんど調剤していない
テノーミン50 mg	アテノロール	1 D	5年以上前から
グリメル5 mg	グリベンクラミド	1 BD	この12ヵ月の間に3回調剤
ダイアホルミン500 mg	メトホルミン	1 TDS	2ヵ月前にBDからTDSに変更
シレックス500 mg	セファレキシン	1 TDS	1週間前に調剤

抗感染症薬・内分泌系・心血管系　症例17

◆**患者から得る情報**

質問例

- 薬はどのくらい効いていますか。
- いずれかの薬のことで何か不安はありませんか。
- 薬を毎日飲み忘れないようにするのは簡単ですか、難しいですか。
- UTIが始まったのはいつですか。治療はどのくらい効いていますか。
- 1週間前に別の抗生物質の処方箋を持ってこられましたね。同じ感染症を治療するためのものでしたか。
- 高血圧の治療はどのような状況ですか。
- 糖尿病の治療はどのような状況ですか。ご自分の血糖値をモニタリングすることはありますか。モニタリングすることがある場合、数値はどのくらいですか。どのような食事を摂っていますか。
- 処方箋薬やOTC薬、サプリメントを全部含めて、現在どのような薬を使用していますか。
- ほかに病気はありませんか。どのような病気ですか。
- アレルギーはありますか。どのようなアレルギーですか。
- お酒を飲んだり、煙草を吸ったりしますか。量はどのくらいですか。

　患者は薬を飲み忘れることが多いという。薬がたくさんあるため、どのようなことをする薬なのか、何のための薬なのかわからず、混乱している。

　薬をひとつひとつ確認すると、患者がダイアホルミンについては理解しており、ほぼ毎日、1日2回は何とか服用していることがわかったが、処方は1日3回となっている。グリメルは1日2回ではなく1日1回しか服用しないことが多い。

　カルトレイトはほぼ毎日服用している。足に痛みがあるため、同剤を服用するのを思い出すからである。

　カルトレイトとともにマルチビタミンを毎日服用しているほか、友人からUTIに効くらしいと聞いたクランベリー錠を購入したばかりである。

　マクロダンチンを服用する前に寝入ってしまうことが多い。なぜ同剤を服用しなければならないのか、よくわかっていない。

　抗生物質シレックスはUTIのためのものであるが、効いていない。1週間弱の間、同剤を1日3回服用した。患者はノロキシンがより効くことを願っているが、9錠しか出されておらず、明日には飲み終わってしまうことから、不安を感じている。

　痛みのため、袋入りウラルを使用している。少しだけ効いているという。UTIが再発を続けるため、フラストレーションを感じている。約3年前に初めてUTIを発症し、それから10回以上発症している。

　テノーミンを何年も前から服用している。朝に飲み忘れた場合は昼食時に服用してもよいことは知っている。そのようにすることが非常に多い。1日2回以上服用する必要がある薬剤よりも1日1回の服用の方が覚えやすいという。

　患者の食事は思い出せる範囲では一定している。毎日たくさんの肉、野菜、パンおよびパスタを好んで食べるほか、「ポーランドの郷土菓子」を少し食べている。甘い物に目がない！一人暮らし

症例 17　抗感染症薬・内分泌系・心血管系

であり、料理、パン作り、食事を大いに楽しみ、忙しくしている。
喫煙はせず、特に眠れない時などは、夜にウイスキーを1杯飲むことがある。

B. 情報処理

患者はOTC薬とサプリメントを含め、以下の薬剤を使用している。

商品名	一般名	用法・用量	コメント
ノロキシン 400 mg	ノルフロキサシン	1 BD	昨日9錠を調剤
マクロダンチン 50 mg	ニトロフラントイン	1 N	飲み忘れることが多い
テノーミン 50 mg	アテノロール	1 D	5年以上前から服用
グリメル 5 mg	グリベンクラミド	1 BD	1日2回服用するのを忘れることが多い
ダイアホルミン 500 mg	メトホルミン	1 TDS	主に1日2回服用している
シレックス 500 mg	セファレキシン	1 TDS	UTIのため1週間前に調剤 ※クールを終了したが、わずかな緩和にとどまる
カルトレイト 600 mg	炭酸カルシウム	1 D	サプリメント
Centrum multivitamin	マルチビタミン	1 D	サプリメント
Bioglan Cranbiotic Super	クランベリー (5 g) + その他のハーブ	1 TDS	最近購入 (サプリメント)
袋入りウラル	シトロ酒石酸ナトリウム	1 PRN	この1週間はTDS (サプリメント)

尿路感染症 (UTI)

高齢者ではUTIの発症率が増大している。原因として宿便、失禁、残尿量の増大、尿濃縮能の低下のほか、糖尿病など、細菌コロニー形成の素因となる慢性疾患が挙げられる。高齢者の場合、錯乱や譫妄、行動障害、転倒など、定型的、非定型的な症状を呈すると考えられる[1]。以前に治療した感染症の再発、または、再感染により、反復性感染症となる[2]。

高血圧

高血圧は動脈圧の上昇のほか、脳卒中や心筋梗塞、腎不全、心不全、その他の血管合併症のリスク増大を特徴とする。安静時血圧120/80 mmHg未満が正常とされ、血圧120〜139/80〜89 mmHgが正常高値とされる[3]。成人の治療目標血圧は以下のとおり。

患者集団	目標 (mmHg)
1 g/日以上の蛋白尿がある人 (糖尿病の有無は問わない)	125/75未満
随伴疾患または末端器官損傷のある人 (冠動脈性心疾患や糖尿病、慢性腎疾患、脳卒中、一過性脳虚血発作 [TIA]、300 mg/日以上の蛋白尿など)	130/80未満
冠動脈性心疾患、糖尿病、腎不全、0.25 g/日以上の蛋白尿、脳卒中およびTIAのいずれにも該当しない人	140/90未満 (許容される場合はさらに低い数値)

抗感染症薬・内分泌系・心血管系　症例17

2型糖尿病

　2型糖尿病は環境的影響によって誘発される代謝性疾患であり、遺伝に左右されると考えられる。膵臓によるインスリン分泌の異常、肝グルコース産生の抑制不全、標的組織（筋肉など）でのインスリンの作用に対する抵抗性という主に3つの異常が認められる。糖尿病は冠動脈性心疾患、脳血管疾患および末梢血管疾患による罹病および死亡の大きな危険因子である。そのため、喫煙や脂質異常症、高血圧などの危険因子を積極的に管理する必要がある[4]。

　2型糖尿病の危険因子には以下のものが挙げられる[4]。

- 耐糖能障害または空腹時血糖異常
- 妊娠糖尿病の既往歴
- 年齢45歳以上で、以下の危険因子の少なくとも1つに該当
  - 肥満（BMI [Body Mass Index] 30 kg/m^{2}以上）
  - 2型糖尿病のある一親等の親族
  - 高血圧
- ほかに危険因子がない場合は年齢55歳以上
- 35歳以上（過体重の場合はそれより低年齢）のアボリジニとトレス海峡諸島民
- 高リスクの一定の民族集団で年齢35歳以上（太平洋諸島民、インド亜大陸から来た人々、中国系の人々が挙げられる）
- 心血管疾患が確認されている人
- 多嚢胞性卵巣症候群のある肥満女性

骨粗鬆症

　骨粗鬆症は骨の衰弱を引き起こす進行性全身性骨格疾患と説明することができるであろう。骨量の減少と骨質（または骨の微細構造）の劣化を特徴とし、骨の脆弱性が増し、骨折しやすくなる。骨折の好発部位に椎骨（脊柱）、橈骨（前腕）、大腿骨および上腕骨が挙げられる。骨折リスクは転倒の危険因子の数とともに増大し、そのひとつに骨密度（BMD）の低下がある。骨折の最大の危険因子は転倒であり、骨粗鬆症ではない。運用上、骨粗鬆症は、BMD値が30歳の成人の平均BMDを2.5標準偏差（SD）以上下回ることと定義される。Tスコア*はBMD測定値が30歳の成人の平均を上回る、あるいは下回る標準偏差の数である[5]。

*症例6（41頁）参照。

腎機能

　腎機能はクレアチニンクリアランス（CrCl [単位：mL/分]）を推定するCockroft-Gault式を用いて推定することができる。この式には患者の年齢（歳）、性別、体重（単位：kg、実体重と理想体重のうち軽い値）および血清クレアチニン（単位：μmol/Lまたはmmol/L）が必要である。男性患者の式は以下のとおり。

$$CrCl (mL/分) = \frac{(140 - 年齢) \times 理想体重 (kg)}{0.814 \times 血清クレアチニン (\mu mol/L)}$$

　女性患者の場合は上の式で得られた結果に0.85を掛ける。

　腎機能も筋肉量も加齢とともに低下するため、高齢者では血清クレアチニン値が基準範囲内に収まることも考えられるが、クレアチニンクリアランスが減少している可能性が考えられる。腎障害がある場合に用量調整が必要となる薬剤を処方する前には腎機能を評価する必要がある[2,6]。

症例 17 抗感染症薬・内分泌系・心血管系

理想体重
理想体重は以下の式を用いて計算することができる。
女性　45.5 kg ＋（身長が152 cmを上回る分を1 cmにつき）0.9 kg/cm
男性　50.0 kg ＋（身長が152 cmを上回る分を1 cmにつき）0.9 kg/cm
　大柄な場合は10％プラス、小柄な場合は10％マイナス。

腎障害
腎障害は投薬量を決定する目的では以下のように分類することができる。
- 重度の障害　クレアチニンクリアランス10 mL/分未満
- 中等度の障害　クレアチニンクリアランス10〜25 mL/分
- 軽度の障害　クレアチニンクリアランス25〜50 mL/分

計算例　患者の腎機能の推定

$$CrCl = \frac{(140-68) \times 67}{0.814 \times 102} \times 0.85 = 49 \text{ mL/分}$$

薬剤レビューの所見および推奨事項

所見	推奨事項
UTI	
患者にはUTIのため3日クールのフルオロキノロン系薬剤ノロキシンが処方されている。この3年の間、反復性尿路感染症（RUTI）がある。RUTIは10日クールの抗生物質、通常はトリメトプリムやセファレキシン、アモキシシリン・クラブラン酸合剤、ニトロフラントインによって治療するのが最もよい[2]。フルオロキノロン系薬剤は緑膿菌などの多剤耐性菌に起因する感染症に利用できる唯一の経口薬であるため、第一選択薬としては使用すべきでない[2]。患者はセファレキシンのクールを終えたばかりで、結果は思わしくなかったが、治療期間が不十分であった。	中間尿（MSU）を採取し、UTIが治療抵抗性であるかどうか確認することが推奨される。その間、微生物学的検査の結果が得られるまで、トリメトプリム300 mg（夜）10日間を検討する。感染症が治療抵抗性であれば、ノロキシン400 mg 1日2回10日間など、フルオロキノロン系薬剤を使用することが考えられる。
患者のUTIに関与していることが考えられる因子に糖尿病コントロール不良や閉経後の状態が挙げられる[7]。閉経後女性では、膣内エストロゲンを使用すれば反復性感染症が著しく減少する[2]。患者はクランベリー錠の開始を検討している。女性ではクランベリー製品の使用によって症候性UTIの発症率が減少すると考えられる。至適な用量、投与方法および治療期間は現時点では明らかではない。急性UTIの治療に有益であるかどうかも明らかにされていない[2]。	血糖値を厳格にコントロールする方法について患者に助言する必要がある（以下の推奨事項を参照）。UTIが持続する場合は局所エストロゲン療法の開始が推奨される。エストラジオール25 μg膣錠（毎日）、またはエストリオール0.5 mgクリームまたは膣錠（毎晩）を2週間投与したのち、週2回投与を実施する処方を検討する[5]。クランベリー錠は反復性感染症の予防にいくらか有益と考えられる。現時点の感染症がみられなくなってからクランベリー錠を開始することが推奨される。

抗感染症薬・内分泌系・心血管系　症例17

患者はマクロダンチンによる予防治療の服薬遵守が不良であることを認めている。同剤を毎晩服用するのを忘れることが多い。

また、マクロダンチンはクレアチニンクリアランス50 mL/分未満の患者には禁忌であり、高齢者では有害作用が発現する可能性が高くなる[6]。

患者の推定クレアチニンクリアランスは約50 mL/分である。ニトロフラントインを長期間使用していると肝毒性をきたすおそれもある[6]。

治療成功後の抗菌予防法により、その後の感染症を減少させたり予防したりすることができ、12ヵ月の間に3回以上の感染症がある女性に推奨できる[2]。

ノロキシンとマクロダンチンには相互作用の可能性がある。ニトロフラントインとノルフロキサシンを併用すると、ノルフロキサシンの抗菌作用に対する拮抗を招くおそれがある[8]。なお、急性感染症の治療中の場合は予防法を用いる必要はない。

患者の年齢および腎機能を考慮すると、マクロダンチンは中止すべきである。

活動性の感染症を治療したのちに開始するRUTIの別の予防治療として、セファレキシン250 mg（夜）を検討することが考えられる。予防法は3〜6ヵ月間、場合によってはさらに長く継続することが考えられる[2]。

患者はUTIの症状のため、この1週間にいくつか袋入りウラルを使用してきた。尿アルカリ化薬はUTI症状を軽減すると考えられる。また、マクロダンチンの排泄速度を高め、ノロキシンと併用すると結晶尿のリスクを増大させることが考えられる。

さらに、患者は鉄およびカルシウムを含有するセントラムマルチビタミンを1日1錠服用している。そのほか、カルトレイトを服用している。これらの製剤はノロキシンの吸収を低下させる可能性がある[8]。

水分摂取量を多くし、完全に排尿することによってUTIの抗菌療法を補助することができる。

患者がノロキシンまたはマクロダンチンに代わる薬剤を使用する場合は症状緩和のため袋入りウラルの使用を継続し、カルシウムおよびマルチビタミンの補助剤を引き続き連日服用することができる。

フルオロキノロン系薬剤が第一選択薬となる場合は、結晶尿のリスクのため、袋入りウラルを併用すべきではない。また、抗生物質の投与はカルトレイトおよびCentrum multivitaminとの間に2時間以上の間隔を置く必要がある。

多量の水を飲み、完全に排尿することの重要性について患者に助言する必要がある。

糖尿病

空腹時血糖値およびHbA1cの結果からわかるように、患者は糖尿病のコントロールが不良であると考えられる。さらに、RUTIは血糖値の高さが原因ではないかと考えられる。

糖尿病治療薬への服薬遵守不良のほか、好ましくない食事と運動不足が血糖値に影響を及ぼす。

患者はグリメルを1日1回しか服用しない場合が多いことを認めている。長時間作用型スルホニルウレア系薬剤グリベンクラミドは低血糖のリスクが著しいため、高齢者では避ける必要がある。

服薬遵守を改善するため、服薬支援ツールの使用が推奨される。

低血糖の可能性を最小限に抑えるため、グリメルをグリクラジドやグリピジドに変更する必要がある。

乳酸アシドーシスのリスクを低下させるため、引き続きダイアベックスを1日2回（1日3回ではなく）服用することが推奨される。

食事および運動の面での生活習慣改善の有益性について助言する必要がある。出発点として栄養士への照会が有益と考えられる。

症例17　抗感染症薬・内分泌系・心血管系

低血糖のリスクが低〜中程度のスルホニルウレア系薬剤にグリクラジドやグリピジドが挙げられる[1]。

また、患者はダイアベックスを1日3回服用していないことを認めている。1日2回服用しているが、クレアチニンクリアランスが低下しているため、それが適切と考えられる。

腎障害のある患者ではダイアベックスの用量を調整する必要がある。血清クレアチニン、理想体重および年齢に基づき、Cockroft-Gault式を用いると、患者の推定クレアチニンクリアランスは約50 mL/分となる。クレアチニンクリアランスが30〜60 mL/分の患者へのメトホルミンの推奨用量は1日1 gである。腎障害は、まれではあるが重篤な(死に至ることも多い)有害作用、乳酸アシドーシスの危険因子であるため、このことは重要である。乳酸アシドーシスの初期の症状は食欲不振、悪心、嘔吐、腹痛、痙攣および体重減少である。乳酸アシドーシスのその他の危険因子に心不全(中等症〜重症)と肝障害がある[1]。

患者は血糖値の自己モニタリングを実施していない。

さらに、患者に血糖値の自己モニタリングを実施するよう促す必要がある。

高血圧

患者は血圧コントロールが至適以下であり、最近の測定値は141/93 mmHgであった。なお、糖尿病の患者の目標血圧は130/80 mmHg未満とする必要がある。

患者は現在、テノーミンを1日50 mg服用している。チアジド(サイアザイド)系利尿薬、ACE阻害薬およびβ遮断薬は、いずれも糖尿病および高血圧のある患者の心血管関連の罹病率および死亡率を低下させることが明らかにされている。微量アルブミン尿や蛋白尿のある患者には、腎疾患の進行を遅らせることが明らかにされているACE阻害薬の選択が考えられる[1]。

患者にはβ遮断薬に加えてラミプリルなどのACE阻害薬を検討することが推奨される。血圧の綿密なモニタリングが必要である。また、1〜2週間後に尿素、電解質およびクレアチニン(UECs)をチェックする必要がある[1]。

心血管リスク

糖尿病のある60歳以上の患者では血管疾患のリスクが著しく増大する。そのため、脂質低下薬を検討する必要がある[3]。

さらに、糖尿病関連の罹病率および死亡率を減少させるため、高血圧や脂質異常症、過体重など、その他の心血管関連危険因子のコントロールが、少なくとも厳格な血糖コントロールと同程度に重要である[5]。

心血管リスクを抑えるため、アトルバスタチン(夜)など、スタチン系薬剤を処方し、連日の低用量アスピリンを開始することが推奨される。

血圧、腎機能および脂質プロファイルの綿密なモニタリングが推奨される。

減量(食事と運動)をはじめ、生活習慣の改善を勧めるべきである。

抗感染症薬・内分泌系・心血管系　症例17

骨粗鬆症

閉経後女性では食事カルシウムの1日摂取量を1000～1500 mgとすべきである[5]。患者がどのくらい食事でカルシウムを摂っているかは明らかではない。乳製品を1日3回摂ることによって十分なカルシウム摂取量を得ることができる。

骨粗鬆症のある患者にはビタミンD補助剤が推奨される[6]。

運動によって筋力、筋量、柔軟性、可動性、バランスおよび動きやすさを維持すれば、転倒の頻度および重症度を減少させ、BMDを増大させることができる。

食事でのカルシウム摂取量が不十分であれば、引き続きカルトレイトを服用することのみ推奨される。

コレカルシフェロールの開始を視野に、ビタミンD欠乏症の検診を検討する。BMDの維持を支援するため、運動計画を作成する必要がある。

C. 情報伝達

◆患者との話し合い

　　高血圧、糖尿病および骨粗鬆症など、患者の病態の多くに対する食事と運動の有益性について助言する必要がある。また、血糖値の定期的モニタリングの重要性についても助言すべきである。血糖測定器の使い方や1日のさまざまな時点での血糖値の記録法を示す必要がある。さらに、血圧、腎機能、その他の生化学パラメータの定期的モニタリングの重要性についても助言する必要がある。

　　患者に薬剤の各々の重要性や、服用が必要である理由、服用する時間について意識してもらう必要がある。服薬支援ツールを提供すべきである。

　　薬剤の定期的レビューの重要性について患者と話し合う必要がある。健康的な生活習慣の維持の重要性について口頭で助言するだけではなく、使用している処方箋薬の患者向け医薬品情報リーフレットやUTI、高血圧、骨粗鬆症などに関するセルフケアファクトカードなど、書面による情報を提供する必要がある。

◆医師への連絡

患者のかかりつけの医師に宛てた手紙の見本

```
                                                        薬剤師の住所
医師の住所
日付
○○先生
△△様につきまして
薬剤レビューのため、△△さん (68歳) についてご照会いただき、ありがとうございます。
△△さんは当薬局によく来られる患者で、RUTIがあります。現在服用されている薬剤や最近まで服用されていた薬剤の一覧を以下に示します。
```

症例 17 抗感染症薬・内分泌系・心血管系

商品名	一般名	用法・用量	コメント
ノロキシン 400 mg	ノルフロキサシン	1 BD	1日前に開始（6錠だけ処方）
マクロダンチン 50 mg	ニトロフラントイン	1 N	飲み忘れることが多い
テノーミン 50 mg	アテノロール	1 D	5年以上前から服用
グリメル 5 mg	グリベンクラミド	1 BD	1日2回服用するのを忘れることが多い
ダイアホルミン 500 mg	メトホルミン	1 TDS	主に1日2回服用している
シレックス 500 mg	セファレキシン	1 TDS	UTIのため1週間前に調剤 ※クールを終了したが、わずかな緩和にとどまる
カルトレイト 600 mg	炭酸カルシウム	1 D	サプリメント
Centrum multivitamin	マルチビタミン	1 D	サプリメント
Bioglan Cranbiotic Super	クランベリー（5 g）＋その他のハーブ	1 TDS	まだ開始していない（サプリメント）
袋入りウラル	シトロ酒石酸ナトリウム	1 PRN	この1週間は TDS（サプリメント）

患者の主な心配事はUTIです。糖尿病コントロール不良、閉経後の状態、服薬遵守不良が原因と考えられます。中間尿培養を実施し、その間にトリメトプリムなどの第一選択薬による経験的治療を開始することを推奨したいと思います。患者の腎機能低下（クレアチニンクリアランス50 mL/分）および年齢を考慮すると、UTI予防法には別の抗生物質を使用する必要があります。局所エストロゲンの使用を検討する必要もあります。

患者は現在、高齢者の低血糖リスクを高めるグリメルを服用されています。グリクラジドやグリピジドなど、低血糖のリスクが低い別のスルホニルウレア系薬剤に切り替えることが推奨されます。

糖尿病に好ましい影響を与えることから、ラミプリルなどのACE阻害薬を検討することが推奨されます。

また、腎機能低下（推定クレアチニンクリアランス50 mL/分）のほか、乳酸アシドーシスのリスク（低くとも）のため、引き続きダイアホルミンを1日3回ではなく1日2回服用することが推奨されます。

患者の心血管リスクを減少させるため、ほかに考慮すべき治療法にスタチン系薬剤および低用量アスピリンの導入が挙げられます。

健康的な食事やゆるやかな運動プログラムなど、生活習慣改善の有益性について患者に助言しました。さらに、服薬をよく忘れることを認めておられますので、服薬支援ツールの使用を検討することをお勧めしました。

ほかにお手伝いできることがありましたら、また、添付の報告書についてお話しする必要がありましたらご連絡ください。ご一緒にお仕事ができて嬉しく思います。△△さんの投薬管理計画書をお待ちしております。その他の臨床情報により、添付の報告書に記載した所見および推奨事項の妥当性に影響が及ぼされる可能性があることは承知しております。

敬具

薬剤師の氏名

抗感染症薬・内分泌系・心血管系　症例17

◆関連性のある薬局セルフケアファクトカード
- 尿路感染症（45頁参照）
- 高血圧（20頁参照）
- 更年期（45頁参照）
- 体重と健康（52頁参照）
- 骨粗鬆症（107頁参照）
- 運動と心臓（99頁参照）

参考文献
1. Australian Medicines Handbook: Drug Choice Companion: Aged Care Adelaide: Australian Medicines Handbook Pty. Ltd; 2006.
2. Writing Group for Therapeutic Guidelines: Antibiotic. Therapeutic Guidelines: Antibiotic. 13th ed. North Melbourne: Therapeutic Guidelines Limited; 2006.
3. Writing Group for Therapeutic Guidelines: Cardiovascular. Therapeutic Guidelines: Cardiovascular. 5th ed. North Melbourne: Therapeutic Guidelines Limited; 2008.
4. Writing Group for Therapeutic Guidelines: Endocrinology. Therapeutic Guidelines: Endocrinology. North Melbourne: Therapeutic Guidelines Limited; 2004.
6. Australian Medicines Handbook. Adelaide: Australian Medicines Handbook Pty Ltd; 2009.
7. Fihn S. Clinical Practice. Acute uncomplicated urinary tract infection in women. New England Journal of Medicine. 2003; 349(3):259-66.
8. MICROMEDEX Healthcare Series (electronic version), www.thomsonhc.com, 2009.

※編注：参考文献5.については原文上にも記載なし。

症例18　泌尿生殖器・鎮痛薬・心血管系・呼吸器

> **症例情報**
> 患者は68歳女性。薬剤レビューのため照会があった。かかりつけの医師は当該地域では新顔で、この患者のことや、どのように薬剤を使用しているかを詳しく知りたがっている。患者は最近、上気道感染症に罹患している。

A. 情報収集

◆薬剤レビュー照会時に得られた情報の抜粋

患者（68歳）には以下の症状がある。

- 高血圧
- 不安／うつ病
- 不眠症
- 腰痛

体重79 kg、身長159 cm。最近の血圧測定値は126/76 mmHgであった（2週間前）。

現在使用している薬剤

商品名	用法・用量
プレッシン2 mg	1 TDS
アミジド50/5	1 M
エンデップ50 mg	1 N
テンタブス10 mg	1 N PRN
ザイドール50 mg	1〜2 PRN
ルリド150 mg	1 BD

- アレルギーの既往なし。

◆薬局記録から得られた情報

患者の調剤歴をレビューし、以下の薬剤を服用していることを確認した。

商品名	一般名	用法・用量	コメント
プレッシン2 mg	プラゾシン	1 TDS	
アミジド50/5	ヒドロクロロチアジド／アミロライド	1 M	
エンデップ50 mg	アミトリプチリン	1 N	1年前から
テンタブス10 mg	テマゼパム	1 N PRN	
ザイドール50 mg	トラマドール	1〜2 PRN	
ルリド150 mg	ロキシスロマイシン	1 BD	10日前に処方

　患者は当薬局の古くからのお客さんであるため、薬局側は患者のことはよく知っている。患者はパーキンソン病で車椅子生活の夫の世話をしている。また、薬局側は患者の4人の子と5人の孫た

泌尿生殖器・鎮痛薬・心血管系・呼吸器　症例18

ちのこともよく知っている。患者はいつもこの薬局で家族のために買い物をしている。つけで買っているため、この1ヵ月間のOTC薬をはじめとする買い物の記録を確認した。

商品名	一般名
尿漏れパンツ	
リコデイン	ジヒドロコデイン
ビサラックス	ビサコジル
Swiss Women's Ultivite	マルチビタミン（サプリメント）
Codral Original Day & Night Cold & Flu Tablets	リン酸コデイン、パラセタモール、塩酸プソイドエフェドリン、塩酸トリプロリジン

◆ 患者から得る情報

質問例

- ご気分はいかがですか。
- 上気道感染症は治りましたか。
- 薬は効いていますか。
- 今でも風邪やインフルエンザの薬を飲んでいますか。
- 血圧の治療はどのような状況ですか。
- 腰痛の具合はいかがですか。腰痛のコントロールのため、どのようなことをしていますか。
- 処方箋薬やOTC薬、サプリメントを全部含めて、現在どのような薬を使用していますか。
- ほかに病気はありませんか。どのような病気ですか。
- アレルギーはありますか。どのようなアレルギーですか。
- お酒を飲んだり、煙草を吸ったりしますか。量はどのくらいですか。

　患者は2週間前にひどい「インフルエンザ」に罹患したという。また、患者はちょうど抗生物質（ルリド）治療の第2クールを終了間近である。この1週間、コドラル（Codral Original Day & Night Cold & Flu Tablets）を断続的に服用している。咳嗽がひどく、イライラさせられている。現在は乾性咳嗽がある。夜、床に就くと悪化し、朝、目が覚めた時がひどいが、日中にも咳が出る。咳をすると尿が漏れるため、夫の尿漏れパンツを着用しなければならなくなった。鎮咳薬のリコデインを試したところ少し効いたが、夫と孫の世話をしなければならないため、日中に眠気を催すのは困るという。夕食時および就寝前に10 mL服用している。

　尿失禁について尋ねると、年々膀胱が弱くなってきているが、4人の子を出産したことと加齢のせいだと考えている。咳嗽がなければ、失禁するのは通常、くしゃみをした時や大笑いした時だけで、ごく少量である。この数年の間、ときどきトイレに間に合わないことがあり、患者は加齢のほか、最近では腰痛が原因と考えている。腰痛のため、以前ほど素早く動くことができないという。

　薬を服用するのは大変ではないとのことである。夫が服用している錠剤を管理しなければならないため、自分用の錠剤を管理するのは容易であるとのこと。飲み忘れたことはほとんどないようである。

　医師は患者の血圧について問題はないと考えている。患者はこの10年間ずっと体重が増えてき

症例 18 　泌尿生殖器・鎮痛薬・心血管系・呼吸器

ているため、減量を試みており、この1年間で5 kg減量することができた。血圧を下げるのに確実に効果があったが、降圧薬をやめるには依然長い道のりであることは理解している。夫と孫の世話で忙しいため、健康的な食事を作るのは難しい。テイクアウトを利用する方がずっと楽であるが、頻度を減らそうと努めている。

　腰痛について尋ねると、夫がパーキンソン病の進行のため10ヵ月前に車椅子を使用するようになってから発現したという。車椅子を一日中押すのは重労働である。患者は疲れており、腰痛のほか、右脚にもいくらか痛みが走る。ザイドールを毎晩2錠服用しており、入眠の助けになっている。

　夫のパーキンソン病の悪化とともに患者の睡眠の質が悪化した。ある時期に夫の世話のストレスがあまりにも大きくなった！その後、うつ病と診断され、エンデップを開始した。同じ時期、テンタブスを服用しなければ眠れなくなり、この1年間は同剤を毎晩服用している。

　そのほか、この1年間、便秘が何回もあった。水をもっと飲むように努め、少し運動量を増やしているが、この1週間はビサラックスを毎日2錠服用する必要があった。

　そのほか、マルチビタミン (Swiss Women's Ultivite) を毎日服用している。そのおかげで少し調子が良いという。

　アレルギーは患者本人の知るかぎり一切なく、喫煙はしたことがない。ワインを飲むことがある (年5回程度)。活力を維持するため、日中にコーヒーを飲んでいる。量は1日4杯程度である。

B. 情報処理

　患者はOTC薬とサプリメントを含め、以下の薬剤を使用している。

商品名	一般名	用法・用量	コメント
プレッシン2 mg	プラゾシン	1 TDS	
アミジド50/5	ヒドロクロロチアジド／アミロライド	1 M	
エンデップ50 mg	アミトリプチリン	1 N	1年前から
テンタブス10 mg	テマゼパム	1 N PRN	1年前から、1 N
ザイドール50 mg	トラマドール	1〜2 PRN	10ヵ月前から、2 N
ルリド150 mg	ロキシスロマイシン	1 BD	第2クールを終了間近
尿漏れパンツ			夫の尿漏れパンツを使用
リコデイン	ジヒドロコデイン	5〜10 mLを4〜6時間に1回	夕食時および就寝前に10 mL服用
ビサラックス5 mg	ビサコジル	2 D	
Swiss Women's Ultivite	マルチビタミン	1 D	サプリメント
Codral Original Day & Night Cold & Flu Tablets	リン酸コデイン, パラセタモール, 塩酸プソイドエフェドリン, 塩酸トリプロリジン	MDU	上気道の症状のため服用中

泌尿生殖器・鎮痛薬・心血管系・呼吸器　症例18

高血圧
高血圧は動脈圧の上昇のほか、脳卒中や心筋梗塞、腎不全、心不全、その他の血管合併症のリスク増大を特徴とする。安静時血圧120/80 mmHg未満が正常とされ、血圧120〜139/80〜89 mmHgが正常高値とされる[1]。成人の治療目標血圧は以下のとおり。

患者集団	目標 (mmHg)
1 g/日以上の蛋白尿がある人 (糖尿病の有無は問わない)	125/75未満
随伴疾患または末端器官損傷のある人 (冠動脈性心疾患や糖尿病、慢性腎疾患、脳卒中、一過性脳虚血発作 [TIA]、300 mg/日以上の蛋白尿など)	130/80未満
冠動脈性心疾患、糖尿病、腎不全、0.25 g/日以上の蛋白尿、脳卒中およびTIAのいずれにも該当しない人	140/90未満 (許容される場合はさらに低い数値)

腰痛
腰痛は肋骨の最下端と殿溝の間に限局する痛みや筋緊張、筋硬直と定義され、下肢痛 (坐骨神経痛) がある場合とない場合がある。持続期間が6週間未満であれば急性、6〜12週間であれば亜急性、12週間を超える場合は慢性と呼ばれる[2,3]。

うつ病
うつ病はよくみられる重大な精神疾患で、気分低下、快感消失 (以前は楽しかった活動に対する喜びの喪失) のほか、活力の減少または疲労を特徴とする。うつ病の症状にはこのほか、自信喪失または自尊心低下、非難されるべきことがないのに罪悪感を覚える、死にたいと願う、集中したり決断したりすることが困難になる、動きが遅くなったり興奮したりする、落ち着きを失う、睡眠が困難になる、食習慣が変化するなどが挙げられる。うつ病のサブタイプに大うつ病、軽症うつ病 (症状4つ)、中等度うつ病 (症状6つ)、重症うつ病 (症状8つ)、気分変調性障害、抑うつ気分や不安気分を伴う適応障害がある[4-6]。

不安症
全般不安症の診断基準には過剰な不安のほか、多数の事象や活動に関するコントロール不能な広汎性の心配が6ヵ月以上持続することが挙げられる。随伴症状に以下のものが挙げられる。

- 落ち着きのなさや「緊張」または「興奮」
- 疲れやすい
- 集中するのが困難、または、頭が真っ白になる
- 易怒性
- 筋緊張
- 睡眠障害 (眠りについたり、眠り続けたりすることが困難、ぐっすりと十分に眠ることができない)[4]

不眠症
不眠症は眠りについたり、眠り続けたりできないことや、気分がすっきりするような睡眠が取れないことと定義される。他の疾患 (うつ病、物質使用障害) の症状である場合や身体症状 (疼痛など) に起因する場合、それ自体が原疾患である場合がある。不眠症が日中の疲労、易怒性、集中および記憶の障害につながることも多い。睡眠日誌は、持続的な不眠症のある患者が自らの睡眠習慣をモニタリングするのに有用である[4]。

症例18 泌尿生殖器・鎮痛薬・心血管系・呼吸器

尿失禁
　尿失禁は主な排尿機能、すなわち、蓄尿および排尿が妨げられた時に起こる。腹圧性尿失禁は骨盤底筋の衰弱または尿道括約筋の緊張低下によって尿道の支えが損なわれた時に起こる。切迫性尿失禁は排尿筋不安定に起因する[5]。溢流性尿失禁は膀胱出口閉塞または排尿筋収縮不能が原因である。機能性尿失禁は、通常は移動能力の障害により、トイレに間に合わないことが起因している[5]。

便秘
　正常な排便習慣には大きな個人差があるため、便秘の客観的な定義はない。便秘(constipation)という用語は排便頻度の減少と小さく硬い便の排泄を暗に意味する。欧米諸国での正常な排便頻度は1日3回から週2回までと、まちまちである。便秘を訴えるのは排便頻度が普段より少ない場合や便が通常よりも硬い場合、排便時にいきむ場合、排泄が不完全との感覚がある場合である。

　便秘の原因はよくみられる食事の問題から、よく使用される多くの薬剤の有害作用を含めた機械的閉塞まで、きわめて多様である。そのような薬剤の変更や中止が正常な腸機能を回復するために必要なすべてということもある。便秘を訴えている患者から病歴を聴取する場合は、患者が便秘という用語によって言おうとしていることを正確に判断することが重要である。排便の頻度や硬度が予想される生理学的変動の範囲外にある、あるいは、最近になって変化したという場合は、その患者について根本的な原因を十分に探る必要がある。生薬を含め、処方箋薬とOTC薬の別を問わず、患者がその時点で使用している緩下薬を確認すべきである。高齢者では便秘になりやすくなるほとんどの準備因子によって、便秘が増強や複雑化する可能性がある。このような高齢者では、長期にわたる便秘が宿便につながり、尿や糞便の溢流性失禁を引き起こすおそれがある。便秘による入院は避けることが可能である。便秘につながる主な生活習慣因子に食物繊維の不足、1日を通した水分不足、不適切な排便習慣(便意の無視)、活動／運動不足が挙げられる[7]。

咳嗽
　急性咳嗽は良性の症状とされることもあるが、慢性咳嗽(8週間以上)はさまざまな基礎疾患が原因となっていることもあり、詳しい検査が必要と考えられる[8]。鎮咳薬は概ね乾性咳嗽に用いられる。専売鎮咳薬が地域薬局を通して幅広く市販されており、その有効性に関する事例報告があるものの、無作為化対照試験のシステマティックレビューでは効果に疑問符が付けられている[5]。

過体重と肥満
　過体重と肥満[9]は全世界でよくみられる病態で、多くの疾患と関わりがある。特に糖尿病、高血圧および脂質異常症が挙げられ、いずれも心血管疾患の主な危険因子である。そのため、過体重と肥満は国民健康問題にも個人の問題にもなっている。中程度の減量(体重の5〜10%)によって大きなベネフィット(死亡および罹病の減少)を得ることができる。治療法には生活習慣プログラムの利用、薬物療法のほか、必要に応じた低カロリー食や手術が挙げられる[9]。

　肥満度指数(BMI)または胴囲はリスク水準を推定するのに用いられ、きわめて筋肉質の人、きわめて若年であるか高齢者を除き、ほとんどの場合、妥当性がある[9]。

泌尿生殖器・鎮痛薬・心血管系・呼吸器　症例18

肥満度指数＝[(体重kg)/(身長mの二乗)]

分類	肥満度指数 (kg/m^2)	併存疾患のリスク
低体重	18.5未満	低 (ただし、他の臨床的問題のリスクが増大することもある)
正常	18.5〜24.9	低〜中程度
過体重	25〜29.9	増大
肥満	30以上	大きく増大 (特に中心性脂肪蓄積に関連して)
グレードⅠ	30〜34.9	中程度
グレードⅡ	35〜39.9	高度
グレードⅢ	40以上	きわめて高度

(出典　Endocrinology Therapeutic Guidelines)

患者はBMIが31.2 kg/m^2 である。

薬剤レビューの所見および推奨事項

所見	推奨事項
尿失禁	
患者は腹圧性および切迫性の尿失禁の症状を報告している。咳嗽によって腹圧性尿失禁が悪化している。いくつかの因子が失禁に関与していると考えられる。患者は68歳で、閉経後であるため、萎縮性の尿道炎および膣炎が原因ではないかと考えられる[5]。エストロゲンが諸症状に効果を発揮すると思われる。そのほか、骨盤底運動が効果的と考えられる[10]。	エストラジオール25 μg膣錠2週間連日ののち週2回、または、エストリオール0.5 mg膣錠2〜3週間毎晩ののち週1〜2回、または、エストリオールクリーム0.5 mg 2〜3週間毎晩ののち週2回[9]など、局所エストロゲンを検討することが推奨される。骨盤底運動がよいと思われる。理学療法士への照会を検討することが考えられる。
過体重および慢性腰痛のために患者の移動能力が低下している。患者はトイレに間に合わないことがあると報告している。	患者の腰痛治療を見直すことが推奨される。常用量パラセタモールを試みることが考えられる[2]。そのほか、減量および生活習慣改善が推奨される。移動能力が引き続き因子となるようであれば、ポータブル便器の使用を検討することも考えられる。
特に高齢患者では便秘や宿便が尿失禁を引き起こすことが考えられる[10]。患者は便秘に悩まされていると説明している。患者はこの1週間、毎日ビサラックスを使用してきた。この地域では下剤の長期使用者がきわめて多い。しかし、排便ののち、食事および生活習慣による対策を取ることによって患者のほとんどが便秘を避けることができるはずである。刺激性下剤の長期使用には低カリウム血症を引き起こすおそれがある[7]。便秘はエンデップ (一般名アミトリプチリン) によくみられる副作用で、ザイドール、コドラルに含有されているコデイン、リコデイン鎮咳薬によって引き起こされることもある[5]。リコデインの有害作用 (傾眠や悪	中枢性および末梢性 (便秘など) の抗コリン性の副作用を抑えるため、エンデップをセルトラリンなど、抗コリン性が比較的低い抗うつ薬に変更することが推奨される。また、抗うつ薬の変更に関するガイドラインを参照する必要があり (以下の項を参照)、あわせて心理学的介入の有効性についても患者と話し合うべきである。コドラル錠およびリコデインを中止するほか、腰痛にはザイドールではなくパラセタモールを使用することが推奨される。便秘に継続的な薬物療法が必要な場合は、単味の膨張性下剤ののち浸透圧下剤を使用し、最後に刺激性下剤を使用することを検討する[7]。

症例 18　泌尿生殖器・鎮痛薬・心血管系・呼吸器

心など）は考えられる有益性を上回っているように思われる。 そのほか、食物繊維や水分の不足、不適切な排便習慣、運動不足など、便秘につながりかねない生活習慣因子がある[7]。	
過剰なカフェイン摂取は切迫性尿失禁を悪化させるおそれがある[10]。患者はコーヒーを1日に何杯も飲んでいる。	1日に飲むコーヒーの量を減らすよう促す必要がある。脱カフェイン飲料もひとつの選択肢であろう。
肥満が膀胱への圧力を増大させ、腹圧性尿失禁を悪化させていることも考えられる[10]。	骨盤底運動をはじめ、食事や運動などの生活習慣因子について患者に助言した。栄養士への照会を検討する。
患者は利尿薬アミジド[8]を服用している。同剤は失禁を引き起こしたり悪化させたりするおそれがある[5]。アミジドにはヒドロクロロチアジドが50 mg含有されている。これは高血圧の治療（1日12.5 mg〜25 mg）には必要以上に高い用量である。用量が高くとも降圧作用が増すことはなく、代謝障害のリスクが増大する[1]。 患者はそのほか血圧コントロールのため、プラゾシンを含有するプレッシンを服用している。プラゾシンはα遮断によって尿道括約筋を弛緩させることにより、腹圧性尿失禁を悪化させるおそれがある[10]。	失禁の症状を踏まえて患者の降圧療法を見直すことが推奨される。アミジドおよびプレッシンに代えてACE阻害薬やβ遮断薬[1]の使用を検討する。血圧をモニタリングし、相応に用量を調整する（高血圧の項を参照）。
患者はうつ病のためエンデップ（一般名アミトリプチリン）を服用している。アミトリプチリンには中枢性および末梢性の抗コリン作用を引き起こす可能性がある[5]。三環系抗うつ薬は鎮静作用および抗コリン作用で知られている[5]。 エンデップは切迫性尿失禁の治療の助けになると思われるが[5]、鎮静や錯乱の原因になることも考えられるため、反応時間が遅れると尿失禁を悪化させるおそれがある[5]。さらに、便秘を悪化させ、尿失禁に影響することも考えられる[5]。	アミトリプチリンの使用を見直すことが推奨される。セルトラリン50 mg（朝：必要に応じて最大1日200 mgに増量）など、SSRIへの切り替えを検討する[4]。
患者は現在、定期的にテンタブスを服用している。ベンゾジアゼピン系薬による鎮静は尿意への反応時間に影響を及ぼすおそれがある。ベンゾジアゼピン系薬はそのほか運動失調、錯乱、転倒および短期記憶喪失のリスクを高める[5]。鎮静作用の増大が尿意への反応時間に影響を及ぼすおそれがある。 患者はそのほか、傾眠および便秘を増大させるおそれのあるザイドールを定期的に服用している。	テンタブスの使用を見直すことが推奨される。テンタブスを中止できる場合は、減量の割合を症状に応じて設定する減量スケジュールにより、離脱症状を避けることができると考えられる[4]。 ザイドールを中止して常用量パラセタモールに置き換えることが推奨される。腰痛には理学療法のほか、温熱などの非薬理学的手段が有益と思われる。 そのほか、患者に睡眠衛生について教えることが推奨される。

泌尿生殖器・鎮痛薬・心血管系・呼吸器　症例18

腰痛

患者は慢性腰痛を訴えている。ザイドールを毎晩2錠服用しており、一晩は痛みが緩和されるが、日中は脚に痛みが走る。腰痛のある患者では、身体活動を維持し、何らかの形態の運動療法を実施することが重要な管理方法となる[3]。そのことが減量にもつながると思われる。
セロトニン作用薬を服用している患者にはセロトニン症候群のリスクがあるため、ザイドールは慎重に使用しなければならない。患者は現在エンデップを服用している。

セロトニン症候群のリスクを軽減するため、ザイドールを常用量パラセタモールに変更することが推奨される。
腰痛を軽減するため、一層の減量(カロリー摂取量のコントロールと定期的な運動)が推奨される。

高血圧

患者には高血圧の病歴が記録されている。現在、アミジドおよびプレッシンを服用しており、血圧は十分にコントロールされている(126/76 mmHg)。
しかし、アミジドおよびプレッシンは患者の尿失禁に関与している可能性があるため、別の降圧薬を試みることが考えられる。
血圧を低下させるにはチアジド(サイアザイド)系利尿薬、β遮断薬、ACE阻害薬、アンジオテンシンⅡ受容体拮抗薬およびカルシウムチャネル遮断薬の5つの薬剤がよく使用される。いずれも血圧を低下させ、心血管関連死亡を減らす上で単剤療法としてほぼ同じ効果がある[5]。

失禁を考慮し、アミジドおよびプレッシンを中止することが推奨される。両剤に代わる降圧薬としてβ遮断薬やACE阻害薬が挙げられる。治療に対する反応を評価するには4週間以上みておく必要がある。患者の40～50%程度は単剤で十分な血圧コントロールが得られている。
初期の降圧薬に対する反応が推奨用量への到達後も不十分な場合は別の薬剤に変更するか、別の薬剤を追加する。最大限まで増量すると血圧コントロールが改善されずに有害作用を引き起こすおそれがある。
一層の体重減量がさらに綿密な血圧コントロールの助けになると思われる(※患者はこの1年間で5 kgの減量に成功している)。

咳嗽

患者には最近、上気道感染症(URTI)があった。URTIへの抗生物質使用は限定的で、定期的な使用は避けるべきである[5,11]。後鼻漏がURTI後の乾性咳嗽によくある原因となっている。後鼻漏は感染症がみられなくなってから、何週間も持続する厄介な乾性咳嗽を引き起こすおそれがある。患者は現在、咳嗽に対してリコデインを使用している。夕食時および就寝前に10 mL服用しているが、眠気を催すため、日中は避けている。鎮咳薬が急性乾性咳嗽の治療に果たす役割は小さい[12]。さらに、リコデインは喀痰貯留を引き起こし、便秘を悪化させるおそれがある。患者に水分をもっと摂るよう促す必要がある。

リコデインを中止することが推奨され、急性咳嗽が消散しない場合は詳しく検査する必要がある。
別の鎮咳薬デキストロメトルファンが第一選択薬とされるが、抗うつ薬およびトラマドールと相互に作用し、セロトニン毒性のリスクを増大させるおそれがあるため[12]、この患者では避けるべきである。

不眠症

患者は現在、睡眠を助けるためテンタブス10 mg(夜)を服用している。さらに、ザイドール、リコデ

テンタブスを中止することが推奨される。減量の割合を症状に応じて設定する減量スケジュールにより、離

症例18　泌尿生殖器・鎮痛薬・心血管系・呼吸器

インおよびエンデップを夜に服用している。これらの薬剤には相加的中枢神経（CNS）抑制作用がある。ベンゾジアゼピン系薬の継続的使用は通常、2週間未満に制限する必要がある。ベンゾジアゼピン系薬を4～6ヵ月以上服用している患者の場合、依存性かつ寛容性となっている可能性が高い[4]。

また、患者は1日に何杯もコーヒーを飲んでおり、カフェインが不眠を助長していることが考えられる。

脱症状を避けることができると考えられる[4]。実際には毎晩1/2錠を数週間続けたのち、1/2錠を2晩に1回とし、その後は必要に応じた使用に限定することになるであろう。

抗うつ薬を変更し、疼痛コントロールを助けることが睡眠パターンの改善に役立つと思われる。

また、カフェイン摂取量を減らすため（特に夜間）、患者に睡眠衛生について教えることが推奨される。

C. 情報伝達

◆患者との話し合い

高血圧や失禁、腰痛など、患者の持病の多くに対する食事と運動の有益性について助言する必要がある。これまでの減量を褒め、継続を促さなければならない。また、患者が開始する薬剤に応じて、血圧、腎機能、その他の生化学パラメータの定期的モニタリングの重要性を伝えるべきである。

薬剤の定期的レビューの重要性について患者と話し合う必要がある。健康的な生活習慣の維持の重要性について口頭で助言するだけではなく、使用している処方箋薬の患者向け医薬品情報リーフレットや高血圧、膀胱コントロール、睡眠などに関するセルフケアファクトカードなど、書面による情報を提供する必要がある。

◆医師への連絡

患者のかかりつけの医師に宛てた手紙の見本

薬剤師の住所

医師の住所

日付

○○先生

△△様につきまして

薬剤レビューのため、△△さん（68歳）についてご照会くださり、ありがとうございます。

△△さんは当薬局によく来られる患者で、最近、咳嗽による尿失禁の増加を訴えておられます。患者は現在、以下の薬剤およびOTC薬等を使用されています。

商品名	一般名	用法・用量	コメント
プレッシン2 mg	プラゾシン	1 TDS	
アミジド50/5	ヒドロクロロチアジド／アミロライド	1 M	
エンデップ50 mg	アミトリプチリン	1 N	1年前から
テンタブス10 mg	テマゼパム	1 N PRN	1年前から、1 N

泌尿生殖器・鎮痛薬・心血管系・呼吸器　症例18

ザイドール50 mg	トラマドール	1～2 PRN	10ヵ月前から、2 N
ルリド150 mg	ロキシスロマイシン	1 BD	第2クールを終了間近
尿漏れパンツ			夫の尿漏れパンツを使用
リコデイン	ジヒドロコデイン	5～10 mLを4～6時間に1回	夕食時および就寝前に10 mL服用
ビサラックス5 mg	ビサコジル	2 D	
Swiss Women's Ultivite	マルチビタミン	1 D	サプリメント
Codral Original Day & Night Cold & Flu Tablets	リン酸コデイン、パラセタモール、塩酸プソイドエフェドリン、塩酸トリプロリジン	MDU	上気道の症状のため服用中

×年×月×日に患者の自宅で面談しました。患者には切迫性尿失禁と腹圧性尿失禁の混合があるように見受けられます。いくつかの薬剤がこの病態を悪化させていると思われます。私の所見および推奨事項を詳しく記載した薬剤レビュー報告書を添付いたします。いずれも私が得ることができた情報に基づくものです。新たな臨床情報によって私の報告の妥当性に影響が及ぼされる可能性があることは承知しております。

患者の病態の非薬理学的管理について助言し、書面による情報をいくつか提供しました。

ほかにお手伝いできることがありましたら、また、上記の事柄についてお話しする必要がありましたら、ご連絡ください。

ご一緒にお仕事ができて嬉しく思います。△△さんの投薬管理計画書をお待ちしております。

敬具
薬剤師の氏名

参考文献

1. Writing Group for Therapeutic Guidelines: Cardiovascular. Therapeutic Guidelines: Cardiovascular. 5th ed. North Melbourne: Therapeutic Guidelines Limited; 2008.
2. Writing Group for Therapeutic Guidelines: Analgesic. Therapeutic Guidelines: Analgesic. 5th ed. North Melbourne: Therapeutic Guidelines Limited; 2007.
3. Writing Group for Therapeutic Guidelines: Rheumatology. Therapeutic Guidelines: Rheumatology. 1st ed. North Melbourne: Therapeutic Guidelines Limited; 2007.
4. Writing Group for Therapeutic Guidelines: Psychotropic. Therapeutic Guidelines: Psychotropic, North Melbourne: Therapeutic Guidelines Limited; 2008,
5. Australian Medicines Handbook. Adelaide: Australian Medicines Handbook Pty Ltd; 2009.

症例 18 泌尿生殖器・鎮痛薬・心血管系・呼吸器

6. American Psychiatric Association. Diagnostic and Statistical Manual of Mental Disorders, Fourth Edition – Text Revision (DSMIV-TR) 4 ed. Washington: American Psychiatric Association; 2000.
7. Writing Group for Therapeutic Guidelines: Gastrointestinal. Therapeutic Guidelines: Gastrointestinal. 4th ed. North Melbourne: Therapeutic Guidelines Limited; 2006.
8. MIMS Online. Sydney: MIMS Australia Pty Ltd; 2008.
9. Writing Group for Therapeutic Guidelines; Endocrinology. Therapeutic Guidelines: Endocrinology. North Melbourne; Therapeutic Guidelines Limited; 2004.
10. The Merk Manual of Diagnosis and Therapy. 17th ed. West Point Merk & Co. Inc; 1999.
11. Writing Group for Therapeutic Guidelines: Antibiotic. Therapeutic Guidelines: Antibiotic. 13th ed. North Melbourne: Therapeutic Guidelines Limited; 2006.
12. Rutter P, Newby D. Community Pharmacy: symptoms, diagnosis and treatment. Marrickville: Elsevier Australia; 2008.

◆関連性のあるセルフケアファクトカード
- 高血圧（20頁参照）
- 腰痛（98頁参照）
- 体重と健康（52頁参照）
- うつ病（81頁参照）
- 睡眠障害（81頁参照）

泌尿生殖器・鎮痛薬・心血管系・呼吸器　症例18

膀胱と尿コントロール

不安症

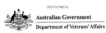

症例 19　呼吸器・神経系・消化管・心血管系・皮膚

このケーススタディはふたつのセクションに分かれている。セクション1ではOTCリクエスト*、セクション2では薬剤レビュープロセスの詳細を取り上げる。

*Ozarks Technical Community College (OTC) が提供している健康、安全、福祉プログラムであり、その中に自殺予防プログラムに関する情報を提供している。

セクション1

> **症例情報**
>
> 患者は58歳男性。よく来店する患者である。自分の「喘息カード」を提示し、ベントリン吸入器が欲しいと言っている。そのほか、頭痛を治療する薬剤を欲しがっている。この1ヵ月の間、仕事中に頭痛が起きるという。

A. 情報収集

◆患者から得る情報

質問例

- どのくらいの頻度で頭痛が出ますか。
- どのような時に頭痛がよくなったり悪くなったりしますか。
- 頭痛の場所、持続時間、重症度を説明していただけますか。
- ほかに症状はありませんか（悪心、羞明など）。
- 頭痛に何らかの薬を試したことはありますか。
- ベントリンは何のために使用しているのですか（喘息）。
- 最近、喘息の具合はいかがですか。
- 週にどのくらいの頻度でベントリンを使用していますか。
- 喘息の予防薬は使用していますか。
- どのくらいの頻度で喘息の予防薬を使用していますか。
- 普段は何が喘息の引き金となっているかわかりますか。
- 最後に医師に喘息を診てもらったのはいつですか。
- ほかに症状はありませんか。
- OTC薬やサプリメントを含めて、ほかにどのような薬を使用していますか。
- ほかに病気はありませんか。
- お酒を飲んだり、煙草を吸ったりしますか。量はどのくらいですか。
- アレルギーはありますか。どのようなアレルギーですか。

　患者はこの1ヵ月の間、頻繁に頭痛があり、これまで可溶性パラセタモール錠を使用してきたが、頭痛の緩和に効果を発揮しているとは思えないという。そのほか、自分の頭痛はエアコンの効いたオフィスで長時間コンピュータの画面を見つめているためではないかと考え、これまで点眼薬（潤滑性の涙液補助剤）を使用してきた。

　患者はここ1ヵ月ほど喘息に悩まされている。咳嗽によって睡眠が妨げられ、日中は疲労を感じ

呼吸器・神経系・消化管・心血管系・皮膚　症例19

る。週1回は起床時に咳が出る。フリキソチドアキュヘラー250 μgを1日2回使用しており、この1ヵ月は毎日ベントリンを使用する必要があった。通常は冷気や上気道感染症が患者の喘息の引き金となっている。脚に疼痛および圧痛を感じ、早朝のジョギングの際に脚の筋肉を痛めたに違いないと考えて、1ヵ月前に医療センターで医師の診察を受けた。この症状のため、ボルタレン・エマルゲルを使用したところ、いくらか効果が得られたが、脚の具合があまりよくない時はボルタレン錠も服用している。

6ヵ月以上、かかりつけの医師に喘息を診てもらっていない。患者の「喘息カード」にはちょうど1ヵ月前にベントリンを購入した旨が記載されている。

患者は自身が申告した薬剤やかかりつけの医師によって処方された（この薬局で調剤された）薬剤のほかに使用している薬剤はないという。薬局側は患者が喘息および高血圧のほか、いくつかの病態のため薬剤を使用していることは把握しているが、その全部を覚えていないため、調剤歴を確認した。

非喫煙者で、アレルギーの既往はない。

◆薬局記録から得られた情報

患者の調剤歴をレビューし、以下の薬剤が処方されていることを確認した。

商品名	一般名	用法・用量
フリキソチドアキュヘラー250 μg	フルチカゾン	1 BD
ベントリンCFCフリーインヘラー100 μg	サルブタモール	2 QID
トリテース10 mg	ラミプリル	1 D
リピトール80 mg	アトルバスタチン	1 D
ザンタック150 mg	ラニチジン	2 D
ニルスタット100,000 U/mL	ナイスタチン	1 mL QID PRN
エロコン0.1 %	モメタゾン	BD (塗布)
アリストコート0.02%	トリアムシノロン	BD (塗布)

◆アレルギー

アレルギーの既往なし。

◆その他の情報

患者は何年も前からこの薬局をよく利用している。毎月、処方薬を受け取りに来店する。OTC薬のパラセタモールのほか、痒みのあるドライアイのための点眼薬を購入することもある。薬局で確認できるかぎりでは患者が薬剤レビューを受けたことはない。

B. 情報処理

◆考えられる臨床介入

患者の投薬レジメンは複雑である。包括的な投薬管理サービスに着手する場合、患者の投薬レジメンを至適化するためには多くの可能と思われる臨床介入がある。また、ここでは薬剤師による即時の対応が必要な介入もいくつかある。

症例 19　呼吸器・神経系・消化管・心血管系・皮膚

所見および推奨事項

所見	推奨事項
中年期に新たに頭痛が発現した患者では他の原因を除外する必要がある[1]。頭痛には原疾患（片頭痛や群発頭痛、緊張性頭痛）である場合と、他の疾患（頭蓋内の感染症や腫瘍、眼、鼻、咽喉、歯、耳および頸椎の疾患など）の二次症状である場合がある[2]。頭痛は薬剤によくみられる有害作用であることも多い。頭痛の原因がわからないこともある。	多くのさまざまな因子や病態が高頻度の頭痛に関与している可能性があることと、医師による詳しい評価がわかるまで鎮痛薬を継続することは勧められない旨を患者に説明する。
患者は多数の非特異的な症状（夜間咳嗽、少なくとも週1回の起床時の咳嗽、疲労など）とベントリン（短時間作用型吸入 $β_2$ 刺激薬［SABA］）の過剰使用を報告しており、喘息コントロール不良と符合すると思われる[3]。喘息の炎症プロセスに考えられる引き金にアレルギー、ウイルス性呼吸器感染症、胃食道逆流症（GERD）、タバコの煙や大気汚染物質、職業性粉塵などの刺激物質、ガス・化学物質、アスピリンやNSAIDsなどの一定の種類の薬剤、冷気曝露や運動などの非特異的な刺激が挙げられる[3]。喘息コントロールが不良な場合は、吸入器の使い方や服薬遵守状況を評価しなければならない。	吸入SABAの過剰使用は喘息コントロール不良の徴候であることを患者に説明する。喘息の症状を悪化させると考えられる引き金因子にアレルギー性鼻炎、GERDのほか、ボルタレン・ラピッド25やボルタレン・エマルゲルなど、一定の種類の薬剤が挙げられる。患者に喘息のレビューのため、かかりつけの医師を受診することを勧める。ベントリン吸入器を調剤する前に患者の吸入器の使い方を確認し、正しい使い方を実演する。

C. 情報伝達

◆患者との話し合い

- 患者の症状（夜間咳嗽、起床時の咳嗽、疲労）が喘息コントロール不良の徴候である可能性のほか、高頻度の頭痛がこれまでに処方されたベントリンやその他の薬剤の過剰使用に起因している可能性について助言する必要がある。また、頭痛がリピトールやザンタック、トリテースなど、他の処方薬に比較的よくみられる有害作用でもあることと[1]、かかりつけの医師による詳しい評価がわかるまでは、高頻度の頭痛に対して鎮痛薬の服用を継続することは勧められない旨を説明する。
- そのほか、かかりつけの医師に連絡して状況を説明することを伝えなければならない。
- OTC薬やサプリメントを服用する前に、薬剤師や医師の助言を求めることの重要性を伝える必要がある。

◆医師との話し合い

- 患者が報告する症状（夜間咳嗽、起床時の咳嗽、疲労など）、ベントリンの過剰使用、頭痛に対する鎮痛薬の継続的使用について話し合う。
- 患者への薬剤レビューに見込まれる有用性について話し合う。

呼吸器・神経系・消化管・心血管系・皮膚 　症例19

セクション2

症例情報

1週間後、薬物相互作用や薬剤関連の問題の可能性を洗い出し、服薬遵守度を評価して、レジメンを単純化するべく、医師から患者に薬剤レビューを実施するための照会書を受け取った。患者はそのほかにセレタイドアキュヘラー250/50 μg 1日2回の新しい処方箋を提示している。

A. 情報収集

◆ 薬剤レビュー照会時に得られた情報の抜粋

患者（58歳）には以下の症状がある。
- 喘息
- 高血圧
- 脂質異常症
- 胃食道逆流症（GERD）
- アトピー性皮膚炎

体重87 kg、身長170 cm。現在の血圧は145/90 mmHgである。

関連性のある臨床化学検査の結果

		基準値
クレアチニン	0.10	0.05〜0.11 mmol/L
尿素	6.6	3.0〜8.0 mmol/L
ナトリウム	140	135〜145 mmol/L
カリウム	4.0	3.5〜5.0 mmol/L
尿酸	0.44	0.15〜0.40 mmol/L
AST	29	40 U/L未満
ALT	70	35 U/L未満
GGT	24	50 U/L未満
ALP	49	25〜100 U/L
TC（空腹時）	5.9	5.5 mmol/L未満
TG（空腹時）	2.2	2.0 mmol/L未満
HDL-C	1.0	1.0 mmol/L以上
コレステロール／HDL-C（空腹時）	5.9	5.0 mmol/L未満
LDL-C	4.0	3.5 mmol/L未満

症例 19　呼吸器・神経系・消化管・心血管系・皮膚

肺機能報告

結果	予測値	治療前	予測値に対する割合 (%)	治療後	予測値に対する割合 (%)	変化率 (%)
FEV_1 (単位L)	3.32	2.44	74%	2.88	87%	18%
FVC (L)	4.68	3.63	78%	3.97	85%	9%
FEV_1/FVC	0.76	0.67	88%	0.73	95%	8%
PEFR (L/s)		8.42		9.02		7%

◆ **アレルギー**

アレルギーの既往なし。

現在使用している薬剤

商品名	用法・用量
セレタイドアキュヘラー250/50 μg	1 BD
ベントリンCFCフリーインヘラー100 μg	2 QID
トリテース10 mg	1 D
リピトール80 mg	1 D
ザンタック150 mg	2 D
ニルスタット100,000 U/mL	1 mL QID PRN
エロコン0.1 %	BD (塗布)
アリストコート0.02%	BD (塗布)

◆ **自宅での面談によって得られた情報**

　　自宅での面談時、患者は使用している薬剤が何のためのものか理解しており、医師に勧められたとおり服薬することに細心の注意を払っていると言った。しかし、朝の降圧薬や就寝前の予防薬を飲み忘れることがある。特に夕食時に赤ワインを1〜2杯飲んだ時に忘れてしまうそうである。

　　通常は台所の流しの上の食器棚に薬剤を保管しており、それを見せてくれた。薬局の調剤歴のプリントアウトと概ね一致しているが、ボルタレン・ラピッド25の包みがほぼ空になっていることに気づいた。

　　患者は吸入器の正しい使い方を理解しているという。10代になってまもなく喘息と診断され、それ以来ずっと定量噴霧式吸入器を使用しているとのことである。正しい定量噴霧式吸入器の使い方を実演してくれたが、アキュヘラーの使い方を見せてくれた時に深く息を吸っておらず、10秒間息を止めていないことに気づいた。アキュヘラーの使用時には薬剤が入ってくる感じがしないという。逆にベントリン吸入器の使用時は薬剤が入ってきて、ほぼ即時に効果を発揮するのを感じることができるという。

　　患者は独身で、薬局の近所にある三部屋の家で一人暮らしをしている。非喫煙者で、夕食時に1杯の赤ワインを嗜み、コンピュータプログラマーとして近くの銀行に出勤する前に早朝ジョギングをすることもある。自宅で料理をするのが大好きで (ワインをちびちび飲みながら)、自分用に毎

呼吸器・神経系・消化管・心血管系・皮膚　症例19

晩3コースの食事を用意するのを楽しんでいる。スパイスの効いたインドやメキシコの料理が大好きである。職場での患者は毎日昼食にサンドウィッチと2杯のエスプレッソを飲むくらいの時間しかない。

ボルタレン・エマルゲルでは脚の筋肉の疼痛および圧痛が軽減しない場合、ときどきボルタレン・ラピッド25を服用している。

B. 情報処理

患者はOTC薬とサプリメントを含め、以下の薬剤を使用している。

商品名	一般名	用法・用量
セレタイドアキュヘラー250/50 μg	フルチカゾン／サルメテロール	1 BD
ベントリンCFCフリーインヘラー100 μg	サルブタモール	2 QID
トリテース10 mg	ラミプリル	1 D
リピトール80 mg	アトルバスタチン	1 D
ザンタック150 mg	ラニチジン	2 D
ニルスタット100,000 U/mL	ナイスタチン	1 mL QID PRN
エロコン0.1 %	モメタゾン	BD (塗布)
アリストコート0.02%	トリアムシノロン	BD (塗布)
ボルタレン・ラピッド25 25 mg	ジクロフェナク	1 TDS PRN (食後)
ボルタレン・エマルゲル1 %	ジクロフェナク	TDS PRN (塗布)
パナドール・ソルブル500 mg	パラセタモール	1～2 PRN
ラクリ・リューブ眼軟膏	白色軟パラフィン、流動パラフィン、ラノリン	PRN

喘息

喘息は気道の慢性炎症性疾患で、マスト細胞、好酸球、Tリンパ球、マクロファージ、好中球および上皮細胞をはじめ、多くの細胞および細胞要素が関与している。感受性の高い患者では、炎症により、特に夜間または早朝に喘鳴、息切れ、胸部絞扼感および咳嗽の反復性エピソードが引き起こされる。このようなエピソードは通常、変動性の高い広範な気流閉塞を随伴するが、自然に回復したり、治療によって回復したりすることが多い。この炎症はさらに、さまざまな刺激に対する既存の気管支過感受性の増大を随伴する[4]。この炎症プロセスは気道に永久的な変化を引き起こすこともある[3,4]。喘息はきわめて変動性の高い疾患でもあり、症状のパターン、発現頻度および強度が同じ人でも経時的に変動することもあれば、持続期間や重症度が患者ごとに変動することもある。オーストラリアでは、小児の14～16% (6人に1人)、成人の10～12%に現在、喘息の診断が下されていると推定される[5]。喘息を治癒させる方法はないが、喘息管理の現在の目標は、症状を最小限に抑え、肺機能を最大限に高めて常に最高の肺機能を維持するほか、引き金となるものを特定し、薬剤の望ましくない作用を最小限に抑えることにより、生命を脅かすエピソードの罹患率およ

症例19　呼吸器・神経系・消化管・心血管系・皮膚

びリスクを最小限に抑え、肺機能の永久的な障害を予防し、QOL（生活の質：Quality of Life）を最大限に高めることにある[3]。

高血圧

高血圧は動脈圧の上昇のほか、脳卒中や心筋梗塞、腎不全、心不全、その他の血管合併症のリスク増大を特徴とする。安静時血圧120/80 mmHg未満が正常とされ、血圧120～139/80～89 mmHgが正常高値とされる[6]。成人の治療目標血圧は以下のとおり。

患者集団	目標 (mmHg)
1 g/日以上の蛋白尿がある人（糖尿病の有無は問わない）	125/75未満
随伴疾患または末端器官損傷のある人（冠動脈性心疾患や糖尿病、慢性腎疾患、脳卒中、一過性脳虚血発作 [TIA]、300 mg/日以上の蛋白尿など）	130/80未満
冠動脈性心疾患、糖尿病、腎不全、0.25 g/日以上の蛋白尿、脳卒中およびTIAのいずれにも該当しない人	140/90未満（許容される場合はさらに低い数値）

脂質異常症

脂質異常症とは血漿脂質値の上昇を指す。オーストラリア国立心臓財団とオーストラリア・ニュージーランド心臓協会は『脂質管理ガイドライン2001』の暫定的更新を発表した。この意見書は、総コレステロール（TC）ではなく、脂質亜分画、特に低密度リポ蛋白コレステロール（LDL-C）および高密度リポ蛋白コレステロール（HDL-C）の重要性、さらに、治療に関する意思決定の際に将来起こりうる事象の絶対リスクを評価することの重要性を強調するものである[7]。

胃食道逆流症（GERD）*

GERDは胃内容物が食道に逆流する疾患である。GERDはよくみられる疾患であり、成人の15～20％が週1回は胸焼けを経験していると推定される[8]。ほとんどの人は通常は食あたりや普段よりも多量の飲酒により、胸焼けなどの症状がときおり認められるだけである。重症例では深部潰瘍や難治性狭窄症、悪性腫瘍、気管内吸引の結果GERDが発症し、生命を脅かすおそれもある[9]。喘息のある成人の最大40％にGERDが認められる[3]。喘息患者の一部では胃酸の微量誤嚥（マイクロアスピレーション）や炎症を起こした下部食道への胃酸逆流が気管支痙攣を引き起こしていることも考えられる。GERDは咳嗽によくみられる原因であり、喘息コントロール不良と関わりがある場合もある[3]。

*症例8（56頁）参照。

皮膚炎

皮膚炎（または湿疹）は皮膚の非特異的炎症反応で、ざらざらして痒い紅斑性皮疹として出現する。急性期には水疱や痂皮、疱疹がみられることもある。皮膚炎は内因性（アトピー性皮膚炎、脂漏性皮膚炎など）と外因性（刺激性またはアレルギー性の接触性皮膚炎、光アレルギー性皮膚炎、光毒性など）に分類することができる。皮膚炎の症例の大半に内因性因子、外因性因子の両者が関わっている。

アトピー性皮膚炎は多面的な疾患であり、その原因は未だ明らかではない。アトピー性皮膚炎のある人はIgE値が上昇することが多いほか、喘息や花粉症の個人歴または家族歴があることも多い。治療は痒みを抑えることが目的となる[10]。

呼吸器・神経系・消化管・心血管系・皮膚　症例19

過体重と肥満

過体重と肥満[11]は全世界でよくみられる病態で、多くの疾患と関わりがある。特に糖尿病、高血圧および脂質異常症が挙げられ、いずれも心血管疾患の主な危険因子である。そのため、過体重と肥満は国民健康問題にも個人の問題にもなっている。中程度の減量（体重の5～10%）によって大きなベネフィット（死亡および罹病の減少）を得ることができる。治療法には生活習慣プログラムの利用、薬物療法のほか、必要に応じた低カロリー食や手術が挙げられる[11]。

肥満度指数（BMI）または胴囲はリスク水準を推定するのに用いられ、きわめて筋肉質の人、きわめて若年であるか高齢者を除き、ほとんどの場合、妥当性がある[11]。

肥満度指数 ＝ [（体重kg）/（身長mの二乗）]

分類	肥満度指数 (kg/m^2)	併存疾患のリスク
低体重	18.5未満	低（ただし、他の臨床的問題のリスクが増大することもある）
正常	18.5～24.9	低～中程度
過体重	25～29.9	増大
肥満	30以上	大きく増大（特に中心性脂肪蓄積に関連して）
グレードⅠ	30～34.9	中程度
グレードⅡ	35～39.9	高度
グレードⅢ	40以上	きわめて高度

（出典　Endocrinology Therapeutic Guidelines）

患者はBMIが30.1 kg/m^2である。

薬剤レビューの所見および推奨事項

所見	推奨事項
喘息	
患者は定期的にベントリンを1日8回使用している。ベントリンを定期的に使用する必要があることは喘息コントロール不良の徴候である[1,3]。ベントリンのような短時間作用型$β_2$刺激薬は通常、定期的な治療ではなく、症状の断続的緩和のために使用される。ベントリンによくみられる副作用に頭痛がある。	患者の喘息管理のほか、ベントリンの用量を見直すことが推奨される。ベントリンは症状を緩和する目的のほか、運動誘発性喘息の症状を予防するための必要に応じた使用に変更すべきである[1,3]。
患者の症状、短時間作用型$β_2$刺激薬の使用頻度、気管支拡張薬に対する著しい反応（FEV_1が12%以上増大）を示す肺機能検査の結果、至適ではない喘息コントロールを踏まえて、患者にセレタイド250/50（1日2回1吸入）が処方された[3]。吸入コルチコステロイド（ICS）単独では肺機能が至適でない状態や症状が持続する場合、または、急速な症状改善が必要な中等度～重度喘息患者に喘息治療を開始する場合は通常、	3～6ヵ月に1回、患者に対する治療を見直すことが推奨される。中等度～重度喘息患者に関する全国喘息協議会の喘息ケアサイクルの有益性を考慮する。 ここでは12ヵ月間に2回以上、医師を受診することになっている。 受診時には以下の措置が実施される。 ・喘息の重症度およびコントロール水準の診断および評価

症例19　呼吸器・神経系・消化管・心血管系・皮膚

ICSと長時間作用型β₂刺激薬（LABA）の併用療法が処方される[3]。フルチカゾンの治療効果はほとんどが総1日量100〜250 μgで得られ、1日量約500 μgで最大の効果が得られる[1]。

- 書面による喘息アクションプランの作成
- 情報提供および喘息自己管理教育
- 喘息管理および喘息アクションプランのレビュー

セレタイドアキュヘラーに関して、患者が実演した吸入器の使い方は不良であった。2種類以上の吸入器を使用する場合は、吸入器の使い方が正しくないことが多い[3]。吸入器の使い方が正しくなければ中咽頭への沈着が増大することにより、薬剤の全身性吸収および局所有害作用が増大するおそれがある[1,3]。吸入器の使い方を改善するには、書面による説明、口頭での説明、実演が必要である。

吸気流量の評価を実施することが推奨される。
呼吸の力が十分であれば（吸気流量30 L/分以上）、正しい吸入器の使い方を実演し、患者の吸入器の使い方を評価する必要がある[3]。その後の医療従事者受診に合わせて吸入器の使い方を再評価し、強化していく必要がある。

呼吸の力が不十分な場合は、投与方法に一貫性が得られるよう、スペーサー付きの定量噴霧式吸入器（MDI）への変更を検討する[3,12]。

喘息コントロールが得られれば、喘息コントロールの維持に必要な最小量までフルチカゾンの1日量を減量することを検討する。

コントロールが3ヵ月以上維持されれば、吸入コルチコステロイドの25〜50％減量など、治療を徐々に減らすことが可能と思われる。コントロールが得られない場合は、薬剤の増量や別の薬剤の追加を検討する前に、器具の使い方、服薬遵守、引き金因子コントロール、喘息治療器具の変更を検討する[1]。

骨粗鬆症はコルチコステロイド療法の長期全身性有害作用である[1]。コルチコステロイドの全身性有害作用の発現は全身性吸収の量に左右され、用量、治療期間および薬物送達システムの影響を受ける[1]。吸入器の使い方が悪ければ中咽頭への沈着が増大することにより、全身性吸収および局所有害作用が増大するおそれがある[1,3]。

骨密度（BMD）検査を実施することが推奨される。コルチコステロイド誘発性骨粗鬆症のリスクを最小限に抑えるため、最小有効量の吸入コルチコステロイドを使用するようにし、必要に応じてカルシウムおよびビタミンDの補給剤を用い、十分なカルシウム摂取量を維持する[1]。

患者には口腔のカンジダ感染症のための抗真菌薬、ニルスタット経口滴剤100,000 U/mL（1mLを1日4回、必要に応じて）が処方されている。ICSによくみられる副作用に中咽頭の鵞口瘡や嗄声が挙げられる[1,3,12]。いずれもICSを服用するたびに口腔衛生に細心の注意を払うようにするほか、MDI器具にバルブ付きスペーサーを使用することによって軽減することができる[3,12]。

鵞口瘡および全身性吸収のリスクを最小限に抑えるため、正しい器具の使い方を徹底する必要がある。セレタイドアキュヘラーの使用後は口の中を水で十分にゆすぐことを患者に教えなければならない。

患者にニルスタット経口滴剤が必要な場合は、正しい使用を徹底しなければならない。嚥下する前に滴剤をできるだけ長く口内に保持する必要がある。

バルブ付きスペーサーを用いたMDI使用で、ICSの中咽頭への沈着と局所作用を減らせる可能性がある[3,12]。スペーサーは月1回洗浄する必要があり、台所用洗剤を使用して湯で洗い、空気乾燥させる[3]。

呼吸器・神経系・消化管・心血管系・皮膚　症例19

患者は予防薬の服薬遵守が不良である。喘息のある人のほとんどは、服薬がただちに症状緩和につながることから、症状がある時には処方どおりに薬剤を使用する。同じ理由により、症状を緩和させる薬剤の服薬遵守率は予防薬の服薬遵守率よりも高くなる傾向がある。多くの喘息患者にとって、症状が消失すると、服薬遵守を続けることが次第に難しくなっていく。治療が十分であるように見えるのに喘息コントロールが不良な場合は、必ず服薬遵守不良の問題を考慮する[3]。

患者に定期的な予防薬使用の重要性について助言し、喘息の疾患プロセス、さまざまな種類の喘息薬と、喘息薬を使用する根拠について教えた。薬剤の使用頻度を日々の活動（歯磨き、朝食、昼食および夕食）と連関させることなど、服薬遵守を改善する実際的な方法について話し合った[13]。

NSAIDsなど、一部の薬剤は喘息エピソードの引き金になるおそれがある。患者はボルタレン錠を服用しており、脚の筋肉の疼痛および圧痛に局所ボルタレン・エマルゲル1％を使用している。非選択的NSAIDsであるボルタレンは喘息を増悪させ、GERDを悪化させるほか、トリテースの降圧作用を減じるおそれがある[1]。なお、ボルタレンによくみられる副作用に頭痛が挙げられる[1]。

ボルタレンが喘息の引き金となっている場合は、同剤を中止し、パラセタモール錠に変更することが推奨される。
NSAIDsなど、喘息の引き金となる可能性のあるものや、食事と運動など、ほかに喘息コントロールを改善する手段について患者に助言した[3]。

患者は書面による喘息アクションプランをもっていない。喘息アクションプランは患者や介護者が喘息の悪化を認識し、適切な対応を取るのに役立つ[3]。成人では、個別化された喘息アクションプランの活用により、欠勤や入院、救急受診、SABA使用を減らし、肺機能を改善できることが明らかにされている[3]。ピークフロー（PEF）モニタリングや症状日誌に基づき、アクションプランを書面にすることは、喘息の転帰を改善し、医療の利用を減らす上でも同じく効果的である[3]。

患者に喘息自己管理教育のための「喘息ケアサイクル」計画（PEFや症状に基づくモニタリングなど）や、書面による個別化喘息アクションプランを用意することが推奨される[3]。

頭痛

患者の高頻度の頭痛には、ベントリン吸入器の過剰使用のほか、リピトール、トリテース、ザンタックなど、これまでに処方された薬剤の一部を含め、多くの原因があると考えられる[14]。さらに、ボルタレンなどのNSAIDsが逆説頭痛に関わっているのではないかとも考えられる[15]。患者の頭痛は可溶性パラセタモールでは軽減していない。可溶性パラセタモールはナトリウムの含有が高く[14]、血圧に影響を及ぼす可能性がある[6]。

患者の頭痛は、喘息コントロールの改善とその後のベントリン使用量減少とともに消失すると考えられる。ボルタレン製剤の使用を中止し、可溶性パラセタモールに代えてパラセタモール錠を使用することが推奨される。なお、頭痛が持続する場合は、使用している薬剤のレビューののち、その他の因子を検討する必要があり、徹底した身体検査を受けさせることが推奨される[15]。

症例19　呼吸器・神経系・消化管・心血管系・皮膚

GERD

軽度〜中等度GERDはH₂拮抗薬(効果がなければPPI)を用いて管理することが考えられる[1]。患者のGERDには肥満やNSAIDs使用、スパイスの効いた料理、就寝前の大量の食事、コーヒーとアルコールの摂取など、多数の因子が関与していると思われる。また、GERDとNSAIDsは喘息を増悪させるおそれがある[1,3]。

GERDを軽減するには生活習慣の改善(食事、減量、ベッドの頭の部分を高くする)[9]のほか、ザンタックが効果不十分と思われる場合はPPIを試みることが推奨される[1]。

高血圧

患者は咳嗽による睡眠障害を訴えている。咳嗽は起床時にも認められる。原因として喘息コントロール不良のほか、横になった時や夜間に悪化することが多いACE阻害薬誘発性の咳嗽が考えられる[14]。

喘息コントロールが得られても咳嗽が消散しない場合は、ACE阻害薬をアンジオテンシンⅡ受容体拮抗薬に変更することを検討する。アンジオテンシンⅡ受容体拮抗薬はブラジキニンの分解を阻害しないため、咳嗽を引き起こすことが少ない[6,14]。

トリテースを用いて治療しているが、患者の血圧は十分にコントロールされていない。ボルタレン同時使用や、服薬遵守不良が原因ではないかと考えられる。

ボルタレンの使用を中止することを勧め、服薬遵守の重要性について助言した。
役立つと思われる生活習慣改善(食事、節酒、運動)のほか、血圧の自己モニタリングの有用性についても助言した。

脂質異常症

患者は現在、最大推奨用量のリピトール(1日80 mg)を服用している。コレステロール値は正常範囲を上回っている。ミオパチーや横紋筋融解症はまれではあるが重篤なスタチン療法の副作用であり、用量関連的である[6,14]。患者のアラニンアミノトランスフェラーゼ(ALT)値は上昇している。
クレアチンキナーゼ(CK)の結果については記録がない。血清トリグリセリド(TG)濃度は正常範囲を上回っている。

CKを測定することが推奨される。CKが正常上限の10倍以上であった場合や、CKが正常であっても、説明できない持続性の筋肉痛がみられる場合は、リピトールを中止すべきである[1,6]。ミオパチーが軽症であった場合や、(上昇していた)CKが正常値に回復した場合は、4週間以上経過してからリピトールによる治療を再開することが考えられる。再開後も筋肉の問題が再発する場合は、スタチン系薬剤を完全に中止すべきである[1,7]。誘発因子(外傷)や相互作用(グレープフルーツジュースなど)がこの有害作用に関与していないかどうか検討する。
ω3魚油濃縮製剤を1日6〜15 g、またはエゼチミブを追加する選択肢と併せて、比較的低用量のスタチン系薬剤を使用することも推奨される[7]。さらに、生活習慣および食事の改善(植物ステロールマーガリンなどの摂取)の重要性を強調した[7]。
維持治療の実施中は、6〜12ヵ月に1回の頻度で定期的に血清脂質、ALTおよびCKをモニタリングする必要がある[6]。

呼吸器・神経系・消化管・心血管系・皮膚　症例19

脂質異常症の二次的な原因に、甲状腺機能低下症、2型糖尿病、肥満および飲酒が挙げられる[6]。

脂質異常症と考えられる二次的原因を除外するため、甲状腺機能検査を実施し、空腹時血糖値を測定することが推奨される。

心血管リスク

患者には心血管疾患に関して制御可能、制御不可能な危険因子が多い[6]。患者は絶対5年心血管リスクが10～15%と中等度である[1,6]。心血管疾患（CVD）の絶対リスクが中等度～高度の患者にはアスピリンが有益と考えられ、二次予防のほか、高リスク患者の一次予防に推奨される[1]。

高リスク患者の目標値は以下のとおり[1,6,7,16]。

　TC　　4 mmol/L未満
　LDL-C　2.0 mmol/L未満
　TG　　1.5 mmol/L未満
　HDL-C　1.0 mmol/L以上
　血圧　　130/85 mmHg未満
　喫煙　　しない
　BMI　　25未満
　体重　　73 kg
　運動　　30分間を週5回

心血管リスクおよび治療目標値を下げることができる生活習慣改善について助言した。

心血管リスクが増大している場合は、抗血小板療法の導入を検討する[6]。ただし、低用量アスピリンでは出血リスクを増大させ[1]、血漿尿酸値を上昇させるほか[6]、喘息の引き金[1,3]となるおそれがあることに留意する。

アトピー性皮膚炎

患者は強力な外用ステロイド薬エロコン（一般名モメタゾン）クリームを1日2回使用している。そのほか、中程度に強力な外用ステロイド薬アリストコート（一般名トリアムシノロン）クリームを1日2回使用している。外用ステロイド薬は、連続4週間以内の短期に限って使用すべきである[1]。

エロコンの中止を視野に入れ、エロコンクリームとアリストコートクリームの両者を1日2回使用する必要性を見直すことが推奨される。アリストコートは軽度～中等度の皮膚炎の管理に適応となり、実用的な量（100 gチューブ）で市販されている。寛容性を避けるため、アリストコートを使用する期間はできるだけ短くする[1]。また、アリストコートは入浴後や保湿後に塗布することが好ましい。

C. 情報伝達

◆患者との話し合い

- 患者が咳嗽、頭痛、GERDのほか、脚の筋肉の疼痛および圧痛に関して抱いている懸念について話し合う。
- 症状の一部（夜間咳嗽、起床時の咳嗽、疲労など）が喘息コントロール不良の徴候であり、頭痛がベントリンの副作用と関わりがあると考えられることを説明する。
- 喘息の定期的レビューの必要性について助言するほか、中咽頭への副作用や全身性吸収のリスクを最小限に抑えるため、正しい器具の使い方や、予防薬使用後の口腔衛生の重要性について助言する。

症例19　呼吸器・神経系・消化管・心血管系・皮膚

- 「喘息ケアサイクル」計画の有益性を説明する。
- 一定の種類の薬剤（NSAIDs）やGERDが喘息を悪化させる可能性、および至適な喘息コントロールを維持するため、引き金となるものを避けたり、制御することの重要性を説明する。
- 誘発因子となる食物と飲料を避ける、ベッドの頭の部分を高くする、就寝前2時間は飲食を避けるなど、GERDの非薬理学的管理について助言する。
- 症状の一部（筋肉の疼痛および圧痛）がリピトールの有害作用によるものではないかと考えられることと、このような症状は用量依存的であり、リピトールの減量または中止によって消失するであろうことを説明する。
- 心血管疾患に関する具体的かつ制御可能な危険因子のほか、減量のための生活習慣改善（食事と運動）について助言する。

◆医師への連絡

患者のかかりつけの医師に宛てた手紙の見本

```
                                                           薬剤師の住所
    医師の住所
    日付
    ○○先生
    △△様につきまして
    △△さん（58歳男性、喘息、高血圧、脂質異常症およびGERDあり）について薬剤レビューを
    ご依頼くださり、ありがとうございます。
    ×年×月×日に患者の自宅で面談し、先生の薬剤レビュー照会時にご提供いただいた臨床情報
    と併せて薬局調剤記録をレビューしました。私の所見および推奨事項はこの情報に基づくもの
    で、新たな臨床情報によって私の報告の妥当性に影響が及ぼされる可能性があることは承知し
    ております。
    添付の報告書に重要な所見および推奨事項の概要を記載しております。
    所見および推奨事項についてさらにお話しする必要がありましたら、症例カンファレンスを実
    施することもできるかと思います。あるいは、ご都合のよい時に電話で報告書について話し合
    いができますと幸いです。△△さんの投薬管理計画書をお待ちしております。
    敬具
    薬剤師の氏名
```

参考文献

1. Australian Medicines Handbook. Adelaide: Australian Medicines Handbook Pty Ltd; 2009.
2. The Merk Manual of Diagnosis and Therapy. 17th ed. West Point Merk & Co. Inc; 1999.
3. Asthma Management Handbook: National Asthma Council of Australia; 2006.
4. Global Strategy for Asthma Management and Prevention: Global Initiative for Asthma.; 2008.
5. AIHW. Asthma in Australia 2008. Asthma Series no. 3. Vol Cat. no. ACM 14. Canberra: Australian Centre for Asthma Monitoring; 2008.

呼吸器・神経系・消化管・心血管系・皮膚　症例19

6. Writing Group for Therapeutic Guidelines: Cardiovascular. Therapeutic Guidelines: Cardiovascular. 5th Edition ed. North Melbourne: Therapeutic Guidelines Limited; 2008.
7. National Heart Foundation of Australia and the Cardiac Society of Australia and New Zealand. Position statement on lipid management-2005. Heart Lung and Circulation. 2005;14:275-91.
8. National Prescribing Service (NPS). Managing hypertension as a cardiovascular risk factor July 2007.
9. Writing Group for Therapeutic Guidelines: Gastrointestinal. Therapeutic Guidelines: Gastrointestinal. 4th ed. North Melbourne: Therapeutic Guidelines Limited; 2006.
10. Writing Group for Therapeutic Guidelines: Dermatology. Therapeutic Guidelines: Dermatology. 2nd ed. North Melbourne: Therapeutic Guidelines Limited; 2004.
11. Writing Group for Therapeutic Guidelines: Endocrinology. Therapeutic Guidelines: Endocrinology. North Melbourne: Therapeutic Guidelines Limited; 2004.
12. Writing Group for Therapeutic Guidelines: Respiratory. Therapeutic Guidelines: Respiratory. 4th ed. North Melbourne: Therapeutic Guidelines Limited; 2006.
13. National Asthma Council. Asthma Adherence: A guide for health professionals 2005.
14. MIMS Online. Sydney: MIMS Australia Pty Ltd; 2008.
15. Writing Group for Therapeutic Guidelines: Neurology. Therapeutic Guidelines: Neurology, 3rd ed. North Melbourne: Therapeutic Guidelines Limited; 2007.

◆関連性のある薬局セルフケアファクトカード

- 喘息（60頁参照）
- 高血圧（20頁参照）
- 体重と健康（52頁参照）
- 痛風（32頁参照）
- 胸焼けと消化不良（60頁参照）

症例20　泌尿生殖器・筋骨格系・消化管

このケーススタディはふたつのセクションに分かれている。セクション1では処方箋薬の調剤およびOTC薬の購入の依頼、セクション2では薬剤レビュープロセスの詳細を取り上げる。

セクション1

症例情報

患者は76歳男性。よく来店する患者である。今日はバクトリム160/800の処方箋を持参し、シトラビシェント薬袋を所望している。

A. 情報収集

◆患者から得る情報

質問例

- バクトリムについて医師は何とおっしゃいましたか。何のためのものですか。
- アレルギーはありますか。どのようなアレルギーですか。
- これまでにシトラビシェントを使用したことはありますか。
- 現在の薬は効いていますか。
- 処方箋薬やOTC薬、サプリメントを全部含めて、現在どのような薬を使用していますか。

　患者は排尿時に痛みと灼熱感があるという。かかりつけの医師からは前立腺の問題と尿路感染症（UTI）と言われ、バクトリムの処方箋を渡された。ペニシリンにアレルギーがある。
　医師からシトラビシェント薬袋が効くのではないかとも言われた。これまでに使用したことはない。
　患者はこのところ「泌尿器」のことで悩まされている。去年、医師から前立腺が肥大していると言われた。実際に痛みが出たのは今回が初めてである。
　患者はさまざまな薬剤を服用している。薬剤は妻が毎週Dosetteボックスに入れてくれる。薬剤の全部の名称や服用する理由はよくわからないという。そういうデータは薬局のコンピュータに入っていると思っている！
　OTC薬は服用していないとのことである。

◆薬局記録から得られた情報

患者の調剤歴を簡単にレビューし、以下の薬剤を服用していることを確認した。

商品名	一般名	用法・用量	コメント
プロガウト300 mg	アロプリノール	1D	ここ3年間服用
プレンジール10 mg	フェロジピン	1D	ここ5年間服用
パナドール・オステオ665 mg	パラセタモール	MDU	調剤することはまれ

泌尿生殖器・筋骨格系・消化管　症例20

パナデイン・フォルテ500/30	パラセタモール／コデイン	MDU	個人処方箋により1度に100個を調剤
セレブレックス200 mg	セレコキシブ	1D	ここ2年間服用
アバプロ150 mg	イルベサルタン	1D	ここ18ヵ月間服用

◆**その他の情報**

　患者は何年も前からこの薬局をよく利用している。2〜3週間に1回、処方薬を受け取りに来店する。マイクロラックス浣腸を購入することもある。薬局で確認できるかぎりでは患者が薬剤レビューを受けたことはない。

B. 情報処理

◆**急性細菌性前立腺炎**

　急性細菌性前立腺炎は急性UTIと関わりがあることが多い(膀胱流出路閉塞と関わりがあることも考えられる)[1]。

◆**考えられる臨床介入**

　患者の投薬レジメンは複雑である。包括的な投薬管理サービスに着手する場合、患者の投薬レジメンを至適化するためには多くの可能と思われる臨床介入がある。しかし、この段階では、バクトリムは第一選択薬ではないとも考えられるため、詳しく検討することにした。

所見および推奨事項

所見	推奨事項
患者は急性前立腺炎のため、バクトリムを処方されたが、反復処方はない。高齢者では特に血液疾患や皮膚疾患など、重度の有害作用のリスクが増大するため、バクトリムの使用を避けることが推奨されてきた。前立腺炎は通常、トリメトプリム1日300 mgやセファレキシン500 mg (1日2回)[2]、ノルフロキサシン400 mg (1日2回)[1] (※いずれも14日以上)によって治療される。血液培養および尿培養の結果が得られる前に経験的治療を開始すべきである。スルホンアミドが一般診療に果たす役割は小さい。特に高齢者では、スルファメトキサゾールとジヒドロ葉酸レダクターゼ阻害薬であるトリメトプリムの併用にスルホンアミドによる有害作用が確認されている。尿路感染症や前立腺感染症の治療にはトリメトプリム単独が効果的であることを考慮すると、合剤は併用が第一選択となる臨床的状況に限定すべきである[2]。	適切な抗生物質が処方されたかどうかを確認するため、尿および血液の培養を実施することが推奨される。トリメトプリム (1日300 mgを2週間) による経験的治療を開始することが推奨される。患者にはペニシリンアレルギーがあるため、セファレキシンとの交差感受性のリスクがある。また、ノルフロキサシンには当局処方箋が必要である。したがって、この段階ではトリメトプリムが最も理にかなった選択と思われる。クール終了後、感染症がなくなったかどうかを確認するため、再度の尿培養が推奨される。十分に水分を補給するよう患者に助言する必要がある。不快感を緩和するため、シトラビシェント薬袋を使用することも考えられる。そのほか、休息、便軟化薬 (便秘は痛みを増大させかねない) および鎮痛薬 (パラセタモールまたはNSAIDs) が推奨される。

症例20　泌尿生殖器・筋骨格系・消化管

尿アルカリ化薬はUTIの症状を軽減すると考えられる。水分摂取量を多くし、完全に排尿することによって抗菌療法を補助することができる[2]。	
前立腺炎やUTIは男性によくみられ、何らかの形態の尿路閉塞を伴う[1]。患者は前立腺肥大の診断を受けたという。この病態の治療やコントロールのために何らかの薬剤を使用しているようには見受けられない。	排尿を助けたり、前立腺を小さくしたりする薬剤を検討することが推奨される。
患者はいくつもの薬剤を使用しており、薬剤レビューが有益と考えられる。	かかりつけの医師と薬剤レビュー実施の可能性について話し合う。

C. 情報伝達

　　抗生物質治療について、かかりつけの医師と少し話し合いたいと考えている旨を患者に説明した。薬剤レビュー実施の可能性についても話し、このサービスに関して書面による情報をいくつか提供した。

◆医師との話し合い

> 電話による対話の例
> 　　患者の年齢は76歳で、バクトリムの処方箋を持ってこられました。尿路と前立腺の感染症が疑われるためと説明されています。
> 　　スルファメトキサゾールは高齢者に重篤な有害作用を及ぼすことが明らかにされているため、一般にはトリメトプリムとスルファメトキサゾールの併用ではなく、トリメトプリム単独による治療が推奨されます。
> 　　トリメトプリムの推奨用量は1日300 mgを2週間です。反復処方が必要です。

　　医師は新しい処方箋をファクスで薬局に送付することに同意してくれた。薬剤レビューの提案を受け入れる姿勢もみられる。感染症を再評価し、薬剤レビュー照会の手続きを取るため、患者に1週間後に再度受診するよう伝えて欲しいとのことである。

◆患者との話し合い

助言する事柄の例
- 抗生物質をバクトリムからトリプリムに変更することと、用量および治療期間について話し合う。
- 水をたくさん飲むことにより、十分な水分補給が維持されるよう助言する必要もある。シトラビシェントは1袋分をコップ1/2杯の水に溶かすことにより、1日4回使用することができる。同剤には排尿時の灼熱感を減じる効果がある。不快感が続く場合は数日以内にかかりつけの医師に相談することも伝える。
- 医師から薬剤レビューの照会があるものと考えられるので、薬剤レビューの概要(好ましい転帰

泌尿生殖器・筋骨格系・消化管　症例 20

が得られるようにするため、投薬レジメンを包括的に点検するサービス）について説明する。

セクション 2

症例情報

1 週間後、患者の薬剤レビューを実施するための照会書を医師から受け取った。

A. 情報収集

◆ 薬剤レビュー照会時に得られた情報の抜粋

患者（76 歳）には以下の症状がある。

- 高血圧
- 良性前立腺肥大症
- 痛風
- 変形性関節症
- 消化性潰瘍疾患の既往歴（3 剤併用療法によって治療）
- ペニシリンアレルギー

体重 72 kg、身長 175 cm。直近の血圧測定値は 165/95 mmHg であり、また、最近の血液検査では血清クレアチニンが 112 μmol/L（基準値 55〜110 μmol/L）であった。照会書にはそのほかに、患者が元喫煙者である旨が記載されていた。

現在使用している薬剤

商品名	用法・用量
トリプリム 300 mg	1 D
プロガウト 300 mg	1 D
プレンジール 10 mg	1 D
パナドール・オステオ 665 mg	MDU
パナデイン・フォルテ	MDU
セレブレックス 200 mg	1 D
アバプロ 150 mg	1 D

◆ 自宅での面談時に患者から新たに得る情報

質問例

- トリプリムは効いていますか。
- シトラビシェントを今でも使っていますか。
- これまでに前立腺肥大の治療を受けたことはありますか。
- 最近、前立腺の検査を受けましたか。

症例 20　泌尿生殖器・筋骨格系・消化管

- 関節炎の痛みはどうですか。
- パナドール・オステオとパナデイン・フォルテはどのように服用していますか。
- 消化性潰瘍の既往歴がありますね。最近、何か症状はありませんでしたか。
- 痛風の治療はどのような状況ですか。
- 薬について何か心配なことはありませんか。
- 奥様に毎週、薬をDosetteボックスに詰めてもらっているとおっしゃっていましたね。その後どうなっていますか。
- OTC薬やサプリメントを含めて、ほかに使用している薬はありますか。
- ほかに病気はありませんか。
- お酒を飲んだり、煙草を吸ったりしますか。量はどのくらいですか。

　患者は排尿時に灼熱感を覚えることはなくなったという。今でも毎晩トリプリムを服用しており、1日3回シトラビシェントを使用している。また、妻が毎日Dosetteボックスに詰めてくれるその他の薬剤もすべて服用している。

　これまで前立腺肥大の治療を受けることはなかったが、数日前に前立腺を小さくするというハーブの広告を見て健康食品の店に行き、Blackmores Proserenを購入した。妻がDosetteボックスに詰めてくれた同剤1カプセルを1日2回服用している。患者は泌尿器の変化には気づいていないが、まだ効き目があらわれるには早いのではないかと言う。前立腺特異抗原(PSA)を測定する血液検査を受けたかどうかはわからない。

　手指と膝に関節炎がある。パナドール・オステオは効果がないため、パナデイン・フォルテを切らした時だけ服用している。パナデイン・フォルテは毎晩就寝前に2錠服用しているほか、痛みに応じて日中に2〜4錠服用している。2年前に新しい抗炎症薬(セレブレックス)を開始したため、パナデイン・フォルテの服用量を1/2にすることができた。最近、お金を節約するためにパナデイン・フォルテを減らそうとして、セレブレックスを1日2カプセル服用するようになった。パナデイン・フォルテは個人処方箋として調剤してもらっているため、年金カードの適用外であるという。セレブレックスを1日2カプセル服用すると痛みによく効くとのこと(本来の用法・用量は1日1カプセル)。患者は妻が朝食時および昼食時にDosetteボックスに詰めてくれるセレブレックスの話をよくするという。

　患者は血圧のことを少し気にしている。なぜ血圧が上昇しているのかわからないでいる。18ヵ月前に新しい降圧薬を追加しなければならなくなったが、薬はこれ以上飲みたくないという。

　患者は使用している薬剤の名称を知らないが、妻がこまめに薬剤を残らずDosetteボックスに詰めているようである。前述のように、妻は毎日、余分にセレブレックスをDosetteボックスに詰めているが、それ以外の薬剤はすべてラベルの指示どおりに詰めている。ただし、パナドール・オステオはDosetteボックスに詰められておらず、パナデイン・フォルテが2錠だけ就寝前の区分に入れられている。

　ほかにマイクロラックス浣腸がいくつかあることも確認した。パナデイン・フォルテを1日8錠服用した時に必ず使用していたが、現在は週1〜2回使用しているという。自分を「規則正しい」状態に保つため、果物をたくさん食べるようにしているが、飲み物はあまり摂っていない。夜中にトイレに起きなければならなくなるためであるが、排尿にしばらく時間がかかることが多く、少し尿

泌尿生殖器・筋骨格系・消化管　症例20

の切れが悪い。

　痛風発作は3年近く出ておらず、脂の多い食物の摂取量には気をつけていて、めったに飲酒しない。3年前に禁煙すると同時に断酒した。現在は誕生日やクリスマスにワインを1杯飲むだけである。

　患者は数年前に潰瘍になったという。医師からは感染症が原因と言われ、3種類の薬剤を服用しなければならなくなった。ペニシリンにアレルギーがあるため、別の薬剤の処方になったことを覚えている。その他、消化不良や胸焼けの症状はない。

B. 情報処理

　患者はOTC薬とサプリメントを含め、以下の薬剤を使用している。

商品名	一般名	用法・用量	コメント
プロガウト300 mg	アロプリノール	1 D	ここ3年間服用
プレンジール10 mg	フェロジピン	1 D	ここ5年間服用
パナドール・オステオ665 mg	パラセタモール	MDU	服用することはまれ
パナデイン・フォルテ500/30	パラセタモール／コデイン	MDU	夜に2錠服用するほか、必要に応じて服用
セレブレックス200 mg	セレコキシブ	1 D	現在1日2回服用
アバプロ150 mg	イルベサルタン	1 D	ここ18ヵ月間服用
Blackmores Proseren	ノコギリヤシ1600 mgを含有	1 BD	4日前に開始
トリプリム300 mg	トリメトプリム	1 N	2週間のクールを開始してから1週間経過
シトラビシェント薬袋	シトロ酒石酸ナトリウム	1 TDS	1週間前から服用
マイクロラックス浣腸	クエン酸ナトリウム450 mg、ラウリルスルホ酢酸ナトリウム45 mg、ソルビトール3125 mg、ソルビン酸	1 PRN	週1〜2回使用

高血圧

　高血圧は動脈圧の上昇のほか、脳卒中や心筋梗塞、腎不全、心不全、その他の血管合併症のリスク増大を特徴とする。安静時血圧120/80 mmHg未満が正常とされ、血圧120〜139/80〜89 mmHgが正常高値とされる[3]。成人の治療目標血圧は以下のとおり。

患者集団	目標 (mmHg)
1 g/日以上の蛋白尿がある人 (糖尿病の有無は問わない)	125/75未満
随伴疾患または末端器官損傷のある人 (冠動脈性心疾患や糖尿病、慢性腎疾患、脳卒中、一過性脳虚血発作 [TIA]、300 mg/日以上の蛋白尿など)	130/80未満

症例 20　泌尿生殖器・筋骨格系・消化管

冠動脈性心疾患、糖尿病、腎不全、0.25 g/日以上の蛋白尿、脳卒中およびTIAのいずれにも該当しない人	140/90未満（許容される場合はさらに低い数値）

良性前立腺肥大症（BPH）

　BPHは最もよくみられる前立腺疾患である。排尿躊躇や排尿後尿滴下、夜間多尿、頻尿、尿意切迫などの症状を伴う尿路閉塞を引き起こすおそれがあり、尿閉や溢流性尿失禁を誘発することも考えられる[1]。有病率は年齢とともに増大し、75歳以上の男性の36％、80歳以上の男性の90％に達する。BPHはホルモン感受性の組織、前立腺の上皮および間質の細胞増殖に起因する。肥大する前立腺が尿道に圧力を加えて尿を閉じ込め、尿流を変化させる[4]。

変形性関節症

　変形性関節症は関節軟骨の進行性の劣化および減少を特徴とする疾患で、関節周囲の新しい骨や軟組織の増殖を伴う。最もよくみられる形態の関節炎であり、通常は膝や股関節、脊椎、手などの関節に発症し、痛み、硬直、関節可動性の低下、関節の不安定性、変形および摩擦音（コツコツ音）を引き起こす[5]。有病率は年齢とともに増大する[6]。

痛風

　痛風は高尿酸血症による関節痛または関節腫脹の臨床発作と定義される。ただし、高尿酸血症そのものは痛風とイコールではない。痛風という用語は急性、回帰性（反復性、一過性の形態）、急性増悪性、慢性の臨床発作に用いられる。最初の痛風発作は通常、第1中足趾節関節などにみられ、急性で、足の親指、または、足の別の部位にみられることが最も多い。発作を起こした関節には通常、きわめて強い痛み、発赤および腫脹がみられ、治療しない場合は数日から1〜2週間で鎮まる。急性発作はきわめて重度となる可能性があり、敗血症性関節炎に似た症状を呈し、発熱、倦怠感、白血球増多および炎症マーカー上昇（ESR、CRP）をみることもある。発症率のピークは40〜60歳代である。誘発因子にアルコールおよびプリン体の過剰摂取、利尿薬、低用量アスピリン、シクロスポリン、酵素欠損症、細胞の新陳代謝の増加（大）、腎疾患が挙げられる[7]。

腎機能

　腎機能はクレアチニンクリアランス（CrCl［単位：mL/分］）を推定するCockroft-Gault式を用いて推定することができる。この式には患者の年齢（歳）、性別、体重（単位：kg、実体重と理想体重のうち軽い値）および血清クレアチニン（単位：μmol/Lまたはmmol/L）が必要である。男性患者の式は以下のとおり。

$$\text{CrCl (mL/分)} = \frac{(140 - \text{年齢}) \times \text{理想体重 (kg)}}{0.814 \times \text{血清クレアチニン}\ (\mu\text{mol/L})}$$

　女性患者の場合は上の式で得られた結果に0.85を掛ける。

　腎機能も筋肉量も加齢とともに低下するため、高齢者では血清クレアチニン値が基準範囲内に収まることも考えられるが、クレアチニンクリアランスが減少している可能性が考えられる。腎障害がある場合に用量調整が必要となる薬剤を処方する前には腎機能を評価する必要がある[1,2]。

理想体重

　理想体重は以下の式を用いて計算することができる。

女性　45.5 kg ＋（身長が152 cmを上回る分を1 cmにつき）0.9 kg/cm
男性　50.0 kg ＋（身長が152 cmを上回る分を1 cmにつき）0.9 kg/cm

泌尿生殖器・筋骨格系・消化管 症例20

大柄な場合は10%プラス、小柄な場合は10%マイナス。

腎障害
腎障害は投薬量を決定する目的では以下のように分類することができる。
- 重度の障害　クレアチニンクリアランス10 mL/分未満
- 中等度の障害　クレアチニンクリアランス10〜25 mL/分
- 軽度の障害　クレアチニンクリアランス25〜50 mL/分

計算例　患者の腎機能の推定

$$CrCl = \frac{(140-76) \times 72}{0.814 \times 112} = 46 \text{ mL/分}$$

薬剤レビューの所見および推奨事項

所見	推奨事項
BPH	
患者は現在、BPHへの処方薬は服用していない。最近、ノコギリヤシの服用を開始した。 選択的α遮断薬は膀胱頸部および前立腺の平滑筋を弛緩させることによって尿流量を増大させる。いずれも前立腺の大きさに関係なく効果を発揮する。このほか、前立腺が著しく肥大している場合（40 cm³以上）は5αレダクターゼ阻害薬、フィナステリドによって前立腺を小さくすることができる。 BPH進行リスクが高い男性や、選択的α遮断薬を服用していても進行がみられる男性には併用治療を用いることも考えられる。BPH症状の軽減にノコギリヤシエキス（ノコギリパルメット）が果たす役割についてはデータに一貫性がなく、確かではない[1]。	薬物療法の開始前に前立腺の大きさとPSAを評価することが推奨される。手術が適さないと考えられる場合は、タムスロシン400 μg（朝）またはフィナステリド1日5 mgによる治療が推奨される。PSAが4 ng/mL以上で前立腺体積が40 cm³以上の男性では、特にBPHの臨床的進行を遅らせるにはフィナステリド（前立腺の大きさが40 cm³以上の場合）と選択的α遮断薬（ドキサゾシンなど）の併用がいずれか一方を単独で使用するよりも効果的である[1]。
選択的α遮断薬は血圧を低下させると考えられる[1]。患者はすでに降圧薬（プレンジールおよびアバプロ）を服用している。しかし、血圧が上昇しているため（165/95 mmHg）、フロマクストラが有益と思われる。	フロマクストラを開始する場合は、相加的な降圧作用が及ぼされる可能性があるため、血圧のモニタリングが必要である。
変形性関節症	
患者には変形性関節症があり、手および膝の痛みを訴えている。現在、セレブレックス200 mg（1日2回）およびパナデイン・フォルテ毎晩2錠のほか、ときおりパナドール・オステオ錠を服用している。 常用量のパラセタモールが変形性関節症に選択される治療となっている。NSAIDsよりも忍容性が良好で、軽度〜中等度の関節炎に同じくらい効果があると考えられる。	常用量のパラセタモール665 mg（1回2錠、1日3回）を服用し、必要な時に限ってセレブレックスを使用することが推奨される。パナデイン・フォルテは、重度の疼痛がある場合にパナドール・オステオの代わりに使用することが考えられる。患者のパラセタモールの用量は24時間に4 gを超えてはならない。 疼痛を軽減し、体力や移動能力を高めるため、定期的な運動の有益性について助言した。

症例 20 泌尿生殖器・筋骨格系・消化管

便秘

患者は便秘を訴えており、週1～2回マイクロラックス浣腸を使用している。
患者はパナデイン・フォルテを毎晩2錠服用している。コデインは便秘を引き起こすことが多いため、オピオイド鎮痛薬で治療する場合は、刺激性下剤を同時に投与する必要がある[8]。
便秘を悪化させるその他の因子に水分摂取量や繊維摂取量の不足、運動不足が挙げられる。患者は夜間多尿があるため、あまり水分を摂っていないという。BPHが原因ではないかと考えられる。

常用量のパラセタモール単独を試み、重度の疼痛でないかぎりコデインは避けることが推奨される。このことにより、マイクロラックス浣腸の必要性が減少するはずである。常用量のオピオイド鎮痛薬が必要な場合は、センナ入りコロキシルなど、常用量の緩下薬を開始すべきである。
水分をたくさん摂る、高繊維食を摂る、運動量を増やすなど、腸の健康を維持するのに適した非薬物的手段について助言した。

高血圧

患者は現在、アバプロを1日150 mg、プレンジールを1日10 mg服用している。血圧が最近上昇し、最後に測定した時の数値は165/95 mmHgであったという。軽度の腎障害があることから、目標値130/85が推奨される[1]。
患者は現在、変形性関節症のためセレブレックスを服用している。血圧の上昇は高用量NSAIDsの服用に対応するものではないかと考えられる。セレブレックスの1日最大量は200 mgとすべきであるが、患者は1日400 mg服用している。NSAIDs誘発性の糸球体濾過率および腎血流量の減少に起因するナトリウムおよび水分の貯留により、高血圧が悪化していることも考えられる[1]。

セレブレックスを減量して1日最大200 mgとし、必要な時に限ってNSAIDsを服用することが推奨される。変形性関節症の項でも述べたように、変形性関節症の管理は常用量のパラセタモールとすべきである。
血圧の継続的モニタリングが必要である。
NSAIDsを中止すれば血圧は低下すると考えられる。また、α遮断薬を開始すれば血圧はさらに低下すると思われる。

腎障害

実体重を用いて推定した患者のクレアチニンクリアランスは約46 mL/分である。軽度の腎障害のため、一部の薬剤の用量調整が必要と考えられる。
既存の腎障害がNSAIDs誘発性の腎障害のリスクを増大させるため、中等度～重度の障害がある患者にはNSAIDsの使用を避けるべきである[1]。

高血圧の項でも述べたように、セレブレックスの使用を最小限に抑え、必要に応じた使用に限定することが推奨される。

腎障害がある場合は、アロプリノールを減量すべきである。また、高用量では代謝産物オキシプリノールが蓄積する可能性が高まり、有害作用のリスクが増大する[1]。患者の痛風発作は約3年間みられておらず、断酒し、食生活を改善した結果、BMIが正常範囲内に収まっている。

症状がなければ、血清尿酸値および痛風症状の継続的モニタリングと併せてアロプリノールを中止あるいは減量することが推奨される。

泌尿生殖器・筋骨格系・消化管　症例20

潰瘍の既往歴

セレブレックスは選択的COX-2阻害薬（選択的NSAIDs）である。選択的NSAIDsでは潰瘍のリスクが低くなると考えられるものの、依然として消化管への有害作用が認められる。消化管出血の病歴がある患者にはNSAIDsを避ける、あるいは、細心の注意を払って使用し、消化管疾患の予防を検討することが推奨される[1]。

セレブレックスは必要に応じて使用し、潰瘍の症状に注意することが推奨される。関節炎のため引き続きNSAIDsを服用する必要がある場合は、PPIによる消化管の保護を検討すべきである。

C. 情報伝達

◆患者との話し合い

患者に変形性関節症の管理、特に常用量のパラセタモール服用の有益性について助言する必要がある。セレブレックスの使用を減らす助けとなることにより、高血圧、腎障害の問題、潰瘍が悪化する可能性を低下させることができると考えられる。さらに、コデインの服用量を最小限に抑え、便秘のリスクを減少させることにもなる。また、前立腺肥大に関して考えられる治療について教え、最善の治療法を明らかにするため、特定の検査を受けるように助言する必要がある。

薬剤の定期的レビューの重要性について患者と話し合う必要がある。健康的な生活習慣の維持の重要性について口頭で助言するだけではなく、患者向け医薬品情報リーフレットやセルフケアファクトカードなど、書面による情報を提供する必要がある。

患者はこのような問題の説明と、かかりつけの医師への連絡に対し、お礼を言ってくれた。

◆医師への連絡

患者のかかりつけの医師に宛てた手紙の見本

薬剤師の住所

医師の住所
日付
○○先生
△△様につきまして
△△さん（76歳）について薬剤レビューをご依頼くださり、ありがとうございます。△△さんは当薬局によく来られる患者です。以下の薬剤を使用されています。

商品名	一般名	用法・用量	コメント
プロガウト 300 mg	アロプリノール	1 D	ここ3年間服用
プレンジール 10 mg	フェロジピン	1 D	ここ5年間服用
パナドール・オステオ 665 mg	パラセタモール	MDU	調剤することはまれ
パナデイン・フォルテ 500/30	パラセタモール／コデイン	MDU	夜に2錠服用するほか、必要に応じて服用
セレブレックス 200 mg	セレコキシブ	1 D	1日2回服用

症例 20　泌尿生殖器・筋骨格系・消化管

アバプロ150 mg	イルベサルタン	1 D	ここ18ヵ月間服用
Blackmores Proseren	ノコギリヤシ1600 mgを含有	1 BD	4日前に開始
トリプリム300 mg	トリメトプリム	1 N	1週間前から使用（クールは2週間）
シトラビシェント薬袋	シトロ酒石酸ナトリウム	1 TDS	1週間前から使用
マイクロラックス浣腸	クエン酸ナトリウム450 mg、ラウリルスルホ酢酸ナトリウム45 mg、ソルビトール3125 mg、ソルビン酸	1 PRN	週1〜2回使用

×年×月×日に患者の自宅で面談し、私の所見および推奨事項を添付の報告書に記載しました。いずれも私が得ることができた情報に基づくもので、その他の臨床データによって私の所見および推奨事項の妥当性に影響が及ぼされる可能性があることは承知しております。

要点は以下のとおりです。

- 患者は薬剤をうまく管理しています。奥様が毎週、常用薬をひとつひとつDosetteボックスに詰めて患者を助けています。
- 患者には前立腺の状態の詳しいレビューが必要と考えられます。
- 患者は変形性関節症に対して定期的にパラセタモールを服用していません。セレブレックスおよびパナデイン・フォルテの使用を減らすことと組み合わせれば、パラセタモールによって疼痛コントロールが可能となるほか、患者の持病の多くは改善されると考えられます。
- 患者には軽度の腎障害があります（推定クレアチニンクリアランス約46 mL/分）。多少の用量調整が必要と考えられます。

ほかにお手伝いできることがありましたら、また、上記の事柄についてお話しする必要がありましたらご連絡ください。ご一緒にお仕事ができて嬉しく思います。△△さんの投薬管理計画書をお待ちしております。

敬具

薬剤師の氏名

泌尿生殖器・筋骨格系・消化管　症例20

◆関連性のある薬局セルフケアファクトカード

- 高血圧（20頁参照）
- 変形性関節症（52頁参照）

前立腺の障害

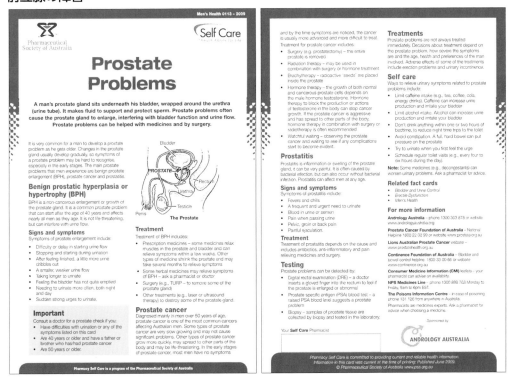

参考文献

1. Australian Medicines Handbook. Adelaide: Australian Medicines Handbook Pty Ltd; 2009.
2. Writing Group for Therapeutic Guidelines: Antibiotic. Therapeutic Guidelines: Antibiotic. 13th ed. North Melbourne: Therapeutic Guidelines Limited; 2006.
3. Writing Group for Therapeutic Guidelines: Cardiovascular. Therapeutic Guidelines: Cardiovascular. 5th ed. North Melbourne: Therapeutic Guidelines Limited; 2008.
4. MICROMEDEX® Healthcare Series (electronic version), www.thomsonhc.com, 2009.
5. Fauci A, Braunwald E, Kasper D, et al. Harrison's Principles of Internal Medicine. 17th ed: McGrawHill; 2008.
6. The Merk Manual of Diagnosis and Therapy. 17th ed. West Point Merk & Co. Inc; 1999.
7. Writing Group for Therapeutic Guidelines: Rheumatology. Therapeutic Guidelines: Rheumatology. 1st ed. North Melbourne: Therapeutic Guidelines Limited; 2007.
8. Writing Group for Therapeutic Guidelines: Analgesic. Therapeutic Guidelines: Analgesic. 5th ed. North Melbourne: Therapeutic Guidelines Limited; 2007.

症例 21　向精神薬・心血管系・内分泌系

このケーススタディはふたつのセクションに分かれている。セクション1では処方箋薬の調剤の依頼、セクション2では薬剤レビュープロセスの詳細を取り上げる。

セクション1

> **症例情報**
>
> 患者は45歳男性。薬局の近くにある地域メンタルヘルスセンターの利用者である。患者はこの薬局をよく利用しているので、薬局側も彼のことをよく知っている。ケアマネージャーと一緒に来店することが多い。今日はひとりで来店し、代診医によって書かれたテマーゼ10 mg錠の処方箋を提示した。疲れがひどく、不安を感じるという。患者がテマーゼの処方箋を提示するのはこの2ヵ月で4回目となるため、気がかりである。

A. 症例情報収集

◆患者から得る情報

質問例

- テマーゼをどのように使用されているか説明していただけますか。
- いつから疲れと不安を感じますか。
- 疲れと不安を感じる原因と思われるものが何かわかりますか。
- ほかに症状はありませんか。
- ほかにどのような病気がありますか。
- OTC薬やサプリメントを含めて、ほかにどのような薬を使用していますか。
- 最近、投薬計画に変更はありましたか。
- 疲労と不安に対処するため、かかりつけの医師以外に何らかのアドバイスを求めたことはありますか。
- 他の薬局でテマーゼの処方箋を見せて調剤してもらったことはありますか。

◆患者との話し合い

患者はこの2ヵ月間、テマーゼを毎晩1～2錠服用しているという。3ヵ月前から疲労および不安を感じている。眠りたくてたまらないのに、声が聞こえてきて苦しんでいる。テマーゼは苦しみから逃れて睡眠するための唯一の希望であるという。患者が統合失調症と診断され、何度も入院していることは知っている。患者はそのほかにも断続的にドザイルを使用しているという。同剤は処方箋なしで購入したとのことである。それ以外のOTC薬やサプリメントは使用していない。最近、投薬計画に変更が加えられることはなかったが、「市販されている抗精神病薬をほとんど全部」試したという。地域メンタルヘルスセンターの精神科医による再度の診察を待っている。いつも同じ薬局で調剤をしてもらっているとのことである。

向精神薬・心血管系・内分泌系　症例21

薬局調剤記録から確認される現在使用中の薬剤

ジプレキサ 10 mg	オランザピン	2 N
ダイアホルミン 500 mg	メトホルミン	1 TDS
リピトール 10 mg	アトルバスタチン	1 M
テマーゼ 10 mg	テマゼパム	1 N PRN
マイランタ・オリジナル錠	制酸薬合剤	PRN

薬局調剤記録から確認される以前の薬剤

ジプレキサ 10 mg	オランザピン	1 N
ゾコール 10 mg	シンバスタチン	1 N
ソリアン 400 mg	アミスルプリド	1 N
リスパダール 2 mg	リスペリドン	1 BD

◆ **アレルギー**

　アレルギーの既往なし。

◆ **疾患**

　薬局調剤記録をレビューし、患者から話を聞いた結果、以下の疾患の治療を受けていることがわかった。
- 統合失調症
- 2型糖尿病
- 脂質異常症
- 胸焼け

B. 情報処理

統合失調症

　統合失調症は重度の精神疾患であり、精神病に対する脆弱性を特徴とする。具体的には、現実を監視する能力が損なわれることにより、気分、思考、行動、言語障害、知覚、認知、意志および感情に変化をきたすものである[1,2]。徴候および症状は陽性、陰性および認知に分類することができる。陽性症状は疾患プロセスを通して獲得され、通常はみられないものである。陰性症状は疾患が原因で失われる機能および行動を反映するものである。認知症状は思考の欠陥を指し、発病時から認められる。統合失調症の生涯有病率は0.7%と言われ、10代後半から20代前半が発病のピークである[1]。

症例21 　向精神薬・心血管系・内分泌系

統合失調症の徴候と症状[1,3]

陽性	陰性	認知
・幻覚（声が聞こえるなど）や、その他の誤った知覚、異常な知覚 ・妄想（被害妄想、奇異な妄想、宗教的妄想）：矯正しがたい確信とともに誤った信念が固定される ・意思疎通、思考および行動の解体	・意欲消失／無感情：動機づけや欲動の欠如 ・快感消失／非社会性：喜びを感じる能力の喪失、社会的欲動の貧弱化 ・感情鈍麻：感情的な経験や表現の制限 ・アロギー：発話の減少、発話の流暢性の低下 ・注意障害：集中したり注意を維持したりすることができない ・セルフケア不十分	・実行機能障害：計画および問題解決の不十分、失敗やフィードバックから学習する能力の低下、新たな概念を形成する能力の低下 ・精神的な柔軟性の低下 ・記憶障害：符号化、固定、想起および認識に関わる問題 ・言語処理障害：連想ミス ・注意障害：集中したり注意を維持したりすることができない

所見および推奨事項

所見	推奨事項
患者には抗精神病薬への反応が不十分と思われる症状がある。幻聴を訴え、テマーゼおよびドザイル（一般名ドキシラミン）を使用して幻聴を遮断している。患者に認められる陽性症状は、服薬遵守不良、用量不足、ジプレキサの効果不十分が原因ではないかと考えられる。ジプレキサの用量（20 mg［夜］）は最大推奨用量である[1]。	患者は可及的速やかに精神科医の診察を受ける必要があり、別の治療法を開始することも考えられる。 包括的な薬剤レビューが有益と思われる。
患者はこの2ヵ月の間、睡眠のためテマーゼを毎晩10～20 mg使用しているという。ベンゾジアゼピン系薬剤は寛容性および依存性がみられることから短期使用が推奨される[1]。 また、睡眠を助けるため、鎮静作用のある抗ヒスタミン薬を使用している。その有効性を裏づけるエビデンスはなく、日中の鎮静、認知機能障害、せん妄など、著しい有害作用のおそれがある[1]。	テマーゼなどの薬剤は短期間（2～4週間）に限って使用するよう患者に助言し、長期の使用は寛容性および依存性につながるおそれがあることを伝える必要がある。 しかし、現段階では第一に抗精神病治療の管理が必要である。

C. 情報伝達

　患者はジプレキサが効果を示していないことに対する懸念を処方箋を出した代診医に伝えた。代診医からは「薬剤師から地域メンタルヘルスセンターに連絡しては」との提案があった。
　かかりつけの医師には薬剤レビューが患者に有益ではないかと提案した。その後、かかりつけの医師から薬剤レビュー照会書が送られてきた。患者は自宅での面談を喜んで受け入れてくれた。自宅訪問の時間がケアマネージャーの朝の訪問と同じになるように手配した。

向精神薬・心血管系・内分泌系　症例21

セクション2

症例情報
自宅での面談に備えて患者のケアマネージャーに詳細なメンタルヘルス病歴の提供を依頼した。患者の同意を得たのちにケアマネージャーから以下の診断情報が提供された。

A. 情報収集

◆医師およびケアマネージャーから得られた症例情報
- 45歳男性
- 体重84 kg
- 身長172 cm
- 血圧129/80 mmHg

◆病歴

統合失調症

患者は15年前に精神病のため初めて入院した。12ヵ月後、統合失調症と診断された。患者はその後、何度も再入院している。現在は地域のメンタルヘルスチームを利用しており、ひとりで暮らしている。毎日、ケアマネージャーの訪問を受けている。ケアマネージャーは薬剤の供給および投与を含め、日常活動を支援している。なお、患者には支援を提供する肉親やその他の介護者はいない。

2型糖尿病

患者は2年前に糖尿病と診断された。糖尿病と診断されたのはソリアンからジプレキサに切り替えたのちのことである。ジプレキサ開始後に体重増加(2年間で8 kg)が認められた。かかりつけの医師により、ダイアホルミンが開始された。地域メンタルヘルスセンターに最近の血糖値は記録されていない。

高コレステロール血症

そのほかにも患者は、2年前にかかりつけの医師によって高コレステロール血症と診断された。当初はゾコール10 mgを1日1回夜に服用であったが、その後、ケアマネージャーが服薬を支援し、監視することができるよう、リピトールを1日1回朝に服用に切り替えられた。

◆患者から得る情報

質問例
- 統合失調症の症状の再発や持続はありますか(陽性症状、陰性症状および認知症状)。
- 薬剤による有害作用はありませんか。
- 処方どおりに薬を飲んでいますか(服薬遵守)。
- リスパダールとソリアンをやめたのはなぜですか。
- マイランタはどのくらい服用していますか。

症例21　向精神薬・心血管系・内分泌系

- 煙草を吸ったり、レクリエーショナルドラッグを使用したり、お酒を飲んだりしますか。
- かかりつけの医師に体重、コレステロール、血圧および血糖値を定期的に測定してもらっていますか。

◆自宅での面談によって得られた情報

　患者には相変わらず夜間の幻聴がある。このような幻聴にとりわけ心を乱され、苦しめられている。また、引きこもりになり、めったに外出することがない。普段はケアマネージャーの訪問時に朝の薬剤を服用している。夜のジプレキサは必ず服用しているが、あまり効いているとは思えないという。リスパダールおよびソリアンは症状への効果が不十分であるため、服用を中止した。そのほか、リスパダールの服用時には高プロラクチン血症が認められる。睡眠を助けるため、引き続きテマーゼを毎晩2錠服用している。マイランタを毎日2錠服用しているが、最近は胸焼けや消化不良はみられないという。喫煙歴が長い(現在は1日20本ほど吸っている)が、禁煙を補助するニコチン補充療法(NRT)に関心を示した。飲酒は控えめにしており、レクリエーショナルドラッグ(大麻)はもう使用していないという。サプリメントは使用していないが、睡眠しやすくするためにドザイルを使用することがある。かかりつけの医師は予約を取るのが難しいため、さまざまな医師を受診している。約9ヵ月前にそのいずれかの医師によって体重、コレステロール、血圧および血糖値が測定されたが、現在、どの医師の手元に測定結果があるのかはわからないとのことである。

B. 情報処理

脂質異常症

　脂質異常症の評価では総コレステロール(TC)、高密度リポ蛋白コレステロール(HDL-C)、低密度リポ蛋白コレステロール(LDL-C)および空腹時トリグリセリド(TG)を測定する[4]。脂質異常症には原発性のものと続発性のものがある。続発性脂質異常症は甲状腺機能低下症や2型糖尿病、肥満、腎障害、喫煙、飲酒が原因である。このような病態を特定して治療する必要がある。続発性脂質異常症の原因が除外された場合、原発性脂質異常症の原因には遺伝因子や環境因子が考えられる。

　目標脂質値は以下のとおり[4]。

- LDL-C：2.5 mmol/L未満(心血管疾患のある高リスク患者は2.0 mmol/L未満)
- TC：4.0 mmol/L未満
- HDL-C：1.0 mmol/L以上
- TG：1.5 mmol/L未満

2型糖尿病

　2型糖尿病は環境的影響によって誘発される代謝性疾患であり、遺伝に左右されると考えられる。膵臓によるインスリン分泌の異常、肝グルコース産生の抑制不全、標的組織(筋肉など)でのインスリンの作用に対する抵抗性という主に3つの異常が認められる。糖尿病は冠動脈性心疾患、脳血管疾患および末梢血管疾患による罹病および死亡の大きな危険因子である。そのため、喫煙や脂質異常症、高血圧などの危険因子を積極的に管理する必要がある[5]。

　2型糖尿病の危険因子には以下のものが挙げられる[5]。

向精神薬・心血管系・内分泌系　症例21

- 耐糖能障害または空腹時血糖異常
- 妊娠糖尿病の既往歴
- 年齢45歳以上で、以下の危険因子の少なくとも1つに該当
    - 肥満 (BMI [Body Mass Index] 30 kg/m^{2}以上)
    - 2型糖尿病のある一親等の親族
    - 高血圧
- ほかに危険因子がない場合は年齢55歳以上
- 35歳以上 (過体重の場合はそれより低年齢) のアボリジニとトレス海峡諸島民
- 高リスクの一定の民族集団で年齢35歳以上 (太平洋諸島民、インド亜大陸から来た人々、中国系の人々が挙げられる)
- 心血管疾患が確認されている人
- 多嚢胞性卵巣症候群のある肥満女性

薬剤レビューの所見および推奨事項

所見	推奨事項
統合失調症	
患者には現在、ジプレキサ、リスパダールおよびソリアンに反応しない陽性症状がある。服薬遵守不良や薬物乱用がジプレキサへの反応不十分に関わる因子とは思われない。そのほか、引きこもりなど、統合失調症の陰性症状が認められる。エビデンスでは、クロザピンは他の抗精神病薬に対する症状の反応が不十分な患者に最も効果的な抗精神病薬であることが示唆されている[6]。クロザピンは統合失調症の陰性症状にも効果を示している。ただし、同剤は好中球減少症、無顆粒球症、心筋炎および心筋症を引き起こすおそれがあるため、厳格なモニタリングが必要である[1]。この患者のように症状の反応が不十分な場合、抗精神病薬の併用を裏づけるエビデンスは弱い[1]。また、抗精神病薬の併用は次第に一般的になりつつあるが、症状コントロールに相応の改善が得られることなく有害作用が増大する結果になることも考えられる[7]。	クロザピンを検討することが推奨される。クロザピンは他の抗精神病薬2種類以上を試みても十分な反応が得られなかった患者すべてに投与することが考えられる[1]。重篤な有害作用のほか、さらなる体重増加、高脂血症および高血糖の可能性を考慮し、患者と相談の上、クロザピンの処方を決定する必要がある。また、クロザピンとの著しい薬物相互作用 (ベンゾジアゼピン系薬など) の可能性を考慮する必要がある。
不眠症	
患者は数ヵ月間にわたって推奨用量よりも高い用量のテマーゼを使用している。抗精神病薬の変更によって幻聴を十分にコントロールできる場合は、テマーゼを服用する必要はないと考えられる。テマーゼを中止するとベンゾジアゼピン離脱症候群を発症することが考えられる。しかし、離脱症状の重症度にはばらつきが大きい[1]。	テマーゼを中止する場合は、症状を考慮して減量の割合を設定することとし、1週間当たり、開始用量の15%の割合で患者の用量を減じることが推奨される[1]。これは1週間の総用量を、週当たり1錠減量することに相当する。

症例 21　向精神薬・心血管系・内分泌系

患者はテマーゼとドザイルを併用している。アルコールのほか、中枢神経 (CNS) および呼吸の抑制を引き起こす薬剤にベンゾジアゼピン系薬を併用すると、離脱症状のリスクが増大するおそれがある[8]。

ドザイルと処方箋薬の鎮静薬および睡眠薬の併用による有害作用の可能性について、患者に助言する必要がある。OTC薬を購入する場合は、ほかに服用している薬剤について薬剤師と話し合うよう助言する必要がある。

代謝作用

患者は2型糖尿病および高コレステロール血症の診断を下されている。ジプレキサは血糖、胴囲およびトリグリセリドの数値の増大を招くことが確認されている[9]。統合失調症のある人は心血管リスクが高くなる[10]。治療に代謝関連の続発症の可能性があっても、精神病の管理を優先すべきであるが、代謝関連の有害作用に関して全患者を積極的にモニタリングし、治療する必要がある[11]。

できるだけ同じ医師の診察を受けることが推奨される。身体的健康を改善・維持するには、かかりつけの医師がコーディネートする共同ケアプログラムが患者に有益と思われる。このプログラムには毎日の運動および栄養に関する助言に加えて、血圧、体重、胴囲、脂質および血糖値のモニタリングを盛り込むことが考えられる[1]。患者が利用する地域メンタルヘルスセンターで、代謝関連の有害作用に関するモニタリングの結果を記録すべきである。

喫煙

喫煙はCYP1A2誘導因子である。ジプレキサはクロザピンと同じくCYP1A2の基質である。患者は禁煙に関心を示している。禁煙はジプレキサの血漿中濃度を増大させると考えられる[8]。

禁煙を決心した場合に利用可能な支援サービスや、さまざまな考え方について患者に助言した。禁煙プログラムを開始する場合は、精神科医に相談することが推奨される。なお、禁煙する場合は、ジプレキサ（またはクロザピン）を減量する必要があることも考慮する。

胸焼け

患者は現在、マイランタ・オリジナルを1日2錠服用しているが、最近は胸焼けや消化不良はみられない。

マイランタ・オリジナルを中止し、症状が再発する場合は、医師や薬剤師に相談するよう患者に助言することが推奨される。

C. 情報伝達

◆患者との話し合い
- 症状を軽減する抗精神病薬がほかにも市販されていることを説明する。治療選択肢について担当の精神科医と話し合うことを勧める。
- 患者が使用している薬剤の有害反応の可能性について、医師に追加情報の提供を申し出る。また、患者には血圧、体重、胴囲、脂質および血糖値の定期的モニタリングを受けるよう促す。
- ドザイルと処方箋薬の鎮静薬および睡眠薬の併用による有害作用の可能性について患者に助言する必要がある。患者がテマーゼを中止する場合は、用量を漸減する必要があることを説明する。
- OTC薬を購入する場合は、ほかに服用している薬剤への影響について薬剤師と話し合うよう助言する必要がある

向精神薬・心血管系・内分泌系　症例21

- 禁煙プログラムの開始前に精神科医に相談するよう助言する必要がある。また、一部の薬剤の用量を変更する必要があることも考慮する。
- マイランタ・オリジナルの中止後に症状が再発する場合は、医師や薬剤師に相談するよう助言する必要がある。

◆医師への連絡

患者のかかりつけの医師に宛てた手紙の見本

薬剤師の住所

医師の住所
日付
○○先生
△△様につきまして

薬剤レビューのため、△△さん（45歳男性、統合失調症、2型糖尿病および胸焼けの病歴あり）についてご照会くださり、ありがとうございます。

×年×月×日に患者の自宅で面談し、先生の照会時にご提供いただいた臨床情報と併せて薬局調剤記録をレビューしました。添付の報告書に記載した私の所見および推奨事項はこの情報に基づくものです。新たな臨床情報によって私の報告の妥当性に影響が及ぼされる可能性があることは承知しております。

ほかにお手伝いできることがありましたら、また、私の報告についてお話しする必要がありましたら、ご連絡ください。ご一緒にお仕事ができて嬉しく思います。△△さんの投薬管理計画書をお待ちしております。

敬具
薬剤師の氏名

症例21 向精神薬・心血管系・内分泌系

参考文献

1. Writing Group for Therapeutic Guidelines: Psychotropic. Therapeutic Guidelines: Psychotropic. North Melbourne: Therapeutic Guidelines Limited; 2008.
2. Fauci A, Braunwald E, Kasper D et al. Harrison's Principles of Internal Medicine. 17 ed: McGrawHill; 2008.
3. Lambert T, Castle D. Pharmacological approaches to the management of schizophrenia Medical Journal of Australia. 2003;178:S57—S61.
4. Writing Group for Therapeutic Guidelines: Cardiovascular. Therapeutic Guidelines: Cardiovascular. 5th Edition ed. North Melbourne: Therapeutic Guidelines Limited; 2008.
5. Writing Group for Therapeutic Guidelines: Endocrinology. Therapeutic Guidelines: Endocrinology. North Melbourne: Therapeutic Guidelines Limited; 2004.
6. Swartz MS, Stroup TS, McEvoy JP et al. What CATIE found: results from the schizophrenia trial.. Psychiatric Services 2008;59:500-6.
7. Tranulis C, Skalli L, Lalonde P, Nicole L, Stip E. Benefits and risks of antipsychotic polypharmacy: an evidence-based review of the literature. Drug Safety 2008;31:7-20.
8. Australian Medicines Handbook. Adelaide: Australian Medicines Handbook Pty Ltd; 2009.
9. Meyer J, Davis V, Goff D et al. Change in metabolic syndrome parameters with antipsychotic treatment in the CATIE Schizophrenia Trial: prospective data from phase 1. Schizophrenia Research 2008;101:273-86.
10. Lambert T. Medical comorbidity in schizophrenia. Medical Journal of Australia 2003;178:S67—S70.
11. Lambert T, Chapman L. Diabetes, psychotic disorders and antipsychotic therapy: a consensus statement. Medical Journal of Australia 2004;181:544-8.

◆関連性のある薬局セルフケアファクトカード
- 睡眠障害 (81頁参照)

向精神薬・心血管系・内分泌系　症例21

ニコチン補充療法

非喫煙者であるために

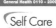

症例 22　消化管・呼吸器・筋骨格系・内分泌系

このケーススタディはふたつのセクションに分かれている。セクション1では患者からの薬局店頭における相談、セクション2では薬剤レビュープロセスの詳細を取り上げる。

セクション1

症例情報

患者は65歳女性。元教師で、昨年、喘息のために入院をしている。制酸薬が欲しいと言っている。そのほか、便秘を治療するものを欲しがっている。悪心、胸部に重苦しさや絞扼感（絞めつけられるような感覚）、嗜眠があるという。

A. 情報収集

◆患者から得る情報

質問例

- 症状をひとつひとつ説明していただけますか。
- いつから症状がありますか。
- どのくらいの頻度で症状が出ますか。
- 症状はどのくらい重いですか。
- 症状を軽くするために何か薬を試してみましたか。
- 吐き気に何か考えられる原因はありますか。胸が絞めつけられる感じや眠気についてはどうですか。
- OTC薬やサプリメントを含めて、ほかにどのような薬を使用していますか。
- ほかにどのような病気がありますか。
- アレルギーはありますか。
- 最後にかかりつけの医師を受診したのはいつですか。

　患者はこの数週間、吐き気を覚えており、制酸薬を使用すれば胃が落ち着くのではないかと思っている。この1ヵ月間で喘息が悪化したように思えるという。また、この1ヵ月間で夜間咳嗽および睡眠障害が2倍以上になり、日中には胸部絞扼感、呼吸困難、疲労および集中力低下がある。この1週間はほぼ毎日ベントリンを使用しなければならなかった。

　この数週間は腸にも問題があるという。毎日たくさんの水を飲み、果物と野菜を摂っている。なぜこのような症状があるのかわからず、約2ヵ月、医師の診察を受けていない。

　患者はこの薬局で購入した薬剤のほかに服用している薬剤はないという。患者が喘息とアレルギー性鼻炎のほか、いくつかの病態のため、相当数の薬剤を服用していることはわかっているが、その全部を把握していないため、調剤歴を確認した。患者は処方箋薬のほか、グルコサミン (Blackmores Glucosamine 1000 mg) およびフェス点鼻薬を毎月購入している。アレルギーの既往はない。

消化管・呼吸器・筋骨格系・内分泌系　症例22

◆薬局記録から得られた情報

患者の調剤歴をOTC薬と併せて簡単にレビューした。まとめると、以下の薬剤を服用している。

商品名	一般名	用法・用量
コバシル 5 mg	ペリンドプリル	1 D
ラシックス 40 mg	フロセミド	1 M
ロカルトロール 0.25 µg	カルシトリオール	1 D
パルミコートタービュヘイラー 200 µg	ブデソニド	1 BD
ベントリンCFCフリー吸入器 100 µg	サルブタモール	2 QID PRN
ナゾネックス点鼻薬 50 µg	モメタゾン	1 D
フェス点鼻薬 7.04 mg/mL	等張食塩水	1 PRN
Blackmores Glucosamine 1000 mg	硫酸グルコサミン	1 BD
パナマックス 500 mg	パラセタモール	1〜2 QID PRN

◆アレルギー

アレルギーの既往なし。

◆その他の情報

患者は長年この薬局を利用しており、毎月薬剤を受け取りに来店する。薬局で確認できるかぎりでは患者が薬剤レビューを受けたことはない。

B. 情報処理

◆考えられる臨床介入

患者の投薬レジメンは複雑である。包括的な投薬管理サービスに着手する場合、患者の投薬レジメンを至適化するためには多くの可能と思われる臨床介入がある。なお、この時点において、薬剤師による即時の対応が必要な介入がいくつかある。

所見および推奨事項

所見	推奨事項
消化不良の症状が新たに発現した50歳以上の患者は、すべて医師受診が必要である[1]。制酸薬による治療の開始前に患者を評価し、悪心について考えられる原因を確認する必要がある。消化性潰瘍疾患や心筋梗塞、癌、薬物毒性、感染症など、他の多くの疾患によって悪心が引き起こされることもある[2]。	患者の悪心が消化不良によるものではないかと考えられることや、使用している薬剤（コバシル、ベントリン）の有害作用やその他の基礎疾患が原因となっている可能性もあることを説明する[2]。症状の範囲を考慮すると、かかりつけの医師を受診し、詳しく評価を受けることが推奨される。
患者は高カルシウム血症に一致すると思われる非特異的症状（悪心、口渇、便秘など）を多数報告している[1,2]。高カルシウム血症の症状に悪心、嘔吐、便秘、頭痛、頻尿、口渇および疲労が挙げられる。ロカルトロール（カルシトリオール）を服用している患者で	患者の多数の非特異的症状は、ロカルトロールによる作用であるカルシウム値の上昇が原因となっている可能性があるため、医師を受診し、詳しく評価を受けることが推奨される。

症例22　消化管・呼吸器・筋骨格系・内分泌系

は、カルシウム補給剤の併用、乳製品摂取量の急な増大、腎障害に伴って高カルシウム血症を発症するおそれがある[1,3]。

患者は喘息コントロール不良と符合する多数の非特異的症状（夜間咳嗽、睡眠障害、胸部絞扼感、呼吸困難、疲労、集中力低下など）と短時間作用型吸入β_2刺激薬（SABA）の過剰使用を報告している[4]。引き金となりうる因子にアレルギー、ウイルス性呼吸器感染症、胃食道逆流症（GERD）、タバコの煙や大気汚染物質、職業性粉塵などの刺激物質、ガス・化学物質、アスピリンやNSAIDsなどの薬剤、冷気曝露や運動などの非特異的な刺激が挙げられる[4]。さらに、喘息とアレルギー性鼻炎が併存することも多い[4,5]。喘息患者の推定75〜80%に鼻炎が認められる[5]。アレルギー性鼻炎のコントロール不良は喘息コントロール不良が原因となっている可能性がある（またはその逆）。アレルギー性鼻炎の治療によって喘息の症状が改善することが考えられるが、GERDは治療しても、非喘息性の慢性咳嗽が改善される可能性はあるものの、喘息コントロールの改善が期待できるわけではない[4,5]。コントロール不良の喘息を予防薬で治療する場合は、必ず最初に服薬遵守のほか、器具の使い方をチェックすること。

ベントリンの過剰使用は、喘息コントロール不良の徴候であることを説明する。喘息の症状を悪化させると考えられる引き金因子にはアレルギー性鼻炎、GERDのほか、アスピリンやNSAIDsなど、一定の種類の薬剤が挙げられる[4]。アレルギー性鼻炎のコントロール不良は見落とされることが多いが、喘息の症状を悪化させるおそれがあることを説明する[5]。

かかりつけの医師を受診し、喘息およびアレルギー性鼻炎のレビューを受けることが推奨される。器具の使い方を予防薬の服薬遵守と併せて評価する必要がある。

C. 情報伝達

◆患者との話し合い

患者に処方された薬剤のひとつ（ロカルトロール）が症状（悪心、口渇、便秘など）の原因となっている可能性について助言し、医師を再度受診してさらに評価を受けるよう促す必要がある。カルシウム補給剤の併用、乳製品摂取量の増大、腎機能の低下を考慮すると、このような症状はロカルトロールが原因であると考えられることを説明する。カルシウム補給剤の中止や乳製品摂取量の減少によって症状が減少すると思われる[1]。

症状（夜間咳嗽、睡眠障害、胸部絞扼感、呼吸困難、疲労、集中力低下など）が喘息コントロール不良の徴候である可能性について助言する必要がある。このことはベントリンの過剰使用とも符合する。また、アレルギー性鼻炎のコントロールが不十分であることも一因と考えられる。そのため、医師を再度受診し、喘息およびアレルギー性鼻炎に関する一層の評価・レビューを受けるよう促す必要がある。

さらに、薬局から医師に連絡して状況を説明する旨を患者に伝えておく必要がある。

なお、OTC薬やサプリメントを使用する前に、薬剤師または医師の助言を得ることの重要性に

消化管・呼吸器・筋骨格系・内分泌系　症例22

ついて話し合うべきである。

◆医師との話し合い

> **対話の例**
>
> 吐き気があるため制酸薬が欲しいという方が来店されました。この患者はロカルトロールの副作用である高カルシウム血症と考えられる非特異的症状（悪心、口渇、便秘など）を多数報告されています。ほかにも多くの非特異的症状（夜間咳嗽、睡眠障害、胸部絞扼感、呼吸困難、疲労、集中力低下など）と、ベントリンの過剰使用を報告されています。いずれも喘息のコントロール不良の徴候である可能性があり、また、アレルギー性鼻炎の治療不十分とも関わりがあると思われます。

医師は患者に一層の医学的評価が必要であることに同意してくれた。生化学検査（血清カルシウムなど）のほか、スパイロメトリーを含め、アレルギー性鼻炎および喘息のレビューを盛り込むことが考えられる。

医師は患者に薬剤レビューが有益であるとの考えにも同意し、薬剤レビューのため、患者を薬局に行くように促すと言ってくれた。

セクション 2

> **症例情報**
>
> 2週間後、医師から薬物相互作用や薬物関連の問題の可能性を洗い出し、服薬遵守度を評価して、レジメンを単純化するべく、患者に薬剤レビューを実施するための照会書を受け取った。患者はそのほかにも、症状緩和のためにシムビコートタービュヘイラー200/6 μgを1日2回（および必要に応じて）、プレドニゾロン1日50 mg 7日間（指示どおり）の新しい処方箋を持参している。なお、医師が喘息への投薬レジメンを「シムビコート維持・症状緩和療法」（SMART）レジメンに変更したため、吸入器がふたつ必要になったとのことである。患者はこの新しい治療方針のことはよくわからないという。

A. 情報収集

◆薬剤レビュー照会時に得られた情報の抜粋
- 65歳女性
- 体重67 kg
- 身長165 cm
- 血圧135/85 mmHg

症例 22　消化管・呼吸器・筋骨格系・内分泌系

◆**病歴**
- 喘息
- アレルギー性鼻炎
- 慢性心不全（CHF）
- 骨粗鬆症
- 変形性関節症
- ワクチン接種状況（インフルエンザワクチンおよび肺炎球菌ワクチン）：最新のものを確認

◆**スパイロメトリー**

スパイロメトリーの結果は可逆性15%という、気管支拡張薬投与後反応を示している。FEV_1＝予測値の70%、自己最高の80%

関連性のある臨床化学検査の結果

		基準値
クレアチニン	0.09	0.05〜0.11 mmol/L
尿素	7.8	3.0〜8.0 mmol/L
ナトリウム	140	135〜145 mmol/L
カリウム	3.9	3.5〜5.0 mmol/L
尿酸	0.35	0.15〜0.40 mmol/L
血糖（空腹時）	5.3	3.0〜5.4 mmol/L
AST	22	40 U/L未満
ALT	20	35 U/L未満
GGT	24	50 U/L未満
ALP	49	25〜100 U/L
TC	4.2	5.5 mmol/L未満
TG（空腹時）	1.3	2.0 mmol/L未満
蛋白	77	60〜80 g/L
アルブミン	47	35〜50 g/L
グロブリン	30	19〜39 g/L
リン酸	0.96	0.80〜1.40 mmol/L
カルシウム（補正）	2.55	2.15〜2.60 mmol/L
ビリルビン	12	2〜20 mmol/L

◆**アレルギー**

アレルギーの既往なし。

◆**自宅での面談によって得られた情報**

自宅での面談では、患者は新しい喘息投薬レジメンについてはよくわからないとのことである。以前は予防薬（パルミコート 200 μg）1吸入を1日2回のほか、症状を緩和する必要がある場合に

消化管・呼吸器・筋骨格系・内分泌系　症例22

緩和薬(ベントリン)2吸入を使用していたと考えられる。医師は患者に古い吸入器の使用を中止し、シムビコート200/6 μgタービュヘイラーふたつに変更するよう指示した。ひとつは喘息コントロールのため維持療法として朝晩に使用し、もうひとつは症状緩和のため必要に応じて使用できるよう常に携帯する。しかし、患者はこの治療方針によって、さらに多くのコルチコステロイドを使用することになってしまうのではないかと心配している。

　患者は薬剤を医師の勧めどおりに服用することを強く意識しているという。普段、喘息とアレルギー性鼻炎の薬を保管している場所を見せてくれた。薬剤は浴室に置かれていたがシムビコートタービュヘイラーのキャップがきちんと締められていないことに気づいた。その他の薬剤は台所の食器棚に保管されており、カルトレイト600 mgの瓶が同じく食器棚に置かれていた。骨粗鬆症の悪化を防ぐため、近所の人からカルトレイトを勧められたという。

　患者には軽症持続性アレルギー性鼻炎があり、症状緩和のため、鼻腔内コルチコステロイド(INCS)のほか、必要に応じて等張食塩水鼻洗浄を使用しているという。吸入器の正しい使い方は知っているといい、定量噴霧式吸入器およびタービュヘイラーの正しい使い方を実演してくれた。しかし、ナゾネックス点鼻薬の使用を実演してもらうと、頭をわずかに前傾させておらず、吸入器を動作させながらゆっくりと息を吸っていないほか、口から息を吐き出していないことに気づいた。

　また、患者はシムビコートSMART™レジメンを利用する患者のために用意された症状ベースの喘息アクションプランを見せてくれた。これは患者が最後に医師を受診した時に渡されたものである。しかし、プランを実行に移す手段や、プレドニゾロン25 mg錠を使用しなければならない喘息の症状再燃状況について認識し、対処する方法がよくわからないようである。

　患者は5年前に教職を退いた独身女性で、薬局の近所にある二部屋のアパートにひとりで暮らしている。喫煙も飲酒もせず、ボランティアとして定期的に近所の人とともに慈善活動に従事している。

薬歴のまとめ(OTC薬とサプリメントを含む)

商品名	一般名	用法・用量
コバシル5 mg	ペリンドプリル	1 D
ラシックス40 mg	フロセミド	1 M
ロカルトロール0.25 μg	カルシトリオール	1 D
シムビコートタービュヘイラー200/6 μg	ブデソニド／エホルモテロール	1 BDおよびPRN
パナフコルテロン25 mg	プレドニゾロン	1 MDU
ナゾネックス点鼻薬50 μg	モメタゾン	1 D PRN
フェス点鼻薬7.04 mg/mL	等張食塩水	1 PRN
Blackmore'sグルコサミン1000 mg	硫酸グルコサミン	1 BD
パナマックス500 mg	パラセタモール	1〜2 QID PRN
カルトレイト600 mg	炭酸カルシウム	I BD

症例22　消化管・呼吸器・筋骨格系・内分泌系

B. 情報処理

慢性心不全（CHF）

CHFは、心臓が正常な充満圧のもと、代謝の需要を満たす速度で血液を送り出すことができなくなると発症する。生存率は低い。心不全の主な臨床特徴に息切れ、労作不耐性および水分貯留が挙げられる。収縮機能障害または拡張機能障害によって引き起こされる。よくある原因に虚血性心疾患、高血圧、糖尿病および肥満が挙げられる[6,7]。

喘息

喘息は気道の慢性炎症性疾患で、マスト細胞、好酸球、Tリンパ球、マクロファージ、好中球および上皮細胞をはじめ、多くの細胞および細胞要素が関与している。感受性の高い患者では、炎症により、特に夜間または早朝に喘鳴、息切れ、胸部絞扼感および咳嗽の反復性エピソードが引き起こされる。このようなエピソードは通常、変動性の高い広範な気流閉塞を随伴するが、自然に回復したり、治療によって回復したりすることが多い。この炎症はさらに、さまざまな刺激に対する既存の気管支過敏受性の増大を随伴する[8]。この炎症プロセスは気道に永久的な変化を引き起こすこともある[4,8]。喘息はきわめて変動性の高い疾患でもあり、症状のパターン、発現頻度および強度が同じ人でも経時的に変動することもあれば、持続期間や重症度が患者ごとに変動することもある。オーストラリアでは、小児の14〜16％（6人に1人）、成人の10〜12％に現在、喘息の診断が下されていると推定される[9]。喘息を治癒させる方法はないが、喘息管理の現在の目標は、症状を最小限に抑え、肺機能を最大限に高めて常に最高の肺機能を維持するほか、引き金となるものを特定し、薬剤の望ましくない作用を最小限に抑えることにより、生命を脅かすエピソードの罹患率およびリスクを最小限に抑え、肺機能の永久的な障害を予防し、QOL（生活の質：Quality of Life）を最大限に高めることにある[4]。

アレルギー性鼻炎

アレルギー性鼻炎はアレルギーに起因する鼻炎である。鼻炎は鼻の内側、口の奥、咽喉が炎症を起こす病態である。鼻の内側が異常に敏感になり、冷気やヒューム（粉塵、蒸気、揮発性粒子）、強い臭い、スパイスの効いた食物、タバコの煙によって刺激される。鼻炎があると搔痒感やひりひりする痛みを覚えたり、鼻づまりや鼻汁を認めたりする。喘息患者の推定75〜80％に鼻炎が認められる。逆に、アレルギー性鼻炎が確認されている患者の20〜30％に喘息がある。アレルギー性鼻炎は現在、喘息発症の危険因子と認識されているが、見落とされやすい[5]。アレルギー性鼻炎は間欠性（持続期間が週に4日未満または1回に4週間未満）のものと持続性（持続期間が週に4日以上または1回に4週間以上）のものに分類される。症状の重症度は中等症〜重症（睡眠、日常活動、娯楽またはスポーツ、学業、労働の妨げとなる）と軽症（睡眠、日常活動、娯楽またはスポーツ、学業、労働の妨げとならない）に分類される[5,10]。

骨粗鬆症

骨粗鬆症は骨の衰弱を引き起こす進行性全身性骨格疾患と説明することができるであろう。骨量の減少と骨質（または骨の微細構造）の劣化を特徴とし、骨の脆弱性が増し、骨折しやすくなる。骨折の好発部位に椎骨（脊柱）、橈骨（前腕）、大腿骨および上腕骨が挙げられる。骨折リスクは転倒の危険因子の数とともに増大し、そのひとつに骨密度（BMD）の低下がある。骨折の最大の危険

消化管・呼吸器・筋骨格系・内分泌系　症例22

因子は転倒であり、骨粗鬆症ではない。運用上、骨粗鬆症は、BMD値が30歳の成人の平均BMDを2.5標準偏差（SD）以上下回ることと定義される。Tスコア*はBMD測定値が30歳の成人の平均を上回る、あるいは下回る標準偏差の数である。

*症例6（41頁）参照。

変形性関節症

変形性関節症は関節軟骨の進行性の劣化および減少を特徴とする疾患で、関節周囲の新しい骨や軟組織の増殖を伴う。最もよくみられる形態の関節炎であり、通常は膝や股関節、脊椎、手などの関節に発症し、痛み、硬直、関節可動性の低下、関節の不安定性、変形および摩擦音（コツコツ音）を引き起こす[12]。有病率は年齢とともに増大する[2,13]。

薬剤レビューの所見および推奨事項

所見	推奨事項
喘息	

患者には中等症の持続性喘息があり、日中および夜間の症状の発現頻度、短時間作用型$β_2$刺激薬の使用頻度、肺機能検査の結果（FEV_1＝予測値の70%、可逆性15%という著しい気管支拡張薬投与後反応）、薬剤使用（中程度の用量の吸入コルチコステロイド［ICS］）を踏まえるとコントロール不良である。喘息コントロールを得るため、シムビコートSMART™アプローチを用いたシムビコート200/6 μg（1日2回1吸入および必要に応じて）が処方された[4]。ICS単独では肺機能が至適でない状態や症状が持続する場合、または、急速な症状改善が必要な中等度～重度喘息患者に喘息治療を開始する場合は、通常、ICSと長時間作用型$β_2$刺激薬（LABA）の併用療法が処方される[4]。この治療方針の範疇では、シムビコート100/6 μgないし200/6 μgを維持療法としても緩和療法としても使用することができる。シムビコートSMART™アプローチの臨床的有益性に気管支収縮の急速な緩和、重度増悪リスクの軽減、ステロイド負荷（ICSと経口コルチコステロイド）の全体的減少、吸入器がひとつで済むこと（緩和薬の吸入器を別に用意する必要がない）が挙げられる[4,14]。

3～6ヵ月に1回、患者の投薬レジメンを見直すことが推奨される。中等度～重度喘息患者に関する全国喘息協議会の喘息ケアサイクルの有益性を考慮する。これによると12ヵ月間に2回以上、医師を受診することになっている。受診時には以下の措置が実施される。

- 喘息の重症度およびコントロール水準の診断および評価
- 特にシムビコートSMART™について設計された書面の喘息アクションプランの作成
- 情報提供および喘息自己管理教育
- 喘息管理および喘息アクションプランのレビュー

シムビコートSMART™アプローチを採用する場合、喘息コントロールを維持し、必要に応じて間欠性の症状を緩和するため、シムビコート200/6 μgが常用量で使用される。ただし、1回に7吸入以上を服用してはならない。1日5回以上吸入が必要な場合は、医師のレビューを受けることが推奨される。なお、1日に計13吸入以上を服用してはならず、13吸入以上服用したい場合は、医師または病院を受診することが推奨さ

維持療法については、患者が無症状であっても薬剤を服用することが推奨される。緩和療法については、患者が吸入頻度をモニタリングし、吸入器はすぐに取り出すことができる便利な場所に保管しておくことが推奨される[4]。

患者は以下のことを理解しておく必要がある。

- 1日5回以上使用する場合は医師を再度受診し、レビューを受ける必要がある。

症例22　消化管・呼吸器・筋骨格系・内分泌系

れる[4,14]。臨床試験（治験）の大半では、平均1〜2日に1吸入の割合で緩和薬が使用されており、被験者が緩和薬を5回以上使用した日はわずかに3％であったことが報告されている[14]。また、シムビコートSMART™アプローチによる鵞口瘡や発声障害の増加は報告されていない[14]。20日セーフティネットルールは適用されないため、薬剤師は1個目の吸入器の終了後、すぐに2個目を提供することができる。

- 1回に6吸入まで
- 1日に12吸入まで

緩和用シムビコートは使用後にうがいをして口をゆすぐ必要はない[14]*。患者が症状緩和にベントリン吸入器ではなく、シムビコート吸入器を確実に使用するように指導する。患者はベントリン吸入器を購入すべきではない。

喘息コントロールが得られれば、その維持に必要な最小量までブデソニドを減量することが推奨される。喘息コントロールが3ヵ月以上維持されれば、ICSの25〜50％減量など、治療を徐々に減らすことが可能と思われる。喘息コントロールが得られない場合は、薬剤の増量や別の薬剤の追加を検討する前に、吸入器の使い方、服薬遵守、引き金因子コントロール、薬剤の有害作用を評価する[1]。

*日本ではうがいをして口をゆすぐこととされている。

シムビコートSMART™アプローチの有益性に、吸入器ひとつだけで維持療法および緩和療法が可能なことが挙げられる。吸入器がひとつであれば患者の混乱も少なく、正しく使用される可能性が高まる[4,14]。患者はタービュヘイラーの正しい使い方を実演してくれたが、吸入器の使い方は経時的に悪くなっていくことが明らかにされている[4]。吸入器の使い方が正しくなければ中咽頭への沈着が増大することにより、薬剤の全身性吸収および局所有害作用が増大するおそれがある[1,4]。吸入器の使い方を改善するには、書面および口頭での説明だけではなく、実演が必要である。また、ドライパウダーが湿気の影響を受けないようにするため、毎回の使用後にはキャップをきちんと締める必要がある[3]。

患者の吸入器の使い方を再評価し、受診した際には医師や薬剤師が正しい吸入器の使い方についてくり返し指導することが推奨される。タービュヘイラーの使用後ごとにキャップをきちんと締めるほか、湿気の多い場所にタービュヘイラーを保管しないようにする必要性について助言する必要がある[3]。

患者はシムビコートSMART™アプローチのために設計された症状ベースの喘息アクションプランをもっている。また、ピークフロー（PEF）または症状のモニタリングに基づく書面のアクションプランが同じく効果的である[4]。喘息アクションプランは、患者や介護者が喘息の悪化を認識し、適切な対応を取るのに役立つ[4]。患者はプランを実行に移す手段や、経口コルチコステロイドを使用する必要があると考えられる喘息の症状再燃について認識し、対処する方法がよくわからないようである。

患者が喘息の症状再燃に対処する方法、短いクールの経口コルチコステロイドを開始すべき時期、医療の支援を求めるべき時期を理解できるよう、喘息アクションプランの利用について教育し、助言することが推奨される[4]。

シムビコートSMART™アプローチの臨床的有益性に

シムビコートSMART™アプローチを採用しても、さ

消化管・呼吸器・筋骨格系・内分泌系　症例22

は、そのほかにも重度増悪リスクの軽減、ステロイド負荷（吸入・経口コルチコステロイド）の全体的減少が挙げられる[14]。ステロイド負荷の軽減により、骨粗鬆症や糖尿病コントロール悪化、低カリウム血症など、コルチコステロイド誘発性の副作用のリスクを最小限に抑えることができる[1]。

らに多くのコルチコステロイドを服用することにはならない旨を患者に伝え、安心させる必要がある。
患者の血糖値およびカリウム値を定期的にモニタリングし、2～3年に1回、BMDを評価することが推奨される[11]。

アレルギー性鼻炎

患者は必要に応じて1日1回、鼻腔内ナゾネックス1噴霧を使用している。治療量は当初、定期的に1日1回、鼻孔の各々に2噴霧とし、症状がコントロールされれば1日1回、鼻孔の各々に1噴霧とする[1]。アレルギー性鼻炎の至適なコントロールが喘息のコントロールを確実に改善する助けとなると考えられる。

症状がコントロールされるまでは、鼻腔内ナゾネックスの用量を1日2噴霧に変更し、その後は1日1噴霧とすることが推奨される[1]。

喘息とアレルギー性鼻炎の併発を効果的に管理するには、併用アプローチが必要である。鼻腔内コルチコステロイドはアレルギー性、非アレルギー性の鼻炎に利用しうる最も効果的な治療法である。また、鼻洗浄は成人のアレルギー性鼻炎の管理において効果的な手法である。これは線毛機能の強化や粘液クリアランスによる炎症性サイトカインの除去によるものと思われる[5]。さまざまな活動を妨げたり、喘息コントロールを悪化させたりするほど重症のアレルギー性鼻炎のある患者には、吸入器の使い方に細心の注意を払った上で、長期の予防的鼻腔内コルチコステロイドが必要となる[5]。なお、患者は定期的に鼻腔内コルチコステロイドを使用しておらず、鼻腔内吸入器具の使い方は不良であった。

患者に定期的にナゾネックスを使用させ、病態について助言することが推奨される。
鼻腔内コルチコステロイドの忍容性は良好で、臨床試験（治験）における長期投与試験では、全身への有害作用は確認されていないことを患者に伝え、安心させる必要がある[5]。また、鼻腔内吸入器具の正しい使い方を実演する必要がある[5]。

咳嗽

患者は夜間咳嗽による睡眠の妨げを訴えている。患者の咳嗽には喘息コントロール不良、心不全による肺うっ血、処方薬の一部など、多くの原因があると思われる。
患者は現在、コバシルを用いた治療を受けており、同剤は目下、至適用量である。ACE阻害薬によくみられる有害作用に咳嗽があり、その咳嗽は横になった時や夜間に悪化することが多い[3]。
ラシックスは心不全の症状を治療するものであるが、罹病率や死亡率を低下させることはできない[7]。逆に、メトプロロールなどのβ遮断薬は死亡率および入院率を低下させており、軽度～中等度喘息に使用することが考えられる[1]。

喘息の悪化に起因する咳嗽で、喘息コントロールが得られても咳嗽が消散しない場合は、アンジオテンシンⅡ受容体拮抗薬に変更することを検討する。アンジオテンシンⅡ受容体拮抗薬はブラジキニンの分解を阻害しないため、ACE阻害薬ほど咳嗽を引き起こさない[1]。また、腎排泄されないメトプロロールなどのβ遮断薬を検討することが推奨される。その場合、1日12.5mgの用量で開始する[1]。

症例 22　消化管・呼吸器・筋骨格系・内分泌系

Cockroft-Gault式を用いて患者のクレアチニンクリアランスを推定すると50 mL/分となり、境界型の軽度腎障害であると考えられる。また、ラシックスおよびコバシルはカリウム値に影響を及ぼす可能性がある。そのほか、コルチコステロイドや短時間作用型、長時間作用型のβ2刺激薬がカリウム値および血糖値に影響を及ぼす可能性がある[1,3]。

電解質および血糖値を、腎機能と併せて定期的にモニタリングすることが強く推奨される[6]。

骨粗鬆症

骨粗鬆症の治療のほか、グルココルチコイド誘発性骨粗鬆症の予防に用いられるロカルトロールの用量は0.25 μgを1日2回であり[1]、患者は現在、1日1回0.25 μgを服用している。

0.25 μgの1日2回への増量を視野に、ロカルトロールの用量を見直すことが推奨される[1]。

患者は現在、骨粗鬆症のため、カルシウム補給剤と併せてロカルトロールを服用している。カルシウム補給剤や高カルシウム食、腎機能低下にロカルトロールが重なると、高カルシウム血症を誘発するおそれがある[1]。患者は現在、推定クレアチニンクリアランスが50 mL/分である。
ビスホスホネートが閉経後骨粗鬆症の第一選択薬となることに留意する必要がある。アレンドロン酸やリセドロン酸は、骨折の既往歴がある女性の椎体骨折、非椎体骨折のリスクを減少させるが、カルシトリオールの有効性については明らかではない。

カルシウム補給剤は、食事摂取量が明らかに不十分な場合に限って服用することが推奨される[1]。カルシウム補給剤とロカルトロールの併用について患者に助言した。ロカルトロールの使用中は患者のカルシウム値をモニタリングすることが推奨される。さらに、悪心や嘔吐、便秘、頭痛、多尿、口渇、無感情など、高カルシウム血症の症状にも注意する必要がある。このような症状が発現する場合は、特に骨粗鬆症に対する別の治療法を検討する必要がある。適宜ビスホスホネートの開始とロカルトロールの中止を検討する[1]。
骨粗鬆症の進行をモニタリングするため、定期的なBMD検査を実施する必要がある（通常は2～3年に1回）[11]。

変形性関節症

変形性関節症に推奨される治療は、適正な用量のパラセタモール（24時間に4 g）の定期的投与であるが[13]、患者は現在、1～2錠を必要に応じて1日4回服用している。

常用量のパラセタモール0.5～1 g 1日4回、または、徐放性製剤のパナドール・オステオ2錠1日3回などを服用することが推奨される[4]。

グルコサミンは変形性関節症による痛みを軽減するのによく用いられ、食物とともに服用することが推奨される。グルコサミンの有効性については明らかにされていないように見受けられるが、患者のセルフケアを後押しする可能性のある安全かつ忍容性良好な薬剤とされている。一部のグルコサミン製剤は甲殻類から抽出され、微量の動物性タンパク質を含有する。そのため、甲殻類アレルギーのある人は服用してはならない[1]。

硫酸グルコサミン1000 mgを1日2回、食物とともに服用することが推奨される（あるいはグルコサミン1日1500 mgを食物とともに服用）[3]*。

*オーストラリアにおける見解。

消化管・呼吸器・筋骨格系・内分泌系　症例22

便秘

カルシウム補給剤、食物繊維不足、水分摂取不足、フロセミドによる脱水、高カルシウム血症、不適切な排便習慣、運動不足など、患者の便秘に関与していると考えられる因子は多い[15]。患者は便秘を治療する薬剤を希望している。

患者の便秘はカルシウム補給剤を中止し、繊維および水分の十分な摂取のほか、運動を維持すれば消失すると考えられる[15]。薬剤を見直しても便秘が持続する場合は、患者の食事を評価するため、栄養士への照会を検討する。なお、便秘に継続的な薬物療法が必要な場合、膨張性下剤ののち浸透圧下剤を使用し、最後に刺激性下剤を使用することを検討する[15]。

C. 情報伝達

◆患者との話し合い

- 特に悪心、便秘、夜間咳嗽、睡眠障害、胸部絞扼感、呼吸困難、疲労および集中力低下に関して、懸念がないか尋ねる
- ロカルトロールとカルトレイトの併用によって悪心、口渇および便秘が誘発されていると思われることと、カルトレイトを中止する、あるいは、ロカルトロールを別のさらに効果的な骨粗鬆症治療薬に変更することによって、これらの症状が消失すると考えられることを説明する。
- 症状の一部（夜間咳嗽や睡眠障害、胸部絞扼感、呼吸困難、疲労、集中力低下など）とベントリンの過剰使用が喘息コントロール不良の徴候であり、アレルギー性鼻炎の治療が不十分であることと関わりがあると思われる旨を説明する。
- アレルギー性鼻炎を治療するため、定期的に鼻腔内コルチコステロイドを使用する必要性について助言する。アレルギー性鼻炎のコントロール不良が喘息コントロールを悪化させる可能性があることを説明する。
- シムビコートSMART™アプローチの考え方を説明し、ベントリン吸入器は購入しないよう助言する。1回に最大6吸入、1日に最大計12吸入まで使用できることを説明する。患者が緩和用シムビコートを1日5回以上使用する必要があると考える場合は、医師を受診しなければならないこと、緩和用シムビコートを吸入するたびにうがいをして口をゆすぐ必要はないことを説明する。
- 吸入器の適切な保管（保管場所を含む）について助言する。
- 喘息アクションプランの指示を説明し、その利用法を確実に理解してもらう。また、この新しいアプローチによってさらに多くのコルチコステロイドを服用することにはならず、経口プレドニゾロンが必要となる可能性が最小限に抑えられることを伝え、安心させる。
- 喘息ケアサイクル計画の有益性を説明する。
- 喘息およびアレルギー性鼻炎の治療のレビューのため、6～12週間後に医師の診察を受ける必要があることを説明する。
- 変形性関節症による痛みを管理するため、常用量のパラセタモールを使用する必要性について助言する。
- 食物繊維および水分の十分な摂取、適切な排便習慣（便意を無視しないことなど）、十分な運動など、便秘の非薬理学的管理について助言する。

症例 22　消化管・呼吸器・筋骨格系・内分泌系

- 心不全の非薬理学的管理について助言する。塩分（ナトリウム 2 g/日未満）および水分（1.5 L/日未満）の摂取、飲酒（標準的な飲料を 1 日 2 杯以内）、毎日の体重測定、過体重の場合の減量への対応が含まれる。
- 喘息管理計画の一環としてのプレドニゾロンの服用により、及ぼされる可能性のある影響について助言する。心不全の症状を増悪させるほか、胸焼けを引き起こすおそれがある。現時点では毎日の体重測定が特に重要である。なお、2～3 日で体重が 2 kg 増加した場合は医師に報告する必要がある。

◆医師への連絡

患者のかかりつけの医師に宛てた手紙の見本

薬剤師の住所

医師の住所

日付

○○先生

△△様につきまして

薬剤レビューのため、△△さん（65 歳女性、喘息、アレルギー性鼻炎、うっ血性心不全、骨粗鬆症および変形性関節症あり）についてご照会くださり、ありがとうございます。

×年×月×日に患者の自宅で面談し、先生の薬剤レビュー照会時にご提供いただいた臨床情報と併せて薬局調剤記録をレビューしました。私の所見および推奨事項はこの情報に基づくもので、新たな臨床情報によって私の報告の妥当性に影響が及ぼされる可能性があることは承知しております。

添付の報告書に重要な所見および推奨事項の概要を記載しております。

所見および推奨事項についてさらにお話しする必要がありましたら、症例カンファレンスを実施することもできるかと思います。あるいは、ご都合のよい時に電話で報告書について話し合いができますと幸いです。

△△さんの投薬管理計画書をお待ちしております。

敬具

薬剤師の氏名

◆関連性のある薬局セルフケアファクトカード

- 喘息（60 頁参照）
- 変形性関節症（52 頁参照）
- 骨粗鬆症（107 頁参照）

消化管・呼吸器・筋骨格系・内分泌系　症例22

花粉症

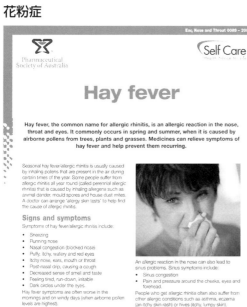

参考文献

1. Australian Medicines Handbook. Adelaide: Australian Medicines Handbook Pty Ltd; 2009.
2. The Merk Manual of Diagnosis and Therapy. 17th ed. West Point Merk & Co. Inc; 1999.
3. MIMS Online. Sydney: MIMS Australia Pty Ltd; 2008.
4. Asthma Management Handbook: National Asthma Council of Australia; 2006.
5. Allergic rhinitis and the patient with asthma: National Asthma Council Australia; 2006.
6. Writing Group for Therapeutic Guidelines: Cardiovascular. Therapeutic Guidelines: Cardiovascular. 5th Edition ed. North Melbourne: Therapeutic Guidelines Limited; 2008.
7. McKelvie R. Heart Failure. BMJ Clinical Evidence. 2007.
8. Global Strategy for Asthma Management and Prevention: Global Initiative for Asthma.; 2008.
9. AIHW. Asthma in Australia 2008. Asthma Series no. 3. Vol Cat. no. ACM 14. Canberra: Australian Centre for Asthma Monitoring; 2008.
10. Writing Group for Therapeutic Guidelines: Respiratory. Therapeutic Guidelines: Respiratory. North Melbourne: Therapeutic Guidelines Limited; 2005 & 2006.
11. Writing Group for Therapeutic Guidelines: Endocrinology. Therapeutic Guidelines: Endocrinology. North Melbourne: Therapeutic Guidelines Limited; 2004.
12. Fauci A, Braunwald E, Kasper D, et al. Harrison's Principles of Internal Medicine. 17 ed:

症例22　消化管・呼吸器・筋骨格系・内分泌系

McGrawHill; 2008.
13. Writing Group for Therapeutic Guidelines: Analgesic. Therapeutic Guidelines: Analgesic. 5th ed. North Melbourne: Therapeutic Guidelines Limited; 2007.
14. Budesonide with eformoterol dry powder inhaler (Symbicort Turbuhaler) maintenance and reliever regimen for asthma. NPS Radar; August 2007.
15. Writing Group for Therapeutic Guidelines: Gastrointestinal. Therapeutic Guidelines: Gastrointestinal. 4th ed. North Melbourne: Therapeutic Guidelines Limited; 2006.

向精神薬・心血管系

症例 23

このケーススタディはふたつのセクションに分かれている。セクション1ではOTCリクエスト*、セクション2では薬剤レビュープロセスの詳細を取り上げる。

*症例19 (148頁) 参照。

セクション1

> **症例情報**
>
> 患者は46歳男性。よく来店する患者である。今日は身体のさまざまな痛みのため何か薬が欲しいという。非常に疲れ、衰弱しているようにも見える。高血圧および高コレステロール血症の病歴がある。過体重であるようにも見える。

A. 情報収集

◆**患者から得る情報**

質問例

- 症状 (身体のさまざまな痛み、嗜眠) が初めて出たのはいつですか。悪化してきていますか。これまでにどのようなことを試しましたか。
- 身体のさまざまな痛みや嗜眠のほかに症状はありませんか。そのような (他の) 症状を説明していただけますか。
- 症状を引き起こしたり、悪化させたりしている原因について心当たりはありますか。
- 以前にこのような症状が出たことはありますか。それはいつですか。何が原因でしたか、何と関係がありましたか。
- 医師はこのような症状があることをご存じですか。最近、血液検査 (または他の検査) を受けましたか。
- 処方箋薬やOTC薬、サプリメントを全部含めて、現在どのような薬を使用していますか。
- 血圧とコレステロールの数値はどのくらいですか。
- ほかに病気はありませんか。
- アレルギーはありますか。
- お酒を飲んだり、煙草を吸ったりしますか。量はどのくらいですか。

患者は数週間前からこのような症状があり、悪化しているように思えるという。以前はこのような症状が出たことはなく、なぜ出たのかわからない。ほかに症状はない。疼痛に対し、まだ何も対処していない。

血液検査やその他の検査は約2ヵ月間受けていない。

最近は睡眠のことで大いに悩まされており、失業して妻と別れてから数ヵ月経つ。

約6週間前、最後に医師を受診した時に医師から新しい薬剤、アバンザ30 mgのサンプルを渡された。睡眠の助けとなると言われたという。しかし、患者はアバンザが好きになれなかった。胃がむかむかして、少しも気分がよくならなかったため、服用しないことにした。

症例 23　向精神薬・心血管系

　患者は喫煙者で、この1年間に3回禁煙を試みたが成功しなかった。仕事帰りに友人と飲酒することがある。最近は飲酒する頻度が増加している。

　しばらく話したのち、患者が深く苦悩しており、いつもの様子とは違うことに気づいた。涙ながらに、「もうどうしていいかわからない」と告白された。

◆薬局記録から得られた情報

患者の調剤歴を簡単にレビューし、以下の薬剤を服用していることを確認した。

商品名	一般名	用法・用量	コメント
クレストール 5 mg	ロスバスタチン	1 D	12ヵ月前から
アバプロ 75 mg	イルベサルタン	1 D	9ヵ月前から
スティルノックス 10 mg	ゾルピデム	1 N PRN	3ヵ月前から

B. 情報処理

◆メンタルヘルス・ファーストエイド (MHFA) 自殺ファーストエイドステップ[1]

1. 自殺のリスクがあるかどうか評価する
2. 生命を脅かす状況や危険な状況であれば、000*に電話して救急サービスを求める、地域のメンタルヘルス危機管理チームに電話する、病院救急部門に連れて行くなどの措置を講じる。
3. 助けを求めた場合は、助けが来るまで一緒にいること。
4. 救急サービスが必要ない場合は、専門家による適切な助けを得るよう促す/支援する。
5. 話すよう促し、批評せずに傾聴する。礼儀正しくし、敬意を払うこと。
6. アルコールや薬物を摂取している場合は、それ以上摂取しないようにする手助けを試みる。
7. 自殺する手段が身近にないことの確認を試みる。
8. 自殺願望は一時的なものであることを伝えて安心させる。

* トリプルゼロ：オーストラリアの救急、消防、警察要請時の緊急通報用電話番号。

C. 情報伝達

　患者には薬局の静かな場所に座ってもらい、さらに会話を続けた。MHFAの訓練を受けた薬剤師として、MHFAの技能のいくつかを応用した。会話の最中、MHFAガイドラインに従って「自殺を考えていますか」と尋ねた。現時点では自殺をするつもりはないが、最近は何度か自殺を考えたことがある旨を確認した。しばらく患者と会話を続け、自殺念慮は一時的なものであることを伝えた。薬局の隣で開業しているかかりつけの医師に電話してから、すぐに医師のところに連れて行った。

向精神薬・心血管系　症例23

セクション2

症例情報
6週間後、患者が薬剤レビューの照会書を持って来店し、アバンザの処方箋の調剤を依頼した。気分はずっとよくなっているようで、前回の支援へのお礼を言ってくれた。アバンザの定期的な服用を開始したところ、改善がみられるようになってきたというが、さらに改善するためには定期的に服薬する必要があることを理解している。明日、患者の自宅で面談することにした。

A. 情報収集

◆薬剤レビュー照会時に得られた情報の抜粋

患者（46歳）には以下の症状がある。
- 高血圧
- 脂質異常症
- うつ病

体重98 kg、身長170 cm。

関連性のある臨床化学検査の結果

		基準値
血圧	145/90 mmHg	
総コレステロール	5.5 mmol/L	（5.5未満）
トリグリセリド	2.1 mmol/L	（1.7未満 [空腹時]）

薬歴

商品名	一般名	用法・用量
クレストール5 mg	ロスバスタチン	1 D
アバプロ75 mg	イルベサルタン	1 D
スティルノックス10 mg	ゾルピデム	1 N PRN
アバンザ30 mg	ミルタザピン	1 D

◆自宅での面談によって得られた情報

患者はこの1ヵ月間アバンザを服用しており、大いに助けとなっているという。最初は好きになれなかったが、医師から使用するよう強く説得され、3週間後には気分がずっとよくなった。今では1ヵ月以上が経過し、長い間気分良く過ごせる、最もよい薬剤と感じている。

いくらか眠ることができるようにもなっている。スティルノックスを高頻度（毎晩）に使用しており、それが効果を発揮しているようである。そのほかに医師から心理士を紹介されたが、まだ予

向精神薬・心血管系

約していない。

　患者は話の途中で、最近、自分が夜間に裏庭を徘徊していたと隣人に言われたことに言及した。これまで睡眠時遊行症（夢遊病）になったことはないため、奇妙に思っているという。さらに、台所でタバコの空箱を見つけ、睡眠時遊行症だけではなく、睡眠時喫煙症になってしまったことに非常に驚いている。

　近いうちにまた禁煙し、節酒したいと考えている。

　依然として脚に筋肉痛があるが、最近はうつ病に気を取られ、医師には脚の筋肉痛のことをあまり話していない。

B. 情報処理

高血圧

　高血圧は動脈圧の上昇のほか、脳卒中や心筋梗塞、腎不全、心不全、その他の血管合併症のリスク増大を特徴とする。安静時血圧120/80 mmHg未満が正常とされ、血圧120〜139/80〜89 mmHgが正常高値とされる[2]。成人の治療目標血圧は以下のとおり。

患者集団	目標（mmHg）
1 g/日以上の蛋白尿がある人（糖尿病の有無は問わない）	125/75未満
随伴疾患または末端器官損傷のある人（冠動脈性心疾患や糖尿病、慢性腎疾患、脳卒中、一過性脳虚血発作 [TIA]、300 mg/日以上の蛋白尿など）	130/80未満
冠動脈性心疾患、糖尿病、腎不全、0.25 g/日以上の蛋白尿、脳卒中およびTIAのいずれにも該当しない人	140/90未満（許容される場合はさらに低い数値）

脂質異常症

　脂質異常症の評価では総コレステロール（TC）、高密度リポ蛋白コレステロール（HDL-C）、低密度リポ蛋白コレステロール（LDL-C）および空腹時トリグリセリド（TG）を測定する[2]。脂質異常症には原発性のものと続発性のものがある。続発性脂質異常症は甲状腺機能低下症や2型糖尿病、肥満、腎障害、喫煙、飲酒が原因である。このような病態を特定して治療する必要がある。続発性脂質異常症の原因が除外された場合、原発性脂質異常症の原因には遺伝因子や環境因子が考えられる。

　目標脂質値は以下のとおり[2]。
- LDL-C：2.5 mmol/L未満（心血管疾患のある高リスク患者は2.0 mmol/L未満）
- TC：4.0 mmol/L未満
- HDL-C：1.0 mmol/L以上
- TG：1.5 mmol/L未満

うつ病

　うつ病はよくみられる重大な精神疾患で、気分低下、快感消失（以前は楽しかった活動に対する喜びの喪失）のほか、活力の減少または疲労を特徴とする。うつ病の症状にはこのほか、自信喪失

向精神薬・心血管系　症例23

または自尊心低下、非難されるべきことがないのに罪悪感を覚える、死にたいと願う、集中したり決断したりすることが困難になる、動きが遅くなったり興奮したりする、落ち着きを失う、睡眠が困難になる、食習慣が変化するなどが挙げられる。うつ病のサブタイプに大うつ病、軽症うつ病（症状4つ）、中等度うつ病（症状6つ）、重症うつ病（症状8つ）、気分変調性障害、抑うつ気分や不安気分を伴う適応障害がある[1,3,4]。

過体重と肥満

過体重と肥満[5]は全世界でよくみられる病態で、多くの疾患と関わりがある。特に糖尿病、高血圧および脂質異常症が挙げられ、いずれも心血管疾患の主な危険因子である。そのため、過体重と肥満は国民健康問題にも個人の問題にもなっている。中程度の減量（体重の5～10％）によって大きなベネフィット（死亡および罹病の減少）を得ることができる。治療法には生活習慣プログラムの利用、薬物療法のほか、必要に応じた低カロリー食や手術が挙げられる[5]。

肥満度指数（BMI）または胴囲はリスク水準を推定するのに用いられ、きわめて筋肉質の人、きわめて若年であるか高齢者を除き、ほとんどの場合、妥当性がある。

肥満度指数＝[（体重kg）/（身長mの二乗）]

分類	肥満度指数 (kg/m^2)	併存疾患のリスク
低体重	18.5未満	低（ただし、他の臨床的問題のリスクが増大することもある）
正常	18.5～24.9	低～中程度
過体重	25～29.9	増大
肥満	30以上	大きく増大（特に中心性脂肪蓄積に関連して）
グレードⅠ	30～34.9	中程度
グレードⅡ	35～39.9	高度
グレードⅢ	40以上	きわめて高度

（出典　Endocrinology Therapeutic Guidelines）

患者はBMIが33.9 kg/m^{2}である。

薬剤レビューの所見および推奨事項

所見	推奨事項
スティルノックスの使用	
患者は6週間前からスティルノックスの使用を増やしており、ほぼ毎晩服用している。同剤は睡眠の助けとなっている。しかし、スティルノックスの使用頻度が増加してから、睡眠時遊行および睡眠時喫煙が始まったように見受けられる。スティルノックスには奇異な睡眠関連事象が報告されており、2008年2月、TGA（オーストラリア保健省薬品・医薬品行政局）により、同剤の使用を最大4週間に制限するほか、アルコールなど、他の中枢神経（CNS）抑制物質と同時に服用しないよう勧告する黒枠警告＊が製品情報に盛り込まれた[6]。	スティルノックスが原因と思われる睡眠関連事象があるため、同剤を中止することが推奨される。4週間以上、定期的にスティルノックスを使用することは推奨されない[6]。睡眠衛生のほか、節酒と新たな禁煙の試みについて患者に実践的な助言を与えた。

症例 23　向精神薬・心血管系

患者はそのほか、うつ病の治療のためアバンザを服用している。同剤は傾眠を招く可能性があり、スティルノックスなしでも睡眠を助けるのではないかと考えられる。また、患者の抑うつが減少すれば睡眠が改善すると思われる。

* 医薬品の副作用リスクについて、ラベルに記載される警告文（文面が黒枠で囲まれているのでこのように呼ばれる）。

高血圧

最後に記録された患者の血圧は145/90 mmHgである。この数値は至適ではなく、推奨目標値よりも高い。患者は現在、アバプロ1日75 mgによる治療を受けている。

アバプロの用量を見直すことが推奨される。血圧を十分にコントロールするには、1日150 mgまで増量する必要があると考えられる。節酒、禁煙および体重減量が血圧を下げる助けになると思われる。
血圧の定期的モニタリングを実施し、目標値に達しない場合は別の薬剤の追加を検討することが推奨される。

脂質異常症

クレストール1日5 mgによって治療しているものの、最後に測定された患者のTC (5.5 mmol/L) およびTG (2.1 mmol/L) はいずれも依然として推奨範囲を上回っている。
患者は数週間前からさまざまな痛みの増大を訴えている。スタチン系薬剤はミオパチーを引き起こすおそれがあるが[4]、患者の場合は低用量 (5 mg) であり、12ヵ月前から服用している。

コレステロールおよびトリグリセリドを十分にコントロールするため、クレストールを増量する前に、クレアチンキナーゼ (CK) を評価することが推奨される。
節酒、禁煙および食事性コレステロール低減についても助言した。

うつ病

患者は6週間前からアバンザ30 mg（夜）を服用している。同剤によってうつ病の症状が改善しつつあると思われる。ミルタザピンは著しい体重増加を引き起こすおそれがあり、SSRIなどの他の抗うつ薬よりもその可能性が高い。患者はBMI 33.9 kg/m^{2}と過体重であり、ミルタザピンが一層の体重増加の原因になるおそれがある。

患者は現在、アバンザによって状態がよくなりつつある。体重の継続的モニタリングが推奨される。体重増加が続く場合は、SSRIなど、他の抗うつ薬への変更を検討する必要がある。カロリー制限食や運動レジメンが必要である。

C. 情報伝達

◆患者との話し合い

スティルノックスの中止のほか、節酒などの睡眠衛生法について助言する必要がある。
かかりつけの医師による定期的な血圧およびコレステロールのモニタリングの重要性について患者と話し合う必要がある。
節酒および禁煙の重要性についても助言しなければならない。
なお、最後に減量法について助言すべきである。

向精神薬・心血管系　症例23

　口頭での助言を補完するため、該当するセルフケアカードのほか、アバンザに関する患者向け医薬品情報リーフレットを提供する必要がある。

◆医師への連絡

患者のかかりつけの医師に宛てた手紙の見本

　　　　　　　　　　　　　　　　　　　　　　　　　　　　　　　　薬剤師の住所

医師の住所
日付
○○先生
△△様につきまして（スティルノックスによる有害反応の疑い）
△△さん（46歳、うつ病、高血圧および脂質異常症の病歴あり）について薬剤レビューをご照会くださり、ありがとうございます。患者は現在、以下の薬剤を服用されています。

商品名	一般名	用法・用量	コメント
クレストール5 mg	ロスバスタチン	1 D	12ヵ月前から
アバプロ75 mg	イルベサルタン	1 D	9ヵ月前から
スティルノックス10 mg	ゾルピデム	1 N PRN	3ヵ月前から
アバンザ30 mg	ミルタザピン	1 N	6週間前から

　患者は6週間前、最後に先生の診察を受けてから定期的にアバンザを服用しており、うつ病の症状は改善しつつあるように見受けられます。患者はそのほかにスティルノックスの使用頻度を増やし、ほぼ毎晩服用しています。ただし、スティルノックスの使用頻度の増加以来、睡眠時遊行および睡眠時喫煙が始まったようです。いずれもスティルノックスの使用が原因と考えられます。スティルノックスの中止を推奨したいと思います。適切な睡眠衛生について患者に助言しました。アバンザは傾眠を招く可能性があるため、患者の助けになると思われます。

　また、クレストールが原因と思われる筋肉痛を訴えており、CK値のモニタリングを推奨したいと思います。数値が正常な場合、生活習慣の改善によってコレステロールを下げることができなければ、クレストールの増量を推奨したいと思います。同様に、生活習慣の改善によって血圧を下げることができない場合は、アバプロを1日150 mgに増量することを推奨したいと思います。さらに、患者の体重増加はアバンザ使用と関わりがあると思われます。リスクとベネフィットの評価ののち、SSRIなど、別の抗うつ薬を検討することも考えられます。

　ほかにお手伝いできることがありましたら、また、添付の報告書に関する事項についてお話しする必要がありましたらご連絡ください。報告書は私が得ることができた情報に基づくもので、新たな臨床データによって私の推奨事項の妥当性に影響が及ぼされる可能性があることは承知しております。ご一緒にお仕事ができて嬉しく思います。△△さんの投薬管理計画書をお待ちしております。

敬具
薬剤師の氏名

症例23　向精神薬・心血管系

◆関連性のある薬局セルフケアファクトカード
- うつ病 (81頁参照)
- 不安症 (147頁参照)
- 睡眠障害 (81頁参照)
- 高血圧 (20頁参照)
- 体重と健康 (52頁参照)
- 脂肪とコレステロール (89頁参照)

参考文献
1. Kitchener B, Jorm A. Mental Health First Aid Manual: ORYGEN Research Centre, University of Melbourne; June 2008,
2. Writing Group for Therapeutic Guidelines: Cardiovascular. Therapeutic Guidelines: Cardiovascular. 5th ed. North Melbourne:
Therapeutic Guidelines Limited; 2008.
3. Writing Group for Therapeutic Guidelines: Psychotropic. Therapeutic Guidelines: Psychotropic. North Melbourne: Therapeutic Guidelines Limited; 2008.
4. Australian Medicines Handbook. Adelaide: Australian Medicines Handbook Pty Ltd; 2009.
5. Writing Group for Therapeutic Guidelines: Endocrinology. Therapeutic Guidelines: Endocrinology. North Melbourne:
Therapeutic Guidelines Limited; 2004.
6. National Prescribing Service Position Statement. Zolpidem and sleep-related behaviours. Review and implications for insomnia management; July 2008.

神経系・向精神薬

症例 24

このケーススタディはふたつのセクションに分かれている。セクション1では処方箋薬の調剤の依頼、セクション2では薬剤レビュープロセスの詳細を取り上げる。

セクション1

症例情報

母親が娘さんを連れて来店した。処方箋をふたつ持っている。ひとつは自身のためのシプラミルの反復処方、もうひとつは娘さんのためのケプラの当局処方である。娘さんは6歳で体重は18 kgである。母親はそのほかに瓶入りフェネルガンが欲しいと言っている。後で薬剤を受け取りに戻ってくるという。

A. 情報収集

母親の調剤歴をレビューし、彼女が毎月シプラミルの処方箋を受け取っていることを確認した。ほかに先週、初めてテマーゼの処方箋を受け取っていた。

また、娘さん(6歳)の調剤歴をレビューし、これまでこの薬局でケプラを調剤したことはない旨を確認した。今回の処方を含めた娘さんの調剤歴のまとめを以下に示す。

商品名	一般名	用法・用量	コメント
ケプラ液 100 mg/mL	レベチラセタム	1.8 mL (=180 mg) BD	新たな薬剤 (2009年)
リタリン 10 mg	メチルフェニデート	1 BD	2008年から
ジランチン小児用懸濁液 30 mg/5 mL	フェニトイン	6 mL (=36 mg) BD	2007年から
ロセック 10 mg	オメプラゾール	1/2 D	2005〜2007年
テグレトール懸濁液 20 mg/mL	カルバマゼピン	2.5 mL (=50 mg) BD	2005〜2006年

◆ 母親から得る情報

質問例

- フェネルガンは誰のために購入するのですか。
- 娘さんはこれまでにフェネルガンを使用したことがありますか。
- 娘さんはフェネルガンがどのくらい効いていると思っていますか。
- フェネルガンは何のために使用しているのですか。
- フェネルガンはどのくらい使用していますか。
- 症状はいつからありますか。
- 症状が悪化する原因は何かありますか。
- 症状をコントロールするため、ほかに何か試したことはありますか。
- 娘さんはこれまでにケプラを使用したことがありますか。
- ケプラの使用について医師は何とおっしゃっていますか。追加薬ですか、それとも、これまで

症例 24　神経系・向精神薬

- 使用していた薬に代わるものですか。治療の目標は何ですか。
- OTC薬やサプリメントを含めて、娘さんはほかにどのような薬を使用していますか。
- 娘さんにはどのような病気があるのですか。
- 娘さんの体重はどのくらいですか。
- 娘さんには何かアレルギーが確認されていますか。

　母親によると、フェネルガンは娘さんのためのものである。2週間前の週末にキャンプへ出かけた時、娘さんの脚に痒みのある発疹が現れた。近くの町の薬剤師からシグマコート (1%ヒドロコルチゾンクリーム) の使用を勧められ、また、フェネルガンが娘さんの症状に効くと言われた。どちらも非常によく効き、発疹は消失して痒みも治まった。しかし、母親はまだ治療過程にあると考え、それからも引き続き娘さんにフェネルガン10 mL (10 mg) を1日2回飲ませている。

　娘さんにはてんかん、単純部分発作がある。この1週間に2回発作があった。そのため、医師はジランチンに加えてケプラを試すことにしたようである。

　また、娘さんは約8ヵ月前に注意欠陥多動性障害 (ADHD) と診断され、リタリンを開始した。症状は最近まで十分にコントロールされていたが、最近になって症状が目立つようになり、集中力が低下している。そこで、2週間前から母親は娘さんにエファレックス・レモン・ライム液 (ω3魚油サプリメント) を飲ませ始めた。魚油がADHDの症状のコントロールに有用と聞いたためである。しかし、娘さんの行動に改善のきざしは見られない。

　娘さんにはペニシリン (フェノキシメチルペニシリン) へのアレルギーがある。

B. 情報処理

注意欠陥多動性障害 (ADHD)
　ADHDは持続的な不注意や多動、衝動性を特徴とする慢性疾患で、通常は就学する時期に判明することが多い[1]。精神障害や学習困難が併存することも多い[1]。

部分発作
　部分発作は脳の特定の領域で突然起こる急速な限局性の放電に起因し、腕や顎、脚など、身体の一部分の痙攣や攣縮を引き起こす[2]。部分発作はさらに、(1) 意識が維持される**単純部分**発作、(2) 意識を喪失する**複雑部分**発作、(3) 放電が限局化しなくなり、脳全体に伝播して全身性強直間代痙攣を引き起こす**続発全般**発作に分類することができる。部分発作は通常、最大約3分間持続する[2]。小児でも成人でも、部分発作の管理にはカルバマゼピンやバルプロ酸ナトリウムが第一選択薬となる[3]。

所見および推奨事項

所見	推奨事項
発作の管理	
娘さん (患者) はこの1週間に2回発作を起こしたため、ケプラ (一般名レベチラセタム) が処方された。	ケプラの使用を見直す必要があり、フェネルガンを中止することが推奨される。

神経系・向精神薬 症例24

フェネルガンは発作閾値を下げる可能性があるため、てんかん患者への使用は避けなければならない[4]。フェネルガンとリタリンの併用によって発作閾値がさらに下がり、患者の発作を誘発した可能性もある。フェネルガンは発疹のために投与されたもので、発疹はその後消失している。	
フェネルガンとリタリンは発作閾値を下げる作用のほかにも、フェニトインの濃度を変化させる可能性がある[5,6]。総血清中フェニトインの推奨治療域は40～80 μmol/Lである[4]。	患者が発作を起こす場合は、血清中フェニトイン濃度を確認して用量調整の手引きとすることが推奨される。
患者は現在、ADHDの治療を受けている。ケプラは行動関連の有害作用のリスクを増大させるおそれがあるため、行動障害や精神障害のある患者には慎重に使用しなければならない[4,7]。ケプラの行動関連の有害作用には、うつ病、情緒不安定、敵意、攻撃性、興奮、不安および神経過敏がある[4]。	ケプラを開始する場合は、ケプラの行動関連の有害作用の可能性について患者の母親に助言する必要がある。また、このような有害作用は、かかりつけの医師に報告しなければならない。

C. 情報伝達

◆医師との話し合い

　母親に確認したのち、医師に連絡し、娘さんには2週間前から定期的にフェネルガンが投与されていることと、同剤の使用が娘さんの発作を誘発した可能性があることを説明した。

　さらに、ケプラは行動障害や情緒障害のある患者には慎重に使用する必要があることを説明した。娘さんの医師はケプラの開始を見合わせるのが最善であることに同意し、母子に再度診察を受けるように伝えてきた。また、医師はそのほかに、母親自身が現在、心身が健全ではないように見受けられ、そのことが状況を複雑にしているのではないかとの懸念を示した。

　医師は薬剤レビューが有益であることに同意した。

◆母親との話し合い

　2週間前からフェネルガンを定期的に服用していることが娘さんの発作の引き金になっていると考えられるため、同剤の服用をやめさせる必要がある。娘さんの医師はケプラの開始を見合わせることが最善であると判断するとともに、娘さんを診察して詳しくレビューすることを希望しているので、娘さんの薬剤レビューを手配する旨を説明した。なお、薬剤レビューの実行プロセスについても説明した。

症例 24　神経系・向精神薬

セクション 2

A. 情報収集

◆薬剤レビュー照会時に得られた情報の抜粋

娘さん (6歳、体重18 kg) には以下の症状がある。
- てんかん (単純部分発作)
- ADHD

娘さんは以下の処方箋薬を服用している。

商品名	一般名	用法・用量
ジランチン小児用懸濁液30 mg/5 mL	フェニトイン	6 mL (＝36 mg) BD
リタリン10 mg	メチルフェニデート	1 BD

フェニトインに関する臨床検査の結果

血清中総フェニトイン	29 μmol/L (基準値40〜80 μmol/L)	

- アレルギー：ペニシリン系抗生物質

◆娘さんが使用している薬剤に関して母親から得る詳しい情報

質問例

- 娘さんは新たに発作を起こしませんでしたか。
- 娘さんにジランチン、リタリン、エファレックスをどのくらい飲ませていますか。
- 娘さんが薬を飲む時、飲み込むのが難しいなど、何か問題はありませんか。
- 娘さんに薬を飲ませる時に何か問題はありませんか。
- 娘さんが嫌がっている薬はありませんか。

　母親は娘さんが現在使用している薬剤 (ジランチン、リタリン、エファレックス) のほかにテグレトールの瓶、ロセック10 mg錠の箱、ミダゾラムのアンプルを見せてくれたが、いずれも使用期限が切れていた。テグレトールは当初、ADHDの発作をコントロールするために使用されていたが、効果がなかったため、ジランチンに変更された。ジランチンは最近まで効果を発揮していた。ロセックは胃内容物の逆流症状が改善したのちに中止した。ミダゾラムのアンプルは娘さんが最初に入院した時、退院する際に5分以上の長時間の発作に対処するために渡されたもので、頬側経路で投与される。なお、同剤のアンプルはこれまでに1回しか使用していない。

　不要な薬剤を回収し、廃棄することとした。

　娘さんは最後に薬局に来てから2回発作を起こしており、母親は心配している。フェネルガンは中止したが発作コントロールの助けにはなっていないとのことである。また、母親はケプラの使用について、使用上の注意の「行動障害がある場合は慎重投与」との記載を見て不安に思っている。

　母親は約1ヵ月前に離婚しており、それ以来、娘さんの行動によくない変化が現れ、赤い色のものを食べたり飲んだりすることを拒否するようになったそうである (ジランチンを毎回吐き出して

しまう)。また、母親は夫と別れてからの1ヵ月間、リタリンを含め、娘さんに薬を処方どおり飲ませるのを忘れることがあったそうである。

B. 情報処理

薬剤レビューの所見および推奨事項

所見	推奨事項
発作の管理	
娘さん (患者) は最近、発作を起こしている。ジランチン小児用懸濁液を指示どおりに服用していない。同剤を嚥下するのを拒否している。このことは患者の血清中フェニトイン濃度 (29 μmol/L) が治療域を下回っていること (基準値40〜80 μmol/L) と相関する。小児用咀嚼錠の剤形でジランチンが割線入り50 mg錠 (ジランチン50 mg小児錠) として市販されている[4]。発作コントロール不良に関与している可能性がある別の因子に、情動ストレスが挙げられる。メチルフェニデートとフェニトインには薬物相互作用の可能性があるが、そうであればフェニトインの濃度が増大するはずである[6]。	患者が引き続きジランチン小児用懸濁液の服用を拒否するようであれば、ジランチン50 mg小児錠がそれに代わる薬剤となる。ジランチン50 mg小児錠1日1.5錠 (75 mg) でほぼ同じ用量になると考えられる。この薬剤は食事の際に咀嚼して嚥下することができるほか、砕いて軟らかい食物に混ぜて投与することもできる。実行に移す場合は、7日後にフェニトイン濃度を測定し、相応に用量を調整する必要がある。また、フェニトイン濃度に影響を与える可能性がある投薬レジメンを変更する場合もフェニトイン濃度を測定する必要がある。運動失調や鎮静、不明瞭発語、急速な律動性の眼球運動など、フェニトイン毒性の症状について、患者の母親に助言する必要がある。
ADHD	
この1ヵ月の間に患者の行動はよくない方向に変化しており、一部の薬剤の服用を拒否している。患者は現在、リタリン10 mgを1日2回服用している。メチルフェニデートはリタリンLAやコンサータなど、1日1回投与される徐放性製剤としても市販されている[7]。リタリンLAカプセルであれば、その内容物を軟らかい食物に直接ふりかけて投与することもできる。	メチルフェニデートの用量を見直したのち、レジメンの単純化によって服薬遵守を改善する方法として、徐放性製剤への変更を検討することが考えられる。
患者は2週間前からエファレックス・レモン・ライム液を茶匙2杯1日2回服用している。ただし、魚油サプリメントによってADHDの症状が著しく改善することを裏づけるエビデンスは現時点では不十分である[8]。	エファレックス・レモン・ライム液を中止することが推奨される。

症例24　神経系・向精神薬

C. 情報伝達

◆母親との話し合い

　娘さんの薬剤の適切な使用について母親に助言するほか、投薬プロセスを単純化し、娘さんの気持ちをくじけさせないような方法をアドバイスする必要がある。ジランチンとリタリンを使用する場合の重要な留意事項について話し合い、フェニトイン毒性の徴候を強調して伝える必要がある。これにはジランチンとリタリンの患者向け医薬品情報リーフレットが活用できる。また、てんかんおよびサプリメントに関するセルフケアファクトカードを併せて提供することも考えられる。

　母親を助けるための利用可能な支援や人的・物的資源について助言し、娘さんの薬剤や疾患について、特に医療従事者に対して率直に話すよう促す必要がある。また、事前に医師や薬剤師に相談せず薬剤を使用することのリスクを強調する。さらに、魚油など、他の治療選択肢のベネフィットとリスクについても話し合う。

◆医師への連絡

　娘さん（患者）のかかりつけの医師に宛てた手紙の見本

薬剤師の住所

医師の住所
日付
○○先生
△△様につきまして
△△さん（6歳女児、体重18 kg、発作およびADHDの病歴あり）の薬剤レビューについてご照会ください、ありがとうございます。
×年×月×日に患者の母親と自宅で面談し、先生からご提供いただいた臨床情報（薬剤レビュー照会書および電話）と併せて娘さんの薬局調剤記録をレビューしました。私の所見および推奨事項はこの情報に基づくもので、新たな臨床情報によって私の報告の妥当性に影響が及ぼされる可能性があることは承知しております。
母親と面談した時に患者が以下の薬剤を服用していることを確認しました。

商品名	一般名	用法・用量	コメント
エファレックス・レモン・ライム液	魚油	茶匙2杯 BD	2009年から
リタリン10 mg	メチルフェニデート	1 BD	2008年から
ジランチン小児用懸濁液 30 mg/5 mL	フェニトイン	6 mL（＝36 mg）BD	2007年から

以下に重要なレビュー所見および推奨事項の概要を記しますので、ご検討くださいますようお願いいたします。
・フェニトイン濃度が29 μmol/L（基準値40〜80 μmol/L）と治療域を下回っているのは、患者が懸濁液の嚥下を最近拒否しているためと思われます。引き続き懸濁液を拒否するようで

神経系・向精神薬　症例24

あれば、小児用咀嚼錠の使用を検討することが考えられます。なお、実行する場合には併せて、治療法の変更から7日後にフェニトイン濃度の追跡モニタリングを実施する必要があります。

- 母親は最近離婚したため、患者に薬剤を処方どおり投与するのを忘れることもあったと報告しています。リタリンの用量を見直したのち、レジメンの単純化によって服薬遵守を改善する方法として、徐放性製剤への変更を検討することが考えられます。
- ADHD症状の管理について、魚油使用の裏づけとなるエビデンスが現時点では不足していることを母親に助言しました。
- ジランチンの使用に関し、毒性の徴候を確認する際の重要な留意事項について母親に助言しました。具体的には、小児に投薬する技術のほか、OTC薬およびサプリメントの使用について、医療従事者にその情報を伝えることの重要性です。

ほかにお手伝いできることがありましたら、また、上記の事柄についてお話しする必要がありましたらご連絡ください。ご一緒にお仕事ができて嬉しく思います。（母親が管理することになる）△△さんの投薬管理計画書をお待ちしております。

敬具
薬剤師の氏名

参考文献

1. Writing Group for Therapeutic Guidelines: Psychotropic. Therapeutic Guidelines: Psychotropic. North Melbourne: Therapeutic Guidelines Limited; 2008.
2. Brodie M, Schachter S, Kwan P. Fast facts: Epilepsy. 3 ed. Oxford, United Kingdom: Health Press Limited; 2007.
3. Writing Group for Therapeutic Guidelines: Neurology. Therapeutic Guidelines: Neurology. 3rd ed. North Melbourne: Therapeutic Guidelines Limited; 2007.
4. Australian Medicines Handbook, Adelaide: Australian Medicines Handbook Pty Ltd; 2009.
5. MICROMEDEX Healthcare Series (electronic version), www.thomsonhc.com, 2009.
6. Drug Interaction Facts. St Louis: Wolters Kluwer Health; 2007.
7. MIMS Online. Sydney: MIMS Australia Pty Ltd; 2008.
8. Vance A. A current treatment approach for attention deficit hyperactivity disorder Australian Prescriber. 2008;31:129-32.

症例24 神経系・向精神薬

◆関連性のある薬局セルフケアファクトカード

てんかん

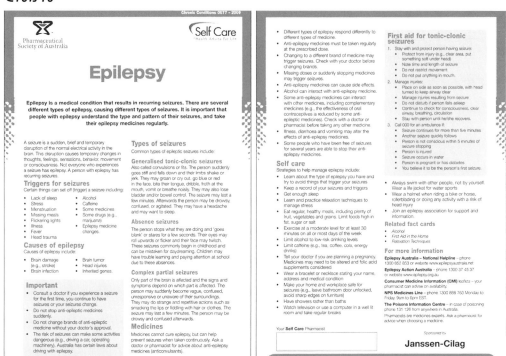

サプリメント

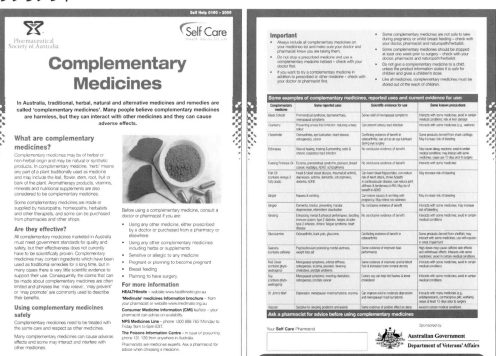

向精神薬・心血管系・内分泌系・呼吸器・消化管・神経系　症例 25

このケーススタディはふたつのセクションに分かれている。セクション1では処方箋薬の調剤の依頼、セクション2では薬剤レビュープロセスの詳細を取り上げる。

セクション 1

> **症例情報**
>
> 患者は35歳男性。よく来店する患者である。今日はレプレーブ0.25 mg錠（夜1錠、指示どおりに使用）の処方箋を持参した。最近現れる脚の激痛と、絶え間のない脚の動き（脚の不穏症状）を治療するため、かかりつけの医師によって処方された新しい薬剤であるという。

A. 情報収集

◆ 患者から得る情報

質問例

- これまでにレプレーブを使用したことはありますか。
- 脚の痛みと動きはいつからありますか。医師は何が原因とおっしゃっていますか。
- 脚の痛みと動きは同じ時期に出たのですか。
- どのような痛みか説明していただけますか。
- 「絶え間のない脚の動き」とはどういったものですか。
- 何が痛みの引き金となっているかわかりますか。
- ほかに症状はありませんか。
- 脚の痛みと動きに対して、ほかに試した薬や治療法はありますか。
- 処方箋薬やOTC薬、サプリメントを全部含めて、ほかに使用している薬はありますか。
- ほかに病気はありませんか。
- アレルギーはありますか。
- お酒を飲んだり、煙草を吸ったりしますか。

患者はこれまでにレプレーブを使用したことはなく、かかりつけの医師から同剤を使用すれば脚の筋肉の緊張がほぐれ、痛みと不穏症状をなくすことができるのではないかと言われたという。なお、不穏症状の方が痛みより先に始まっており、数ヵ月前に不穏症状のほか、脚を動かしたいという衝動に襲われ、痛みに気づいたのはこの3〜4週間のことである。痛みは絶えることなく続き、脚全体に及ぶ。脚が弱って、非常に疲れやすくなっているように感じる。ヌロフェンを試したところ、少し効いたように思えた。同剤をほぼ定期的に服用している（2錠を1日3回）。患者は脚の痛みが出るようになったのは「コレステロールを下げる新しい薬」（エゼトロル）を開始してからすぐであったと考えている。通常、処方箋薬の全部をこの薬局で調剤している。患者は処方箋薬のほか、魚油、マイランタおよびペリアクチンを毎日服用している。

患者は煙草を1日約20本吸っている。ワインを1日1瓶飲み、仕事が終わった後でパブに行く

症例 25　向精神薬・心血管系・内分泌系・呼吸器・消化管・神経系

こともある。アレルギーはないとのことである。

◆**薬局記録から得られた情報**

商品名	一般名	用法・用量
ソリアン 200 mg	アミスルプリド	1 D
リスパダール 4 mg	リスペリドン	1 BD
イフェクサーXR 150 mg	ベンラファキシン	1 D
テマーゼ 10 mg	テマゼパム	1 N
リピトール 20 mg	アトルバスタチン	1 N
リピトール 40 mg	アトルバスタチン	1 N
エゼトロル 10 mg	エゼチミブ	1 D
ダイアベックス 500 mg	メトホルミン	1 BD CC
インデラル 40 mg	プロプラノロール	3 N
ベントリンCFCフリーインヘラー 100 µg	サルブタモール	2吸入 PRN

◆**アレルギー**

アレルギーの既往なし。

患者から話を聞き、調剤歴をレビューして、以下の疾患の治療を受けていることを把握した。

- 統合失調症
- うつ病
- 高コレステロール血症
- 2型糖尿病
- 慢性片頭痛

◆**患者から得る情報**

質問例

- リピトール錠はどのくらい飲んでいますか。
- 最近、コレステロール値を測定しましたか。結果はどうでしたか。
- エゼトロルを飲み始めたのはいつですか。
- ソリアンとリスパダールはどのくらい飲んでいますか。

　患者は薬剤の各々を処方どおりに服用しており、いずれの錠剤も飲み忘れたことはないという。しかし、患者は医師から先月エゼトロルを追加された時に、「コレステロールを早く安定させ」るため、リピトール 20 mg の反復処方箋を使い切ることにした。しかし、この反復処方箋はリピトールが 40 mg に増量されてからも「余って」いた。そのため、それからはリピトール 20 mg、リピトール 40 mg およびエゼトロル 10 mg の各々を 1 錠ずつ服用している。

向精神薬・心血管系・内分泌系・呼吸器・消化管・神経系　症例25

B. 情報処理

むずむず脚症候群（RLS）
RLSは以下の４つの症状を特徴とする睡眠障害である。
- 脚を動かしたいという衝動
- 脚の不快感
- 安静時に悪化し、運動によって軽減する症状
- 夕方や夜間に悪化する症状[1]

統合失調症ではRLSの有病率が高く[2]、症状はアカシジア（運動不穏）と間違えられることもある。臥位では症状が発現しない場合、RLSの診断は考えにくい[3]。RLSを誘発するおそれのある薬剤にドパミン遮断薬（メトクロプラミドなど）、一部の鎮静薬、抗ヒスタミン薬、SSRIが挙げられる[4]。

ミオパチー／筋炎および横紋筋融解症
ミオパチー／筋炎および横紋筋融解症はスタチン療法、エゼチミブ療法の両者に考えられる有害効果である。**ミオパチー**は筋力低下および筋消耗のほか、筋組織の組織学的変化を特徴とする異常な筋肉の状態と定義される[5]。筋炎は感染症または外傷を原因とすることが多い筋組織の炎症である[5]。**横紋筋融解症**は筋肉が崩壊し、酵素や蛋白質、線維、細胞内物質が血流中に漏出して生命を脅かす疾患である。クレアチンキナーゼ（CK）値が正常上限の５倍になると横紋筋融解症の診断が考えられる（心筋梗塞がない場合）[5,6]。スタチン系薬については、高用量、腎機能障害、重症の介入疾患（感染症、外傷など）、薬物相互作用（フィブラート系薬、ニコチン酸など）に伴って横紋筋融解症のリスクが増大する[7]。

統合失調症
統合失調症は重度の精神疾患であり、精神病に対する脆弱性を特徴とする。具体的には、現実を監視する能力が損なわれることにより、気分、思考、行動、言語障害、知覚、認知、意志および感情に変化をきたすものである[6,8]。徴候および症状は陽性、陰性および認知に分類することができる。陽性症状は疾患プロセスを通して獲得され、通常はみられないものである。陰性症状は疾患が原因で失われる機能および行動を反映するものである。認知症状は思考の欠陥を指し、発病時から認められる。統合失調症の生涯有病率は0.7％と言われ、10代後半から20代前半が発病のピークである[8]。

統合失調症の徴候と症状[8,9]

陽性	陰性	認知
・幻覚（声が聞こえるなど）やその他の誤った知覚、異常な知覚	・意欲消失／無感情：動機づけや欲動の欠如	・実行機能障害：計画および問題解決の不十分、失敗やフィードバックから学習する能力の低下、新たな概念を形成する能力の低下
・妄想（被害妄想、奇異な妄想、宗教的妄想）：矯正しがたい確信とともに誤った信念が固定される	・快感消失／非社会性：喜びを感じる能力の喪失、社会的欲動の貧弱化	・精神的な柔軟性の低下
	・感情鈍麻：感情的な経験や表現の制限	・記憶障害：符号化、固定、想起および認識に関わる問題

症例 25　向精神薬・心血管系・内分泌系・呼吸器・消化管・神経系

- 意思疎通、思考および行動の解体
- アロギー：発話の減少、発話の流暢性の低下
- 注意障害：集中したり注意を維持したりすることができない
- セルフケア不十分
- 言語処理障害：連想ミス
- 注意障害：集中したり注意を維持したりすることができない

錐体外路系副作用 (EPSE)

EPSEにジストニア、パーキンソニズム、アカシジアおよび遅発性ジスキネジアが挙げられる。抗精神病薬誘発性EPSEは通常、用量関連性であり、第一世代抗精神病薬 (FGA) の使用によくみられる。しかし、第二世代抗精神病薬 (SGA) にもEPSEを引き起こす傾向があり、特にリスペリドンとアミスルプリドが挙げられる。

- パーキンソニズム
    - ◆ 仮面様顔貌 (表情)、筋固縮 (「歯車様」)、「丸薬丸め」振戦、ひきずり歩行、加速歩行 (歩行速度の不随意加速)、後方突進 (後方への不随意の歩行または走行)、腕の振りの減少[10]
- ジストニア
    - ◆ 急性：特に頭部および頸部の不随意の持続的な筋痙攣 (しかめ面、舌の突出、後弓反張 [背部の筋肉の強縮性痙攣によって頭部および下肢が後方に反り返って身体が弓なりになり、踵および頭部で身体を支える状態になる]、注視発作 [眼筋の不随意収縮により、通常は上方を注視する] など)[10]
    - ◆ 慢性：骨格筋の持続的な不随意痙攣で、異常姿勢となる[10]
- アカシジア
    - ◆ 主観的な「内的不穏」感で、動きたいという欲動、頻繁な姿勢変化、静座不能、絶え間ない歩行が認められる[10]。
- 遅発性ジスキネジア
    - ◆ 顔、舌および唇の異常不随意運動で、咀嚼運動、舌の運動、唇をすぼめる動き、しかめ面が認められる。体幹運動のほか、四肢の舞踏病アテトーゼ様運動 (緩徐によじれる不随意的または不規則な運動) を随伴することもある[10]。

所見および推奨事項

所見	推奨事項
患者に、むずむず脚症候群の管理に適応となる強力なドパミン (D2、D3) 作動薬レプレーブ (一般名ロピニロール) が処方された[11]。患者は筋肉の痛みおよび脱力のほか、脚の不穏症状を報告している。 筋肉の痛みおよび脱力は約1ヵ月前に始まっており、エゼトロル10 mg (1日) の開始時期に一致する。当時、患者はできるだけ速やかにコレステロール値を下げるため、自発的にリピトール20 mg (リピトール40 mgと併用) による治療を開始した。リピトールとエゼトロルの併用にはミオパチーが報告されている。	薬剤誘発性の筋肉の痛みおよび脱力の可能性を検討するため、できるだけ早く肝機能検査 (トランスアミナーゼおよびCK) を実施することが推奨される。その間、リピトールおよびエゼトロルによる治療は中止する必要がある[5]。

向精神薬・心血管系・内分泌系・呼吸器・消化管・神経系　症例 25

ドパミン作動薬レプレーブとドパミン遮断薬の併用は、両剤の効果が減少するため避けるべきである[7,11]。患者は現在、ドパミン作動活性と拮抗する2剤（ソリアンとリスパダール）を服用している。いずれもEPSEと関わりがあり、患者の脚の不穏症状の原因ではないかと考えられる。また、同時に2種類以上の抗精神病薬の併用は推奨されない[7,12]。

レプレーブによる治療は効果が減少するほか、精神病エピソードを誘発する可能性があるため、避けることが推奨される。また、患者の脚の不穏症状の原因は薬剤関連ではないかと考えられる。統合失調症治療の見直しのため、精神科医への照会が推奨される。

C. 情報伝達

◆医師との話し合い

以下の点について医師と話し合う必要がある。

- 患者の筋肉の痛みおよび脱力の原因として、薬剤誘発性ミオパチーおよび横紋筋融解症の可能性
- レプレーブ、ソリアンおよびリスパダールの薬物相互作用の可能性
- 脚の不穏症状が薬剤誘発性である可能性
- 統合失調症治療のための抗精神病薬2種類の併用
- 包括的な薬剤レビューの実施によって考えられる有益性

◆患者との話し合い

医師との話し合いののち、以下の点について患者と話し合う必要がある。

- リピトールやエゼトロルはこれ以上服用せず、ただちに医師の診察を予約すること。
- 詳しい検査の結果が得られるまでレプレーブは開始してはならない。
- 投薬レジメンを遵守することおよび薬剤師や医師に相談せず、自身で投薬レジメンを調整しないようにすることの重要性
- 高コレステロール値の非薬理学的管理

症例 25　向精神薬・心血管系・内分泌系・呼吸器・消化管・神経系

セクション 2

> **症例情報**
> かかりつけの医師との電話によるやりとりから3日後、患者が使用している薬剤で考えられる問題を特定し、薬物療法による管理を至適化するべく、薬剤レビューを実施するための照会書を受け取った。

A. 情報収集

◆**薬剤レビュー照会時に得られた情報の抜粋**
- 35歳男性
- 体重120 kg
- 身長180 cm
- 血圧148/92 mmHg

◆**病歴**

統合失調症

患者の幻聴と妄想が始まった5年前に診断。ジプレキサの開始によって症状のコントロールに成功したものの、急速な体重増加 (3～6ヵ月で20 kg) を引き起こしたため、薬剤をリスパダールに変更した。リスパダールの用量を8 mg (夜) まで漸増したが、12ヵ月前に症状が再発し、ソリアン200 mg (夜) を追加した。その後、容態は安定している。

うつ病

20代初めに診断。患者の父親が心筋梗塞で死亡したのちのことである。それ以来、イフェクサーXRを使用している (多少の増量あり)。

高コレステロール血症

3年前に治療を開始。しばらくはリピトール20 mg (1日) によって十分にコントロールできていたが、最近LDL-C値が上昇したため、40 mg (1日) への増量とエゼトロル10 mg (1日) の追加が必要となった。

2型糖尿病

2年前に診断。ダイアベックス500 mg (1日2回) によって治療。

慢性片頭痛

10代の頃から重症かつ反復性の片頭痛に悩まされている。多くのOTC薬や処方箋薬を試してきた。インデラルによる現在の治療は、かなりよく効果を発揮している。約3ヵ月に1回の頻度で片頭痛が起きる。

向精神薬・心血管系・内分泌系・呼吸器・消化管・神経系　症例 25

関連性のある臨床化学検査の結果

		基準値
クレアチニン	0.082	0.05〜0.11 mmol/L
尿素	6.4	3.0〜8.0 mmol/L
ナトリウム	138	135〜145 mmol/L
カリウム	4.0	3.5〜5.0 mmol/L
AST	38	40 U/L 未満
ALT	32	35 U/L 未満
CK	350	60〜280 U/L
GT	36	50 U/L 未満
AP	51	25〜100 U/L
TC (空腹時)	6.5	5.5 mmol/L 未満
TG (空腹時)	2.2	2.0 mmol/L 未満
HDL-C	0.7	1.0 mmol/L 以上
LDL-C	4.8	3.5 mmol/L 未満
血糖 (空腹時)	8.0	3.0〜5.4 mmol/L
HbA1c	9.4	3.5〜7.0%

現在使用している薬剤

商品名	一般名	用量	記録されている適応症
ソリアン 200 mg	アミスルプリド	1 D	統合失調症
リスパダール 4 mg	リスペリドン	1 BD	統合失調症
イフェクサー XR 150 mg	ベンラファキシン	1 D	うつ病
テマーゼ 10 mg	テマゼパム	1 N	不眠症
ダイアベックス 500 mg	メトホルミン	1 BD CC	糖尿病
インデラル 40 mg	プロプラノロール	3 N	片頭痛
ベントリン CFC フリーインヘラー 100 μg	サルブタモール	2 吸入 PRN 1 日 5〜6 回	適応症の記録なし
Blackmores Fish Oil 1000 mg		1 BD	高コレステロール血症および統合失調症のため自己投薬
マイランタ・オリジナル錠	制酸薬合剤	1 QID	胃内容物の逆流 (GERD) のため自己投薬
ペリアクチン 4 mg	シプロヘプタジン	1 N	片頭痛のため自己投薬
メトマックス 500/5	パラセタモール／メトクロプラミド	2 PRN	片頭痛発作のため自己投薬

症例 25　向精神薬・心血管系・内分泌系・呼吸器・消化管・神経系

以前使用していた薬剤

商品名	一般名	用量	記録されている適応症
リピトール 20 mg	アトルバスタチン	1 N	高コレステロール血症（40 mg に増量したため中止）
リピトール 40 mg	アトルバスタチン	1 N	高コレステロール血症（ミオパチーが消失するまで中止）
エゼトロル 10 mg	エゼチミブ	1 N	高コレステロール血症（ミオパチーが消失するまで中止）
ジプレキサ 10 mg	オランザピン	2 N	統合失調症（体重増加のため中止）

◆患者から得る情報

質問例

- ベントリン吸入器はどのくらいの頻度で、いつ使用していますか。
- どのような症状がありますか、いつから始まりましたか。
- 何か呼吸困難を引き起こす原因はありませんか。
- マイランタはどのくらいの頻度で使用していますか。
- 症状を説明していただけますか。
- マイランタで症状が和らぎますか。
- 何か症状を悪化させる原因はありませんか。
- 普段どのような種類の食べ物を食べているか教えていただけますか。
- 何か運動をしていますか。
- テマーゼはどのくらいの頻度で飲んでいますか。
- ほかに症状はありませんか。
- 飲んでいるいずれかの薬について何か問題や心配事はありませんか。

◆自宅での面談によって得られた情報

　患者は薬の数を減らしたいと思っており、また、薬によるこれ以上の問題を避けたいと考えているため、薬剤レビューの提案を歓迎している。患者は服薬の重要性を理解していると主張しており、服用している薬が何のためのもので、どのように服用すべきかについて非常によく理解しているように見受けられる。全体的な服薬コンプライアンスは優秀で、飲み忘れることはめったになく、毎週日曜日の夜に薬剤を自分の Dosette ボックスに詰めている。

　マイランタ錠を 1 日 4 回使用している。胸部に不快感と灼熱感がある。不快感は 1 日中あるが、特に夕食後および就寝時に悪化する。マイランタによって症状はいくらか緩和されるが、数時間で再発する。日中は仕事（IT コンサルタント）で忙しいため、食事らしい食事をしていない。日中は通常、軽食としてポテトチップスやチョコレートバーを食べ、ブラックコーヒーに砂糖を入れて 5 杯ほど飲むほか、コーラを 2 リットル瓶 2 本分飲んでいる。帰宅時には疲れて料理をする気にならないため、普段は夕食にテイクアウトを利用している。なお、患者は料理をすることが好きではない。夕食はたいてい肉たっぷりのピザのほか、ガーリックパンやフライドチキンで、就寝前はテレビを観ながらワインを 1 本空けてくつろいでいる。夕食前に仕事仲間とパブに寄ることもある。運動する時間がまったくない。

向精神薬・心血管系・内分泌系・呼吸器・消化管・神経系　症例25

　ベントリンの使用を始めた時期は覚えていない。この3ヵ月の間に症状が悪化したため、現在はベントリン2吸入を1日5〜6回使用している。喘鳴および胸部絞扼感があるほか、夜間は乾性咳嗽に悩まされている。ただし、日中はそれほど咳は出ない。全身の疼痛緩和と片頭痛の軽減のため、何年も前からアスピリンとヌロフェンを使用しているが、問題は認められていない。疼痛や片頭痛の引き金となっている原因を正確に把握することはできないでいる。ベントリン吸入器の使用を実演してもらうと、呼吸および作動のステップの調整に苦労していることに気づいた。

　就寝が快適ではない。毎晩、乾性咳嗽と胃内容物の逆流があるほか、奇妙な夢を見ており、あまり睡眠できていない。また、いろいろな思いが浮かんでまとまらないため、なかなか眠ることができない。毎晩テマーゼを1錠服用している。テマーゼなしでは眠れないという。

　血糖値モニタリングは実施しておらず、実施すべきかどうか尋ねられた。また、患者はリピトールとエゼトロルが長期にわたって影響を及ぼさないかどうかも心配している。薬剤を適切に服用しようと苦心しているが、あまりうまくいっていない。

　患者は今の自分の仕事が大好きで、統合失調症の症状をコントロールできるようになってどれほど喜んでいるかも話してくれた。そのこともあり、また精神科医の診察を受けたりしたら、これまでうまくいっていたことが変わってしまうのではないかと心配している。その他にもジプレキサによってかなり体重が増えてしまったことにイラついている。最近、友人から魚油が統合失調症に効果があると聞き、服用するようになったが、その話が本当かどうか尋ねられた。

B. 情報処理

薬剤レビューの所見および推奨事項

所見	推奨事項
統合失調症	
患者は最近、アカシジアの徴候を呈した。現在、ソリアンとリスパダールの2種類の抗精神病薬を服用している。両剤ともEPSEと関わりがある。高用量のリスパダール（現在8 mg［1日］、推奨用量2〜6 mg［1日］）の使用によって症状が悪化しているのではないかと考えられる。患者の統合失調症の症状は十分に管理されているように見受けられる。クロザピンの増強を除き、2種類以上の抗精神病薬の併用は治療ガイドラインでは推奨されていない。有効性の面で利点があるとは考えられず、副作用のリスクを増大させるからである[12,13]。最新の治療ガイドラインでは、クロザピン以外の抗精神病薬2種類以上による治療ののちも陽性症状の寛解が不完全である場合は、早期にクロザピンを開始することが推奨されている[14]。患者は統合失調症の管理における脂肪酸補給の役割についても説明を求めている。	患者に精神科医の診察を受けさせることが推奨される。リスパダールの減量を検討し、容態の変化をモニタリングする（脚の不穏症状と統合失調症の症状など）。また、患者が使用している抗精神病薬のうち、1種類の漸減あるいは中止による単剤療法を検討する必要がある。 統合失調症での脂肪酸補給に関し、その有益性を裏づける決定的なエビデンスがないことについて患者と話し合った。たしかに統合失調症には推奨されていないが、有害であるとは考えにくい。

薬剤レビュー――薬剤師のためのプロセスガイド　223

症例 25 　向精神薬・心血管系・内分泌系・呼吸器・消化管・神経系

現在、魚油が統合失調症に有益であることを裏づける決定的なエビデンスはない[15]。

脚の症状

患者の症状はミオパチーやアカシジアが原因であることも考えられるため、むずむず脚症候群であるかどうかは確かではない。しかし、患者には現在、むずむず脚症候群を誘発していると考えられる因子が多い。具体的には、イフェクサー（一般名ベンラファキシン）、メトマックス（一般名パラセタモール/メトクロプラミド）、カフェイン、ペリアクチン（一般名シプロヘプタジン）、リスパダール（一般名リスペリドン）およびソリアン（一般名アミスルプリド）のほか、鉄欠乏性貧血の可能性が挙げられる[4]。

CKが正常値に戻り、抗精神病薬による治療法を見直しても脚の症状に改善が認められない場合は、考えられる原因を詳しく吟味することが推奨される。

高コレステロール血症

患者の脂質降下治療は最近、ミオパチーの徴候および症状が認められたため中止された。第二世代抗精神病薬の使用[7]と現在の生活習慣（運動不足、好ましくない食事、喫煙、飲酒）が高コレステロール血症に関与していると考えられる。患者の治療目標は以下のとおり[16,17]。

　　TC：4.0 mmol/L 未満
　　LDL-C：2.0 mmol/L 未満
　　HDL-C：1.0 mmol/L 以上
　　TG：1.5 mmol/L 未満

CKが正常値に戻れば、4週間後に高コレステロール血症の治療を再開することが推奨される。リピトールを20 mg（1日）に減量し、単剤療法として再開することを検討する。

脂質のほか、CKおよびALTの数値を6〜12ヵ月に1回モニタリングすることが推奨される[7]。

健康的な食事について患者に助言した。

2型糖尿病

患者の空腹時血糖値（8.0 mmol/L）、HbA1c（9.4%）という数字は、糖尿病のコントロール不良を示すものである[16]。高血糖および2型糖尿病は第二世代抗精神病薬の使用と関わりがある[18]。患者は現在、ダイアベックス500 mgを1日2回服用している。Cockroft-Gault式を用いると、患者のクレアチニンクリアランスは118 mL/分と推定されるため（理想体重のほか、体格が正常であることに基づく）[7]、ダイアベックスを1日最大3gまで増量することが考えられる。また、患者の体重増加は重要な懸念事項といえる。

糖尿病コントロールが不良、腎機能が正常、服薬遵守が良好であることを考慮すると、ダイアベックスを増量し、尿素、電解質およびクレアチニン（UECs）およびHbA1cを6〜12ヵ月に1回の頻度で継続的にモニタリングすることが推奨される[7]。また、患者の身体的健康を改善・維持するには、かかりつけの医師がコーディネートする共同ケアプログラムが有益と思われる。このプログラムには毎日の運動および栄養に関する助言に加えて血圧、体重、胴囲、脂質および血糖値のモニタリングを盛り込むことが考えられる。さらに患者には血糖値の自己モニタリングのほか、低糖質・高繊維・低飽和脂肪食や、定期的な運動（週5日以上）などといった生活習慣介入が有益と思われる[19]。

心血管リスク

患者には糖尿病と高コレステロール血症のほかにも、心血管リスクを増大させる因子が多い。具体的には高

UECs評価ののち、ACE阻害薬を開始することが推奨される[19]。そのほか、UECsの追跡モニタリングが推奨

向精神薬・心血管系・内分泌系・呼吸器・消化管・神経系　症例25

血圧 (148/92 mmHg)、喫煙 (1日20本)、肥満 (体重120 kg、BMI 37 kg/m²)、過度の飲酒、好ましくない食事が挙げられる[16]。さらに、統合失調症が心血管関連の罹病および死亡の独立危険因子となっている[10]。
糖尿病がある人の推奨血圧目標値は130/80 mmHgで[16,20]、ACE阻害薬が第一選択薬となる[19]。
患者の理想体重は75 kgであるが、ジプレキサを開始してから体重が20 kg以上増加している。

される。
心筋梗塞や脳卒中のリスクを減少させるため、低用量アスピリン (75～300 mg [1日]) などの抗血小板療法を開始することが推奨される[16]。
食事の改善や運動、節酒、禁煙など、血圧および体重のコントロールを助けると思われる生活習慣改善について患者に助言した[16,20]。

呼吸器症状

患者はベントリン2吸入を1日5～6回実施している。現在、呼吸困難、胸部絞扼感、就寝時の乾性咳嗽が認められる。ベントリンの推奨最大量は2吸入を1日4回である[7]。
ペリアクチン、インデラルおよびNSAIDsは気管支痙攣を引き起こすおそれがある。しかし、患者はNSAIDs誘発性気管支痙攣の既往歴については報告していない。
患者は煙草を1日約20本吸っている。

患者の呼吸器症状をレビューし、ベントリン使用を見直すことが推奨される。また、容易ではないが、禁煙を促す必要がある。そのほか、患者の症状に対するペリアクチンおよびインデラルの影響を明らかにするため、両剤の中止を試みることが推奨される。病態のコントロールのため、必要に応じて吸入コルチコステロイド (ICS) を追加することも考慮する。

GERD

患者はGERDを訴えている。夜間に悪化するという。マイランタ・オリジナルを自己投薬しており、一定の症状緩和が得られている。ペリアクチンおよびNSAIDsは胃の不調やGERDを引き起こすおそれがある[11]。また、β遮断薬は食道炎を引き起こすおそれがある[11]。その他の因子として喫煙、飲酒、肥満、脂質の多い大量の食事が挙げられる[21]。GERDが喘息の症状を増悪させるおそれもある[22]。

ペリアクチンおよびヌロフェンを中止し、GERDの症状をモニタリングすることが推奨される。
症状を軽減するための生活習慣改善について助言した。新たな治療法が必要と思われる場合は、H_2拮抗薬やPPIを試みることが考えられる。

片頭痛

患者は片頭痛の病歴が長く、予防薬インデラル120 mg (夜) のほか、ペリアクチン4 mg (夜) を服用している。約3ヵ月に1回の頻度で起こる発作の際には、OTC薬 (ヌロフェン、メトマックス) を使用しているとのことである。患者は不眠症や悪夢、気管支痙攣、食道炎など、インデラルの副作用と思われる症状を訴えている。また、糖尿病がある場合にインデラルを使用すると、低血糖発作の症状をカバーしてしまうおそれがあるため注意が必要である[7]。

インデラルの中止を試み、症状の緩和に関して患者をモニタリングすることが推奨される。また、リバウンド高血圧を予防するため、4週間かけてインデラルの用量を漸減する必要がある[7]。
代替治療が必要と考えられる場合は、さまざまな問題のなかでも特にその副作用を考慮しなければならない[23]。

- アテノロール：さらに選択的β遮断薬への変更がひとつの選択肢であるが、あらゆる症状 (特に気管支痙攣) を消失させるわけではないと思われる。
- ピゾチフェンおよびバルプロ酸ナトリウム：体重増加を招く可能性がある。

症例 25　向精神薬・心血管系・内分泌系・呼吸器・消化管・神経系

- アミトリプチリン：嗜眠状態および抗コリン作用を引き起こす可能性があり、さらに患者はすでにイフェクサーを服用している。この適応症についてはPBS*では助成されない。
- 別の選択肢としてトピラマートがあり、本薬局の処方箋で入手可能である。

＊オーストラリアの国民医薬品給付・償還システム。

うつ病	
ペリアクチンとイフェクサーには薬物相互作用の可能性がある。ペリアクチンには抗セロトニン作動活性があり、ノルアドレナリンおよびセロトニンの取り込みを阻害するベンラファキシンの効果を減少させることが考えられる[7]。	すでに推奨したとおり（呼吸器症状、GERDの項参照）、ペリアクチンを中止すれば、この薬物相互作用の可能性はなくなる。

不眠症	
患者は現在、毎晩テマーゼ10 mgを服用している。ベンゾジアゼピン系薬剤は、寛容性および依存性のリスクを抑えるため、短期（2～4週間）の不眠症治療が適応となる[7]。患者は現在、インデラルやイフェクサーなど、不眠症の原因となりうる薬剤をいくつか服用している[11]。なお、ペリアクチンにはそのほかに逆説的中枢神経（CNS）刺激を引き起こす可能性がある[11]。	すでに推奨したとおり（呼吸器症状、GERDの項参照）、インデラルおよびペリアクチンの中止によって不眠症の症状が改善すると思われる。また、ベンゾジアゼピン系薬剤の中止や、必要に応じた使用が推奨される。なお、患者はベンゾジアゼピン系薬剤を長期にわたって使用しているため、中止が容易ではないことは認識している。良好な睡眠衛生の実践について患者に助言した。

C. 情報伝達

◆患者との話し合い
- 処方されたレジメンの遵守の重要性について助言する必要がある。
- 糖尿病（血糖値の自己モニタリングなど）や高血圧、高コレステロール血症、不眠症、片頭痛、GERDなど、患者の病態の非薬理学的管理およびモニタリングの重要性についても助言する必要がある。心血管関連の危険因子を減らすことについて具体的に助言すべきである。セルフケアファクトカードや患者向け医薬品情報など、書面による情報を活用して口頭での助言を補うことも考えられる。提供すべき情報が大量であることを踏まえ、まず患者の情報ニーズを把握する必要がある。
- 患者の禁煙への意欲を評価したのち、禁煙を助けるため、禁煙ホットライン（Quitline）などの支援サービスを利用するよう促す必要がある。
- 統合失調症での魚油補給の役割が小さいことについて話し合う必要がある。

向精神薬・心血管系・内分泌系・呼吸器・消化管・神経系　症例25

◆医師への連絡

患者のかかりつけの医師に宛てた手紙の見本

薬剤師の住所

医師の住所
日付
○○先生
△△様につきまして
△△さん（35歳男性、統合失調症、うつ病、高コレステロール血症、2型糖尿病および慢性片頭痛の病歴あり）について薬剤レビューをご照会くださり、ありがとうございます。
×年×月×日に患者の自宅で面談し、先生からご提供いただいた臨床情報（薬剤レビュー照会書および電話）と併せて薬局調剤記録をレビューしました。私の所見および推奨事項はこの情報に基づくもので、新たな臨床情報によって私の報告の妥当性に影響が及ぼされる可能性があることは承知しております。
面談時に患者が以下の薬剤を服用していることを確認しました。

商品名	一般名	用法・用量
ソリアン 200 mg	1 D	統合失調症
リスパダール 4 mg	1 BD	統合失調症
イフェクサーXR 150 mg	1 D	うつ病
テマーゼ 10 mg	1 N	不眠症
ダイアベックス 500 mg	1 BD CC	糖尿病
インデラル 40 mg	3 N	片頭痛
ベントリンCFCフリーイン	2吸入 PRN	適応症の記録なし
ヘラー 100 µg	1日5〜6回	
Blackmores Fish Oil 1000 mg	1 BD	統合失調症のため自己投薬
マイランタ・オリジナル錠	1 QID	胃内容物の逆流（GERD）のため自己投薬
ペリアクチン 4 mg	1 N	片頭痛のため自己投薬
メトマックス 500/5	2 PRN	片頭痛発作のため自己投薬
ヌロフェン 200 mg	2 TDS	片頭痛発作のほか、さまざまな痛みのため自己投薬

面談時に患者から薬剤関連が原因と考えられる症状がいくつか報告されました。患者は服用している薬剤のうちの一部についてはよく理解していました。そこで、患者には、病態を管理する上でも服薬コンプライアンスの重要性について強調しておきました。
レビューによる所見および推奨事項の詳細な考察については、添付の報告書をご参照ください。以下に重要なレビュー所見および推奨事項の概要を記しますので、ご検討くださいますようお願いいたします。

- インデラルおよびペリアクチンが患者のGERD、気管支痙攣、不眠症、生々しい夢の原因となっていることが考えられます。これらの薬剤による治療について、中止を試みることも考えられます。
- 糖尿病が現在、コントロール不良です（血糖値 [空腹時] 8.0 mmol/L、HbA1c 9.4%）。腎

症例 25　向精神薬・心血管系・内分泌系・呼吸器・消化管・神経系

機能が正常であることを考慮すると (CrCl 118 mL/分)、ダイアベックスの用量を見直し、1日最大3gとすることが推奨されます。
- 患者には軽度の高血圧があります (血圧148/92 mmHg)。また、糖尿病があることを考慮して、ACE阻害薬の開始をご検討ください。
- 患者には心血管関連の危険因子が多く認められます。低用量アスピリンなど、抗血小板療法の追加が推奨されます。

ほかにお手伝いできることがありましたら、また、報告書に詳しく記載した問題についてお話しする必要がありましたらご連絡ください。ご一緒にお仕事ができて嬉しく思います。△△さんの投薬管理計画書をお待ちしております。

敬具
薬剤師の氏名

参考文献

1. Allen R, Picchietti D, Hening W, Trenkwalder C, Walters A, Montplaisi J. Restless legs syndrome: diagnostic criteria, special considerations, and epidemiology. A report from the restless legs syndrome diagnosis and epidemiology workshop at the National Institutes of Health. Sleep Medicine 2003;4(2):101-19.
2. Kang SG, Lee HJ, Jung SW et al. Characteristics and clinical correlates of restless legs syndrome in schizophrenia. Progress in Neuro-Psychopharmacology & Biological Psychiatry 2007;31:1078-83.
3. Thyagarajan D. Restless legs syndrome Australian Prescriber. 2008;31:90-3.
4. Hening WA. Current Guidelines and Standards of Practice for Restless Legs Syndrome. The American Journal of Medicine. 2007;120(1 A):S22-S27.
5. Mosby Medical Nursing and Allied Health Dictionary In: Anderson DM, Keith J, Novak PD, Elliot MA, eds, 6th ed. St Louis: Mosby; 2002.
6. Harrison's Principles of Internal Medicine. 17th ed: McGrawHill; 2008.
7. Australian Medicines Handbook. Adelaide: Australian Medicines Handbook Ply Ltd; 2009.
8. Writing Group for Therapeutic Guidelines: Psychotropic. Therapeutic Guidelines: Psychotropic. North Melbourne: Therapeutic Guidelines Limited; 2008.
9. Lambert T, Castle D. Pharmacological approaches to the management of schizophrenia Medical Journal of Australia. 2003;178:S57-S61.
10. Lambert T. Medical comorbidity in schizophrenia. Medical Journal of Australia 2003;178:S67-S70.
11. MIMS Online. Sydney: MIMS Australia Pty Ltd; 2008.
12. Taylor D, Paton C, Kerwin R, The Maudsley Prescribing Guidelines. 9th ed. London: Informa Healthcare; 2007.
13. Ohlsen R, Smith S, Taylor D, Pilowsky L. The Maudsley Antipsychotic Medication Review Ser-

向精神薬・心血管系・内分泌系・呼吸器・消化管・神経系　症例25

vice Guidelines United Kingdom: Martin Dunitz; 2003.
14. Royal Australian and New Zealand College of Psychiatrists Clinical Practice Guidelines Team for the Treatment of Schizophrenia and Related Disorders. Australian and New Zealand clinical practice guidelines for the treatment of schizophrenia and related disorders. Australian and New Zealand Journal of Psychiatry 2005;39:1-30.
15. Joy CB. Polyunsaturated fatty acid supplementation for schizophrenia. Cochrane Database of SystematicReviews. 2006(3):Art. No.: CD001257. DOI:001210.001002/14651858.CD14001257.pub14651852.
16. Writing Group for Therapeutic Guidelines: Cardiovascular. Therapeutic Guidelines: Cardiovascular. 5th ed. North Melbourne: Therapeutic Guidelines Limited; 2008.
17. National Heart Foundation of Australia and the Cardiac Society of Australia and New Zealand. Position statement on lipid management - 2005.
Heart Lung and Circulation. 2005;14:275-91.
18. Lambert T, Chapman L. Diabetes, psychotic disorders and antipsychotic therapy: a consensus statement. Medical Journal of Australia 2004;181:544-8.
19. Royal Australian College of General Practitioners. Diabetes management in general practice 2008-2009.14th ed. Sydney: Diabetes Australia; 2008.
20. National Heart Foundation of Australia (National Blood Pressure and Vascular Disease Advisory Committee). Guide to management of hypertension 2008; 2008.
21. Writing Group for Therapeutic Guidelines: Gastrointestinal. Therapeutic Guidelines: Gastrointestinal. 4th ed. North Melbourne: Therapeutic Guidelines Limited; 2006.
22. Writing Group for Therapeutic Guidelines: Respiratory. Therapeutic Guidelines: Respiratory. 4th ed. North Melbourne: Therapeutic Guidelines Limited; 2006.
23. Writing Group for Therapeutic Guidelines: Neurology. Therapeutic Guidelines: Neurology. 3rd ed. North Melbourne: Therapeutic Guidelines Limited; 2007.

◆関連性のある薬局セルフケアファクトカード
- アルコール（99頁参照）
- サプリメント（214頁参照）
- うつ病（81頁参照）
- 2型糖尿病（20頁参照）
- 胸焼けと消化不良（60頁参照）
- ニコチン補充療法（183頁参照）
- 睡眠障害（81頁参照）
- 体重と健康（52頁参照）

症例 25　向精神薬・心血管系・内分泌系・呼吸器・消化管・神経系

片頭痛

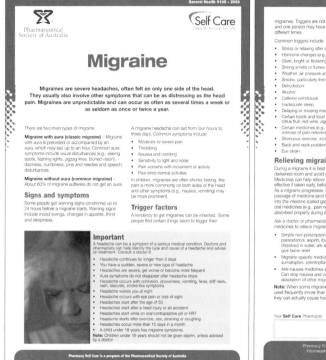

リラクゼーション法

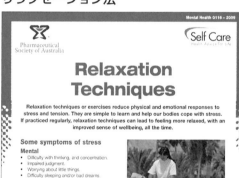

日本において参考となる文献・ガイドライン等

症例1
- 日本リウマチ学会:「関節リウマチ治療におけるメトトレキサート(MTX)診療ガイドライン2016年改訂版【簡易版】」

症例3
- 日本リウマチ学会:「関節リウマチ治療におけるメトトレキサート(MTX)診療ガイドライン2016年改訂版【簡易版】」
- 日本高血圧学会:「高血圧治療ガイドライン2019」

症例4
- 日本痛風・尿酸核酸学会:「高尿酸血症・痛風の治療ガイドライン第3版」、診断と治療社(2018)
- 日本高血圧学会:「高血圧治療ガイドライン2019」

症例5
- 国立病院機構大阪医療センター:「主要・臨床検査略語と基準参考値一覧」(2018.05.01改訂)
- 薬剤性腎障害の診療ガイドライン作成委員会:「薬剤性腎障害診療ガイドライン2016」、日腎会誌58(4)、477-555 (2016)
- 国立長寿医療研究センター:「高齢者尿失禁ガイドライン」(2000)
- 日本眼科学会:「緑内障診療ガイドライン第4版」(2017)
- 一般財団法人日本医薬情報センター:「JAPIC医療用医薬品集2018」
- 一般財団法人日本医薬情報センター:「JAPIC一般用医薬品集2018」

症例6
- 国立病院機構大阪医療センター:「主要・臨床検査略語と基準参考値一覧」(2018.05.01改訂)
- 薬剤性腎障害の診療ガイドライン作成委員会:「薬剤性腎障害診療ガイドライン 2016」、日腎会誌58(4)、477-555 (2016)
- 一般財団法人日本医薬情報センター:「JAPIC医療用医薬品集2018」
- 一般財団法人日本医薬情報センター:「JAPIC一般用医薬品集2018」
- 日本高血圧学会:「高血圧治療ガイドライン2019」
- 日本糖尿病学会:「科学的根拠に基づく糖尿病診療ガイドライン2013」
- 日本糖尿病学会:「糖尿病治療ガイド2018-2019」(2018)
- 日本感染症学会、日本化学療法学会:「JAID/JSC感染症治療ガイドライン2015－尿路感染症・男性性器感染症－」、日本化学療法学会雑誌、64 (1)、1-30 (2016)

症例7
- 日本高血圧学会:「高血圧治療ガイドライン2019」
- 津村弘:「変形性膝関節症の管理に関するOARSI勧告 OARSIによるエビデンスに基づくエキスパートコンセンサスガイドライン (日本整形外科学会変形性膝関節症診療ガイドライン策定委員会による適合化終了版)」、日本内科学会雑誌106 (1)、75-83 (2017)

症例8
- 日本高血圧学会：「高血圧治療ガイドライン2019」
- 日本消化器病学会：「胃食道逆流症（GERD）診療ガイドライン2015（改訂第2版）」、南江堂（2015）

症例9
- 日本臨床検査医学会：「臨床検査値　学生用共通基準範囲の設定について」（2011）

症例10
- 日本腎臓学会：「エビデンスに基づくCKD診療ガイドライン2018」
- 日本眼科学会：「緑内障診療ガイドライン第4版」（2017）
- 日本神経学会（監修）、認知症疾患診療ガイドライン作成委員会（編）：「認知症疾患診療ガイドライン2017」
- 日本神経治療学会HP
  https://www.jsnt.gr.jp/
- 骨粗鬆症の予防と治療ガイドライン作成委員会：「骨粗鬆症の予防と治療ガイドライン2015年版」
- 日本神経治療学会：「標準的神経治療：自律神経症候に対する治療」、神経治療学33（6）、653-688（2016）
- 福井次矢、髙木誠、小室一成（総編集）：「今日の治療指針　私はこう治療している2019」、医学書院（2019）
- 櫻林郁之介（監修）、矢冨裕、廣畑俊成、山田俊幸、石黒厚至（編）：「今日の臨床検査2019-2020」、南江堂（2019）
- 日本緩和医療学会：「がん疼痛の薬物療法に関するガイドライン2014年版」、金原出版（2014）

症例11
- 櫻林郁之介（監修）、矢冨裕、廣畑俊成、山田俊幸、石黒厚至（編）：「今日の臨床検査2019-2020」、南江堂（2019）
- 日本神経学会（監修）、パーキンソン病治療ガイドライン作成委員会（編）：「パーキンソン病治療ガイドライン2018」、医学書院（2018）
- 日本老年医学会：「高齢者高血圧診療ガイドライン2017」、日老医誌54（3）、236-298（2017）
- 日本高血圧学会：「高血圧治療ガイドライン2019」
- 日本老年医学会：「高齢者の安全な薬物療法ガイドライン2015」

症例12
- 櫻林郁之介（監修）、矢冨裕、廣畑俊成、山田俊幸、石黒厚至（編）：「今日の臨床検査2019-2020」、南江堂（2019）
- 日本消化器病学会：「胃食道逆流症（GERD）診療ガイドライン2015（改訂第2版）」、南江堂（2015）
- 日本老年医学会：「高齢者高血圧診療ガイドライン2017」、日老医誌54（3）、236-298（2017）
- 日本高血圧学会：「高血圧治療ガイドライン2019」
- 日本循環器学会：「虚血性心疾患の一次予防ガイドライン（2012年改訂版）」

症例13
- 日本消化器病学会：「胃食道逆流症（GERD）診療ガイドライン2015（改訂第2版）」、南江堂（2015）

- 日本高血圧学会：「高血圧治療ガイドライン2019」
- 日本痛風・尿酸核酸学会：「高尿酸血症・痛風の治療ガイドライン第3版」、診断と治療社 (2018)
- 日本整形外科学会、日本腰痛学会 (監修)、日本整形外科学会診療ガイドライン委員会、腰痛診療ガイドライン策定委員会 (編)：「腰痛診療ガイドライン2019 (改訂第2版)」、南江堂 (2019)

症例14

- 日本呼吸器学会：「COPD (慢性閉塞性肺疾患) 診断と治療のためのガイドライン第5版」、メディカルレビュー社 (2018)
- 日本循環器学会　他：「心房細動治療 (薬物) ガイドライン (2013年改訂版)」
- 日本循環器学会、日本心不全学会：「急性・慢性心不全診療ガイドライン (2017年改訂版)」
- 骨粗鬆症の予防と治療ガイドライン作成委員会：「骨粗鬆症の予防と治療ガイドライン2015年版」
- 日本骨代謝学会，日本骨粗鬆症学会：「原発性骨粗鬆症の診断基準 (2012年度改訂版)」、Osteoporosis Japan 21 (1)、9-21、ライフサイエンス出版 (2013)
- 日本甲状腺学会：「甲状腺疾患診断ガイドライン2013」
- 日本脳卒中学会：「脳卒中治療ガイドライン2015」
- 日本脳卒中学会：「脳卒中治療ガイドライン2015 (追補2017)」
- 日本消化器病学会：「消化性潰瘍診療ガイドライン2015 (改訂第2版)」、南江堂 (2015)

症例15

- 日本高血圧学会：「高血圧治療ガイドライン2019」
- 日本臨床腫瘍研究グループHP：体表面積、Ccr計算
  http://www.jcog.jp/doctor/tool/calc.html
- 日本腎臓病学会：「エビデンスに基づくCKD診療ガイドライン2018」
- 日本糖尿病学会：「糖尿病治療ガイド2018-2019」
- 日本肥満学会：「肥満症診療ガイドライン2016」、ライフサイエンス出版 (2016)
- 日本動脈硬化学会：「動脈硬化性疾患予防ガイドライン2017年版」
- 日本老年医学会：「高齢者脂質異常症診療ガイドライン2017」、日老医誌54 (4)、467-490 (2017)

症例16

- 日本高血圧学会：「高血圧治療ガイドライン2019」
- 日本老年医学会：「高齢者高血圧診療ガイドライン2017」、日老医誌54 (3)、236-298 (2017)
- 日本糖尿病学会：「糖尿病治療ガイド2018-2019」(2018)

症例17

- 長澤紘一、村田正弘 (監修)、吉岡ゆうこ、塚田弥生 (編著)：「カルテの読み方と基礎知識第4版」、じほう (2007)
- 日本糖尿病学会：「糖尿病治療ガイド2018-2019」) (2018)
- 髙久史麿、矢﨑義雄 (監修)、北原光夫、上野文昭、越前宏俊 (編)：「治療薬マニュアル2019」、医学書院 (2019)
- 日本高血圧学会：「高血圧治療ガイドライン2019」
- 日本糖尿病学会：「科学的根拠に基づく糖尿病診療ガイドライン2013」

- 骨粗鬆症の予防と治療ガイドライン作成委員会：「骨粗鬆症の予防と治療ガイドライン2015年版」
- 日本腎臓学会：「CKD診療ガイド2012」
- 日本感染症学会：「JAID/JSC感染症治療ガイドライン2015－尿路感染症・男性性器感染症－」、日本化学療法学会雑誌、64 (1)、1-30 (2016)
- 日本老年医学会：「高齢者の安全な薬物療法ガイドライン2015」
- 日本糖尿病学会 (ビグアナイド薬の適正使用に関する委員会)：「メトホルミンの適正使用に関するRecommendation」(2019改訂)
- 日本老年医学会：「高齢者脂質異常症診療ガイドライン2017」、日老医誌 54 (4)、467-490 (2017)

症例18

- 日本整形外科学会、日本腰痛学会 (監修)、日本整形外科学会診療ガイドライン委員会、腰痛診療ガイドライン策定委員会 (編)：「腰痛診療ガイドライン2012」、南江堂 (2012)
- 日本うつ病学会：「日本うつ病学会治療ガイドライン (Ⅱ.うつ病 (DSM-5)/大うつ病性障害 2016」
- 日本精神神経学会 (監修)、高橋三郎、大野裕 (監訳)、染矢俊幸、神庭重信、尾崎紀夫、三村將、村井俊哉 (訳)：「DSM-5　精神疾患の診断・統計マニュアル」、医学書院 (2014)
- 米国睡眠医学会 (著)、日本睡眠学会診断分類委員会 (訳)：「睡眠障害国際分類第2版」、ライフ・サイエンス (2010)
- 米国睡眠医学会 (著)、日本睡眠学会診断分類委員会 (訳)：「睡眠障害国際分類第3版」、ライフ・サイエンス (2018)
- 国立長寿医療研究センター：「高齢者尿失禁ガイドライン」(2000)
- 日本消化器病学会関連研究会慢性便秘の診断・治療研究会 (編)：「慢性便秘症診療ガイドライン2017」、南江堂 (2017)
- 日本呼吸器学会：「咳嗽に関するガイドライン第2版」(2012)

症例19

- 日本神経学会、日本頭痛学会 (監修)、慢性頭痛の診療ガイドライン作成委員会 (編)：「慢性頭痛の診療ガイドライン2013」、医学書院 (2013)
- 長澤紘一、村田正弘 (監修)、吉岡ゆうこ、塚田弥生 (編著)：「カルテの読み方と基礎知識第4版」、じほう (2007)
- 日本動脈硬化学会：「動脈硬化性疾患予防のための脂質異常症診療ガイド2018年版」
- 日本動脈硬化学会：「動脈硬化性疾患予防のための脂質異常症治療のエッセンス」(2014) http://dl.med.or.jp/dl-med/jma/region/dyslipi/ess_dyslipi2014.pdf
- 日本消化器病学会：「胃食道逆流症 (GERD) 診療ガイドライン2015 (改訂第2版)」
- 日本皮膚科学会：「アトピー性皮膚炎診療ガイドライン2016年版」、日皮会誌 126 (2)、121-155 (2016)
- 松岡博昭 (監修)、石光俊彦 (訳)：「WHO心血管疾患予防ガイドライン」、メディカルレビュー社 (2008)

症例20

- 日本感染症学会、日本化学療法学会：「JAID/JSC感染症治療ガイドライン2015－尿路感染症・男性性器感染症－」、日本化学療法学会雑誌、64 (1)、1-30 (2016)
- 日本高血圧学会：「高血圧治療ガイドライン2019」

- 日本泌尿器科学会 (編)：「前立腺肥大症診療ガイドライン」、リッチヒルメディカル (2011)
- 全国腎臓病協議会HP：腎臓病について (診断基準について)
  http://www.zjk.or.jp/kidney-disease/diagnostic-criteria/index.html

症例21
- 日本動脈硬化学会：「動脈硬化性疾患予防のための脂質異常症治療のエッセンス」(2014)
  http://dl.med.or.jp/dl-med/jma/region/dyslipi/ess_dyslipi2014.pdf

症例22
- 日本アレルギー学会：「喘息予防・管理ガイドライン2018」
- チェンジ喘息！HP：喘息とは (喘息の重症度)
  http://naruhodo-zensoku.com/degree/

症例23
- 日本高血圧学会：「高血圧治療ガイドライン2019」
- 日本動脈硬化学会：「動脈硬化性疾患予防ガイドライン2017年版」

症例24
- 日本神経学会 (監修)、てんかん診療ガイドライン作成委員会 (編)：「てんかん診療ガイドライン2018」、医学書院 (2018)

索引

英数字

2,4,6-トリニトロトルエン　11
2型糖尿病　15, 16, 19, 38, 40, 42, 43, 111, 112, 114, 116, 117, 121, 123, 124, 129, 159, 175, 177-181, 202, 216, 220, 224, 227, 229
ACE阻害薬　17-19, 24, 30, 46, 62, 63, 86, 94, 95, 97, 104, 113, 114, 132, 134, 142, 143, 158, 193, 224, 225, 228
ADHD　208, 213
BMD　41, 64, 70, 76, 77, 80, 103, 129, 133, 156, 190, 191, 193, 194
BMI　16, 40, 56, 57, 112, 121, 129, 140, 141, 155, 159, 170, 179, 203, 204, 225
Body Mass Index　16, 40, 112, 121, 129, 179
BPH　168, 169, 170
B型肝炎　84
CHF　188, 190
COPD　100, 103, 104, 106
CrCl　34, 69, 111, 129, 130, 168, 169, 228
CVA　103, 104
C型肝炎　84
DAT　68
Dosetteボックス　43, 162, 166, 172, 222
EPSE　218, 219, 223
G6PD欠損症　10-12
GERD　56-58, 85-88, 93, 94, 103, 109, 114, 150, 151, 154, 157-160, 186, 221, 225-227
HbA1c　16, 38, 42, 57, 114, 118, 126, 131, 221, 224, 227
MHFA　200
MI　113
NSAIDs　12, 23, 24, 49, 70, 86, 88, 94, 95, 97, 103, 150, 157, 158, 160, 163, 169-171, 186, 225
PPI　64, 95, 97, 105, 114, 122, 158, 171, 225
QOL　49, 55, 154, 190
Quality of Life　49, 55, 154, 190
RLS　217
RUTI　38, 40-43, 49, 126, 130, 131, 133
SIADH　70
SMART　187, 189, 191, 192, 195
SSRI　70, 78, 123, 142, 204, 205, 217
Tスコア　41, 70, 103, 129, 191
UECs　18, 57, 64, 86, 114, 132, 224
UTI　40, 41, 47, 49, 126-128, 130, 131, 133, 134, 162-164
Websterパック　43, 104

あ

アイビレックス　28, 31
アイロミールオートヘラー　50
アカシジア　217, 218, 223, 224
アキュヘラー　47, 152
アジソン病　85
アスコルビン酸　11, 48, 49, 84, 88
アスピリン　11, 16, 19, 28, 30, 31, 43, 48, 53, 57, 58, 62, 86, 88, 94, 104, 110, 113, 116, 118, 120, 122, 132, 134, 150, 159, 168, 186, 223, 225, 228
アセタゾラミド　33, 36
アセトアニリド　11
アタカンド　46, 48
アダラート・オロス　27, 28, 31
アテノロール　113, 126, 128, 134, 225
アトピー性皮膚炎　63, 151, 154, 159
アトルバスタチン　118, 120, 122, 132, 149, 153, 175, 216, 222
アバプロ　53, 54, 57-59, 61, 62, 64, 163, 165, 167, 169, 170, 172, 200, 201, 204, 205
アバンザ　199, 201, 204, 205
アバンダメット　42
アバンディア　38, 39, 42
アミジド　91-95, 97, 136, 138, 142-144
アミスルプリド　175, 216, 218, 221, 224
アミトリプチリン　136, 138, 141, 142, 144, 226
アミノサリチル酸　11
アミロライド　91, 93, 97, 136, 138, 144
アムロジピン　16, 19, 62, 122
アリストコート　149, 152, 153, 159
アリセプト　33, 35, 36, 67, 68, 71, 72
アルツハイマー型認知症　67, 68
アルデスルホン　11
アルドメット　46, 48, 117, 118, 120
アルブミン尿　16, 17, 18
アレルギー性鼻炎　150, 184, 186-190, 193, 195, 196
アレンドロン酸　72, 194
アロプリノール　28, 29, 31, 94, 119, 120, 122, 162, 167, 170, 171
アンジオテンシンⅡ受容体拮抗薬　17-19, 86, 94, 95, 143, 158, 193

い

胃食道逆流症　56, 85, 93, 103, 109, 150, 151, 154, 186
一硝酸イソソルビド　109, 110, 115

索引

胃内容物の逆流　39, 56, 58, 82, 83, 85, 91, 93,
　95, 96, 97, 102, 210, 221, 223, 227
イフェクサーXR　216, 220, 221, 227
イブプロフェン　48
イムデュール　108, 109, 110, 115
イルベサルタン　53, 54, 58, 62, 163, 167, 172,
　200, 201, 205
インスリン　16, 17, 40, 42, 111, 121, 123, 129,
　178
インダパミド　46, 48, 62
インデラル　216, 220, 221, 225-227
インドメタシン　94

う

ウイルス性関節炎　82, 84, 86, 87
うつ病　78, 81, 117, 121, 123, 124, 136, 139,
　142, 146, 201-206, 209, 216, 220, 221,
　226, 227, 229
運動緩慢　76
運動減少　76

え

栄養補助剤　71, 87
エストラジオール　42, 130, 141
エストリオール　42, 130, 141
エゼチミブ　115, 158, 216, 217, 222
エゼトロル　215, 216, 218-220, 222, 223
エソメプラゾール　83, 84, 88, 95
エナラプリル　22, 24, 25, 28, 30, 31
エフェドリン　70, 137, 138, 145
エルゴカルシフェロール　105
エロコン　149, 152, 153, 159
塩化カリウム　101, 104
塩化ナトリウム　68
塩酸グルコサミン　62
塩酸トリプロリジン　137, 138, 145
塩酸プソイドエフェドリン　137, 138, 145
エンタカポン　74, 77-80
エンデップ　136, 138, 141, 142-144

お

黄疸　10
嘔吐　17, 18, 21, 23, 25, 71, 103, 132, 185,
　194
横紋筋融解症　122, 158, 217, 219
オキシコドン　68, 71
オキシコンチン　67, 68, 71, 72
オクトレオチド　70

悪心　12, 17, 18, 21, 23, 25, 71, 73, 103, 132,
　148, 185-187, 194, 195
オートヘラー　47
オピオイド　71, 73, 86, 170
オメプラゾール　109, 110, 115, 207
オランザピン　175, 222
オロキシン　100, 101

か

咳嗽　18, 46, 49, 55, 62, 103, 140, 141, 143,
　144, 150, 153, 154, 158, 159, 186, 187,
　190, 193, 195
開放隅角緑内障　35, 69, 111
潰瘍　49, 56, 64, 95, 103, 105, 154, 171
過体重　17, 40, 50, 56, 112, 121, 129, 132,
　140, 155, 179, 196, 203, 204
カフェイン　70, 78, 142, 144, 224
カリウム　16, 24, 38, 61, 67, 71, 76, 91, 101,
　117, 151, 188, 193, 194, 221
カルシウム　36, 42, 64, 72, 73, 77, 82-84, 88,
　104, 105, 131, 133, 156, 185-188, 194, 195
カルシトリオール　64, 85, 101, 105, 185, 189,
　194
カルジプリン　108, 110, 116
カルチア　46, 48, 61, 62, 117, 118, 120
カルディゼムCD　117, 118, 120
カルトレイト　38, 39, 42, 61, 62, 126-128, 131,
　133, 134, 189, 195
カルバマゼピン　207, 208
カルビドパ　74, 77, 79, 80
カルベジロール　108, 110, 115
眼球乾燥症　123
緩下薬　56, 71, 140, 170
乾性咳嗽　137, 140, 143, 223, 225
関節炎　11, 22, 41, 48, 55, 63, 65, 84, 86, 94,
　121, 168, 169, 171, 191
関節リウマチ　9, 11, 12-14, 21, 22, 24, 25
カンデサルタン　46, 48
冠動脈性心疾患　16, 17, 23, 29, 40, 48, 55, 76,
　85, 93, 110, 111, 120, 121, 128, 129, 139,
　154, 167, 168, 178, 202
肝毒性　12, 41, 131

き

気管支拡張症　100, 103, 106
気管支痙攣　53, 104, 154, 225, 227
キサラタン　67, 68, 108, 109, 110, 115
キダチアミガサソウ抽出物　11

237

索引

喫煙 16, 17, 40, 111, 121, 129, 159, 178, 180
キニーネ 11
キノロン系 41, 42
急性細菌性前立腺炎 163
急性溶血性貧血 10
起立性低血圧 70
筋炎 217
禁煙プログラム 180, 181
筋固縮 76, 218

く

空腹時血糖 16, 38, 40, 112, 114, 121, 123, 126, 129, 131, 159, 179, 224
クエン酸ナトリウム 167, 172
クラブラン酸 41, 130
グリクラジド 17, 42, 109, 110, 115, 131, 132, 134
グリピジド 17, 42, 131, 132, 134
グリベンクラミド 11, 126, 128, 131, 134
グリメル 126-128, 131, 134
クリンダマイシン 28, 29
グルココルチコイド 12, 194
グルコサミン 48, 49, 62, 87, 184, 189, 194
グルコース-6-リン酸脱水素酵素欠損症 10
クレアチニンクリアランス 12, 17, 19, 23-25, 31, 34, 42, 64, 69, 72, 78, 80, 86, 104, 111, 113, 114, 122, 129, 130-134, 168-170, 172, 194, 224
クレストール 200, 201, 204, 205
クロザピン 179, 180, 223
クロピドグレル 109, 110, 115
クロラムフェニコール 11
クロロキン 11

け

結晶尿 41, 131
血小板減少症 118, 122
血小板血症 61, 65
血清クレアチニン 12, 16, 17, 22, 23, 28, 31, 34, 42, 46, 64, 69, 76, 104, 111, 129, 132, 165, 168
血清尿酸 28-30, 94, 170
血清尿素 16, 22, 28, 76
血糖測定器 15, 18, 19, 114, 119, 133
血糖値 18, 19, 42, 57, 86, 114, 115, 123, 130-133, 177, 180, 193, 194, 224, 226
解熱鎮痛薬 11
ケプラ 207-210

ケフレックス 27
下痢 12, 23, 71, 123

こ

高カルシウム血症 64, 82, 85-88, 104, 105, 185, 186, 187, 194, 195
口腔内潰瘍 12, 21, 23, 25
高血圧 16-20, 23-25, 29-33, 38, 40, 42, 43, 45, 46, 48, 50, 52, 53, 55-61, 63, 65, 66, 74, 76, 77, 79, 82, 85-89, 91, 93-96, 98, 103, 108, 110-113, 115-117, 120-124, 126, 128, 129, 132, 133, 135, 136, 139, 140, 142-144, 146, 149, 151, 154, 155, 158, 160, 161, 165, 167, 170, 171, 173, 178, 179, 190, 199, 201-206, 225, 226, 228
高血糖 86, 179, 224
高コレステロール血症 82, 86, 87, 91, 95, 177, 180, 199, 216, 220-222, 224, 226, 227
高脂血症 40, 179
甲状腺機能低下症 100, 103-106, 123, 159, 178, 202
抗精神病薬 70, 174, 176, 179, 180, 218, 219, 223, 224
抗生物質 10, 22, 24, 27-32, 40, 43, 49, 127, 130, 131, 134, 137, 143, 163, 164, 210
好中球 22, 48, 55, 153, 190
好中球減少 23, 179
口内炎 12, 23
高尿酸血症 93, 122, 168
高プロラクチン血症 178
抗マラリア薬 11
抗利尿ホルモン不適合分泌症候群 70
呼吸困難 9, 184, 186, 187, 195, 222, 225
コソプト 67, 68
骨髄増殖性疾患 61, 63
骨髄毒性 12
骨髄抑制 23, 24, 25
骨粗鬆症 38, 41-43, 69, 70, 72, 77, 80, 100, 103, 105-107, 126, 129, 133, 135, 156, 188-191, 193-196
骨密度 41, 64, 70, 103, 129, 156, 190
コデイン 48, 49, 141, 163, 167, 170, 171
コドラル 137, 141
コトリモキサゾール 11
コバシル 74, 75, 77-80, 185, 189, 193, 194
コムタン 74, 75, 77, 79, 80
コルチコステロイド 86, 155, 156, 189, 191-195, 225

索引

コルヒチン　94, 97
コレカルシフェロール　64, 68, 101, 133
コレステロール　18, 46, 50, 65, 89, 96, 98, 101,
　105, 112, 115, 116, 118, 151, 154, 158,
　178, 199, 201, 202, 204-206, 218, 219
コンサータ　211
コントローラー　47

さ

ザイドール　136, 138, 141-143, 145
ザイロプリム　27-29, 31, 117, 119, 120
サラゾピリン　9, 12, 13
サルブタモール　46, 48, 53, 55, 58, 149, 153,
　185, 216, 221
サルメテロール　46, 48, 53, 55, 58, 102, 153
ザンタック　92, 93, 95, 97, 149, 150, 152, 153,
　157, 158
三段攻撃　24, 86

し

ジアゼパム　77, 79
子宮摘出　61
シグマコート　208
ジクロキサシリン　28, 29
ジクロキシシグ　27, 29, 31
シクロスポリン　12, 94, 168
ジクロフェナク　153
ジゴキシン　101, 104
自殺　148, 200
脂質異常症　16, 50, 56, 111, 112, 121, 129,
　132, 140, 151, 154, 155, 158-160, 175,
　178, 201-205
ジスキネジア　74, 76, 77
ジストニア　218
姿勢不安定　76
ジチアジド　117, 118, 120, 122
失禁　34, 56, 128, 137, 140-144
湿疹　63, 154
シトラビシェント　39, 41, 43, 162-167, 172
シトロ酒石酸ナトリウム　128, 134, 167, 172
ジ・ゲシック　82, 84, 86, 88
シネメット　74, 77, 79, 80
ジヒドロエルゴタミン　70
ジヒドロコデイン　137, 138, 145
シプラミル　207
シプロフロキサシン　11
シプロヘプタジン　221, 224
シムビコート維持・症状緩和療法　187

シムビコートタービュヘイラー　187, 189
ジメルカプロール　11
十二指腸潰瘍　64, 100, 102, 103, 105, 106
手根管症候群　61
消化性潰瘍疾患　61, 65, 93, 100, 103, 106, 165,
　185
上気道感染症　136, 137, 143, 149
食道炎　225
徐脈　122
ジランチン小児用懸濁液　207, 210, 211, 212
ジルチアゼム　118, 120, 122, 123
シレックス　126, 127, 128, 134
振戦　36, 72, 74-77, 218
腎および肝の機能検査　12, 23
腎機能　12, 18, 23-25, 30, 31, 34, 42, 50, 64, 69,
　78, 80, 86, 88, 104, 111, 129, 131-134, 144,
　168, 186, 194, 217, 224, 227
心筋炎　179
心筋梗塞　17, 18, 23, 29, 40, 42, 48, 55, 76, 85,
　93, 108, 110, 113-115, 120, 128, 139, 154,
　167, 185, 202, 217, 225
心筋症　179
心血管リスク　43, 50, 57, 86, 88, 95, 96, 132,
　134, 159, 180, 224
腎障害　17, 18, 34, 64, 69, 78, 86, 104, 108,
　111, 115, 122, 129, 130, 132, 168-172,
　178, 186, 194, 202
シンバスタチン　83, 84, 86, 88, 91, 93, 97, 109,
　110, 115, 175
心不全　17, 23, 29, 40, 48, 55, 70, 76, 85, 87, 93,
　103, 104, 106, 110, 120, 128, 132, 139,
　154, 167, 190, 193, 196, 202
腎不全　17, 23, 29, 40, 48, 55, 76, 85, 93, 110,
　120, 128, 139, 154, 167, 202
心房細動　100, 103, 104, 106

す

錐体外路系副作用　218
睡眠時無呼吸　43, 119
睡眠障害　56, 76, 78, 81, 83, 85, 86, 89, 93,
　124, 139, 146, 158, 182, 184, 186, 187,
　195, 206, 217, 229
スタレボ　77, 80
頭痛　150, 155, 157, 159, 185, 194
スティルノックス　75, 77-80, 200, 201,
　203-205
ステメチル　100, 102
スピリーバ　100, 102

239

索引

スルファサラジン　11, 12
スルファジアジン　11
スルファジミジン　11
スルファセタミド　11
スルファニルアミド　11
スルファピリジン　11
スルファフラゾール　11
スルファメトキサゾール　11, 24, 82, 84, 163, 164
スルホニルウレア　17, 42, 131, 132, 134
スルホン　11
スルホンアミド　11, 24, 163
スローK　100, 101, 104

せ

生活の質　49, 55, 154, 190
制酸薬　42, 92, 103, 175, 184, 185, 187, 221
精神病　175, 176, 177, 180, 217, 219
セノコット　54, 55, 58, 59
セファレキシン　28, 29, 31, 41, 126, 128, 130, 131, 134, 163
セルトラリン　68, 79, 119, 120, 122, 123, 141, 142
セレコキシブ　24, 25, 39, 53, 54, 58, 163, 167, 171
セレタイド　46, 48, 50, 53-55, 57-59, 100, 102, 104, 155
セレタイドアキュヘラー　50, 151, 152, 153, 156
セレブレックス　21-25, 38, 39, 42, 43, 53, 54, 57-59, 163, 165-167, 169-172
全血球数　10, 12, 23
喘息　46, 48, 49, 53, 55, 57, 58, 60, 104, 150, 151, 153-161, 186-188, 190-193, 195, 196, 225
喘息アクションプラン　59, 156, 157, 189, 191, 192, 195
喘息カード　148, 149
選択的COX-2阻害薬　171
選択的セロトニン再取り込み阻害薬　70
センナ入りコロキシル　67, 68, 170
センノシド　55, 58
前立腺炎　163, 164

そ

足底筋膜炎　61
ゾコール　82-84, 86, 88, 91, 93, 97, 108-110, 115, 175, 177
ソマック　54, 55, 58, 100, 102, 105, 117, 118, 120

ソリアン　175, 177-179, 216, 219-221, 223, 224, 227
ゾルピデム　77, 79, 200, 201, 205
ソルビトール　167, 172
ソルビン酸　167, 172
ソルプリン　15, 16, 19, 28, 31
ゾロフト　67, 68, 70-73, 75, 78, 79, 117, 119, 120, 123
ゾロン　82, 83, 84, 86, 88

た

ダイアベックス　10, 15, 16, 19, 131, 132, 216, 220, 221, 224, 227, 228
ダイアホルミン　38, 39, 42, 126-128, 134, 175, 177
ダイアモックス　33, 35, 36
体位性低血圧　34-36, 68, 72, 77, 80
多嚢胞性卵巣症候群　17, 40, 112, 121, 129, 179
ダプソン　11
タムスロシン　169
炭酸カルシウム　39, 62, 128, 134, 189
蛋白尿　17, 18, 23, 29, 40, 48, 55, 76, 85, 93, 110, 120, 128, 132, 139, 154, 167, 202

ち・つ

チオトロピウム　102
膣炎　141
遅発性ジスキネジア　218
チモロール　33, 35, 68
注意欠陥多動性障害　208
チロキシン　101, 105
痛風　29-32, 91, 93-98, 122, 161, 165, 168, 170

て

ディアミクロン　108-110, 114, 115
低カリウム血症　35, 104, 141, 193
低血糖　17, 42, 123, 131, 132, 134, 225
ディスペプシア　93
低ナトリウム血症　35, 70, 72, 73
ディラトレンド　108, 110, 113, 115
デキストロプロポキシフェン　82, 84, 86, 88
デキストロメトルファン　143
テグレトール懸濁液　207
鉄検査　105
テノプト点眼剤　33
テノーミン　126-128, 132, 134

索引

テマーゼ 67, 68, 174-176, 178-180, 207, 216, 221-223, 226, 227
テマゼパム 68, 72, 136, 138, 144, 175, 216, 221
デュファラック 67, 68
デラリン 108, 110, 113
テルミサルタン 83, 84, 86, 88
電解質 12, 18, 24, 30, 31, 35, 42, 57, 64, 71, 73, 86, 104, 113, 114, 132, 194, 224
てんかん 208-210, 212, 214
テンタブス 136, 138, 142, 143, 144

と
糖化ヘモグロビン値 15, 123
統合失調症 175, 177, 179-181, 216, 217, 219-223, 225-227
等張食塩水 185, 189
疼痛 25, 29, 76, 122, 139, 144, 157, 159, 160, 169, 170, 172
疼痛管理 71
糖尿病 16-19, 23, 29, 40, 42, 43, 48, 55, 56, 59, 76, 85, 93, 103, 108, 110-115, 120-123, 126, 128-134, 139, 140, 154, 155, 167, 177, 178, 190, 193, 202, 203, 221, 224-228
糖尿病性腎症 17
糖尿病性網膜症 117, 124
ドキサゾシン 169
ドキシラミン 176
ドキソルビシン 11
ドクサート+センナ 68
ドザイル 174, 176, 178, 180
ドネペジル 33, 68
トピラマート 226
ドライアイ 117, 119, 120, 123, 124, 149
トラマドール 136, 138, 143, 145
トリアムシノロン 149, 153, 159
トリテース 38, 39, 42, 108-110, 113, 115, 117, 118, 120, 149, 150, 152, 153, 157, 158
トリプリム 164-167, 172
トリメトプリム 24, 41, 130, 134, 163, 164, 167, 172
ドルゾラミド 35, 68

な
ナイスタチン 149, 153
ナゾネックス点鼻薬 185, 189
ナトリリックス 46, 48, 61, 62, 64
ナフタレン 11

ナリジクス酸 11

に
ニカベイト 54, 55, 58
ニコチン 55, 58, 178, 183, 229
ニトロフラントイン 11, 39, 41, 122, 126, 128, 130, 131, 134
ニフェジピン 28, 31, 122
乳酸アシドーシス 17-19, 131, 132, 134
尿失禁 33, 34, 36, 137, 140-145, 168
尿道炎 141
尿路感染症 38-40, 43, 45, 47, 126, 128, 135, 162, 163
ニリダゾール 11
ニルスタット 149, 152, 153, 156
認知症 33, 35, 69, 76

ぬ・ね
ヌロフェン 215, 223, 225, 227
ネキシウム 82, 83, 84, 88

の
脳血管疾患 16, 40, 111, 121, 129, 178
脳血管障害 100, 103, 106
脳卒中 17, 23, 29, 40, 43, 48, 55, 76, 85, 93, 103, 104, 110, 111, 120, 128, 139, 154, 167, 168, 202, 225
ノコギリパルメット 169
ノコギリヤシ 167, 169, 172
ノルバスク 15, 16, 19, 61, 62
ノルフロキサシン 39, 41, 42, 126, 128, 131, 134, 163
ノロキシン 39, 41, 42, 126-128, 130, 131, 134

は
バイアキシシグ 28, 31
肺浸潤 12
パーキンソニズム 218
パーキンソン病 74-80, 136, 138
白色軟パラフィン 153
バクトリム 162, 163, 164
パジェット病 85
白血球 22, 23, 62, 94, 118, 168
白血球減少 23
発熱 9, 94, 168
パナデイン・フォルテ 163, 165-167, 169-172
パナドール 27, 47, 48, 49, 92, 93, 96, 97

241

索引

パナドール・オステオ 49, 67, 68, 71, 82, 84, 86, 88, 117-120, 162, 165-167, 169, 171, 194
パナドール・ソルブル 153
パナフェン・プラス 47-50
パナフコルテロン 189
パナマックス 67, 68, 71, 91-93, 96, 97, 100, 101, 185, 189
馬尿酸ヘキサミン 46, 48
パマキン 11
パラセタモール 11, 12, 24, 43, 48, 49, 57, 59, 65, 68, 71, 82, 84, 86, 88, 91-94, 96, 97, 101, 118, 120, 123, 137, 138, 141-143, 145, 148, 149, 153, 157, 162, 163, 167, 169-172, 185, 189, 194, 195, 221, 224
バリウム 75, 77-80
パリエット 61, 62, 64
バルプロ酸ナトリウム 208, 225
パルボウイルス B19 84
パルミコートタービュヘイラー 185
パントプラゾール 55, 58, 102, 118, 120, 122
反復性尿路感染症 38, 40, 49, 126, 130

ひ

ビコール 100, 101, 104
ビサコジル 137, 138, 145
ビサラックス 137, 138, 141, 145
非ステロイド性抗炎症薬 12
ビスホスホネート 64, 72, 105, 194
ピゾチフェン 225
ビソプロロール 101, 104
ビタミンB_{12}欠乏症 122
ビタミンB_1欠乏症 122
ビタミンC 47-49
ビタミンD欠乏症 36, 61, 64, 65, 72, 133
ビタミンK 11
ヒト中性インスリン-イソフェンインスリン 118, 120
ヒドロキシクロロキン 12
ヒドロクロロチアジド 22, 24, 25, 28, 30, 31, 83, 84, 86, 88, 91, 93-95, 97, 118, 120, 123, 136, 138, 142, 144
ヒドロコルチゾン 208
皮膚炎 61, 63-65, 154, 159
ヒプレックス 46-49
肥満 16, 17, 29, 40, 56, 57, 103, 112, 121, 129, 140, 142, 155, 158, 159, 178, 179, 190, 202, 203, 225
微量アルブミン尿 17, 19, 132
ピロリ菌 64, 95, 100, 103, 105, 106

ふ

不安症 139, 147, 206
フィナステリド 169
風疹 84
フェス点鼻薬 184, 185, 189
フェナセチン 11
フェナゾピリジン 11
フェニトイン 207, 209-213
フェネルガン 207-210
フェノキシメチルペニシリン 29, 208
フェロジピン 91, 93, 97, 122, 162, 167, 171
フェロデュール 91-93, 95, 97
フェロ・グラデュメット 100-102, 105, 110, 114, 116
副甲状腺機能亢進症 85, 86, 88
服薬支援ツール 42, 43, 50, 64, 104, 131, 133, 134
袋入りウラル 127, 128, 131, 134
ブデソニド 102, 185, 189, 192
不眠 86, 144
不眠症 78, 80, 82, 87, 136, 139, 143, 179, 221, 225-227
プラケニル 9, 12, 13
プラゾシン 136, 138, 142, 144
プラバコール 100, 102
プラバスタチン 102, 105
プラビックス 108, 109, 110, 113, 115
フリキソチドアキュヘラー 149
プリマキン 11
フルオロキノロン系 41, 130, 131
フルチカゾン 46, 48, 53, 55, 58, 102, 149, 153, 156
フルドロコルチゾン 68, 70
プレッシン 136, 138, 142-144
プレドニゾロン 83, 84, 86, 88, 187, 189, 195, 196
プレンジール 162, 165, 167, 169-171
プロガウト 162, 165, 167, 171
プロクロルペラジン 102
フロセミド 101, 109, 185, 189, 195
プロトンポンプ阻害薬 64
プロプラノロール 113, 216, 221
プロベネシド 11
フロマクストラ 169
ブロモクリプチン 70
フロリネフ 67, 68, 70, 71

索引

へ
閉経　42, 72, 105, 130, 133, 134, 141, 194
閉塞性睡眠時無呼吸　117, 121, 124
ベタロック　117, 118, 120
ペニシリン　22, 27-31, 162, 163, 165, 167, 208, 210
ヘモグロビン　15, 22, 23, 62, 118, 121
ベラカプス　53, 54, 57-59
ベラパミル　53, 54, 58
ペリアクチン　215, 221, 224-227
ペリンド　75, 79, 80
ペリンドプリル　77, 78, 185, 189
ペリンドプリルアルギニン　74, 77-79
ペリンドプリルエルブミン　75, 77-79
変形性関節症　38, 41, 43, 46, 48-50, 52, 53, 55, 58, 60, 61, 63, 65, 66, 82, 84, 86-89, 117, 121, 123, 124, 165, 168-173, 188, 191, 194-196
片頭痛　150, 220, 221, 225-227, 230
ベントリン　46, 48, 50, 53-55, 57-59, 148-150, 152, 153, 155, 157, 159, 184-187, 189, 192, 195, 216, 221-223, 225, 227
便秘　56-59, 71, 105, 106, 140-143, 163, 170, 171, 185-187, 194, 195
ベンラファキシン　216, 221, 224, 226

ほ
蜂巣炎　27, 28, 29, 31
ポリエチレングリコール　68
ボルタレン・エマルゲル　149, 150, 153, 157
ボルタレン・ラピッド　150, 152, 153

ま
マイクロラックス浣腸　163, 166, 167, 170, 172
マイナックス　33, 35
マイランタ　39, 42, 175, 177, 178, 180, 181, 215, 221, 222, 225, 227
マクロダンチン　38, 39, 41, 43, 126-128, 131, 134
末梢血管疾患　16, 40, 111, 121, 129, 178
末梢性ニューロパチー　117, 122, 124
慢性心不全　100, 106, 188, 190
慢性閉塞性肺疾患　100, 103

み
ミオパチー　115, 122, 158, 204, 217-219, 222, 224
ミカルディス・プラス　82-84, 86, 88
ミダゾラム　210
ミックスタード　117, 118, 120
ミルタザピン　70, 201, 204, 205

む
無顆粒球症　179
むずむず脚症候群　217, 218, 224
無動　76
胸焼け　54, 56, 60, 85, 93, 103, 106, 107, 154, 161, 175, 180, 181, 196, 229

め
メサラジン　11
メチルチオニニウム　11
メチルドパ　46, 48, 118, 120, 123
メチルフェニデート　207, 210-212
メトクロプラミド　217, 221, 224
メトトレキサート　9, 10, 12, 13, 21-25
メトブラスチン　9, 10, 12, 13, 22, 23, 25
メトプロロール　33, 113, 118, 120, 122, 123, 193
メトホルミン　10, 15-19, 39, 42, 126, 128, 132, 134, 175, 216, 221
メトマックス　221, 224, 225, 227
メパクリン　11
メロキシカム　10, 83, 84, 86, 88, 91, 93, 97
メンタルヘルス・ファーストエイド　200

も
モービック　10, 12, 82-84, 86, 88, 91-95, 97
モビコル　67, 68
モメタゾン　149, 153, 159, 185, 189

よ
溶血　10, 11
葉酸　12, 23, 25, 163
腰痛　91, 94, 96, 98, 136, 139, 141-144, 146
抑うつ　76, 78, 79, 104, 121, 139, 203, 204

ら
ラウリルスルホ酢酸ナトリウム　167, 172
ラクツロース　68
ラクリ・リューブ眼軟膏　153
ラシックス　100-102, 104, 108-110, 113, 115, 185, 189, 193, 194
ラタノプロスト　68, 109, 110, 115
ラニ2　91-93, 95, 97
ラニチジン　91, 93, 95, 97, 149, 153

索引

ラノキシン 100, 101, 104
ラノリン 153
ラベプラゾール 62
ラミプリル 17, 19, 39, 109, 110, 115, 118, 120, 123, 132, 134, 149, 153

り・る

リコデイン 137, 138, 141, 143, 145
リスパダール 175, 177-179, 216, 219-221, 223, 224, 227
リスペリドン 175, 216, 218, 221, 224
リセドロン酸 72, 194
理想体重 34, 69, 111, 122, 129, 130, 132, 168, 224, 225
離脱症状 142, 179, 180
リタリン 207-213
利尿薬 24, 30, 57, 59, 70, 85, 86; 88, 94, 95, 104, 113, 114, 122, 123, 132, 142, 143, 168
リノコート点鼻薬 100, 102
リピトール 117, 118, 120, 149, 150, 152, 153, 157, 158, 160, 175, 177, 216, 218, 219, 220, 222-224
硫酸グルコサミン 84, 87, 88, 185, 189, 194
硫酸鉄 101, 110, 116
流動パラフィン 153

良性前立腺肥大症 165, 168
緑内障 33, 35, 36, 67, 69, 108, 111, 115
緑膿菌 41, 130
リリーバー 47
リン酸コデイン 137, 138, 145
ルリド 136-138, 145

れ

レスプリム 22, 24
レニテック・プラス 21, 22, 25, 27, 28, 30, 31
レフルノミド 12
レプレーブ 215, 218, 219
レベチラセタム 207, 208
レボドパ 70, 74, 77, 79, 80
レルカニジピン 122

ろ・わ

ロカルトロール 100, 101, 104, 105, 185-187, 189, 194, 195
ロキシスロマイシン 28, 31, 136, 138, 145
ロシグリタゾン 39
ロスバスタチン 200, 201, 205
ロセック 108-110, 114, 115, 207, 210
ロピニロール 218
ワルファリン 104

日本語版スタッフ (50音順)

有海秀人	北里大学薬学部臨床薬学 (保険薬局学) 講師
飯島裕也	イイジマ薬局
飯島康典	一般社団法人上田薬剤師会会長
伊賀立二	東京大学名誉教授
尾関理恵	東京理科大学薬学部薬学科医療安全学研究室助教
小見暁子	高崎健康福祉大学薬学部助手
鎌田裕	一般社団法人仙台市薬剤師会常務理事
関徹也	一般社団法人上田薬剤師会理事
竹平理恵子	北里大学薬学部薬学教育研究センター医療心理学部門助教
寺島朝子	城西国際大学薬学部准教授
仲山千佳	金城学院大学薬学部助教
半谷眞七子	名城大学薬学部准教授
福井愛子	名城大学薬学部助教
山浦知之	一般社団法人上田薬剤師会専務理事
山村重雄	城西国際大学薬学部臨床統計学教授
山本秀孝	鈴鹿医療科学大学薬学部教授

実践的ケーススタディ
薬剤レビュー　薬剤師のためのプロセスガイド 第2版（日本語版）

2019年10月25日　第1刷発行

著　者　Timothy Chen, Rebekah Moles, Prasad Nishtala and Ben Basger
翻　訳　一般社団法人上田薬剤師会

発　行　株式会社薬事日報社　http://www.yakuji.co.jp
　　　　［本社］東京都千代田区神田和泉町1番地　　電話03-3862-2141
　　　　［支社］大阪市中央区道修町2-1-10　　電話06-6203-4191

デザイン・印刷　永和印刷株式会社

ISBN978-4-8408-1503-1